Ratgeber Krampfadern, Beinschwellung und Thrombose

Erika Mendoza

Ratgeber Krampfadern, Beinschwellung und Thrombose

Mit 150 Abbildungen

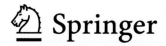 Springer

Erika Mendoza
Venenpraxis Wunstorf
Wunstorf
Deutschland

ISBN 978-3-662-49737-1   ISBN 978-3-662-49738-8   (eBook)
DOI 10.1007/978-3-662-49738-8

Die Deutsche Nationalbibliothek verzeichnet diese Publikation in der Deutschen Nationalbibliografie;
detaillierte bibliografische Daten sind im Internet über http://dnb.d-nb.de abrufbar.

Springer
© Springer-Verlag Berlin Heidelberg 2016

Umschlaggestaltung: deblik Berlin
Fotonachweis Umschlag: © kieferpix, fotolia.com

Gedruckt auf säurefreiem und chlorfrei gebleichtem Papier

Springer ist Teil von Springer Nature
Die eingetragene Gesellschaft ist Springer-Verlag GmbH Berlin Heidelberg

Vorwort

Lieber Leser,

ich freue mich, dass Sie Interesse an den spannenden Vorgängen in Ihren Beinen gefunden haben und deswegen dieses Buch in der Hand halten. Ich wünsche Ihnen, dass es Ihnen einige Zusammenhänge klarer werden lässt!

Sie haben die dritte Version des Buches vor sich. Die erste Auflage vom Jahr 2000 schrieb ich zusammen mit meinem damals schon sehr kranken Ehemann, Herrn Dr. Hans-Arrien Berger, Gefäßchirurg. Ihm verdanke ich überhaupt meine Zuwendung zur Venenheilkunde und damit ein erfülltes und jeden Tag erneut spannendes Berufsleben. Wir waren seit einigen Jahren in unserer Praxis tätig und merkten, wie wissbegierig Patienten sind und wie wenig fundierte Informationen ihnen zur Verfügung stehen. Damals kam auch der Gedanke eines „mündigen" Patienten auf, den wir sehr gut fanden: Unseren Patienten auf Augenhöhe zu begegnen, sie in die Entscheidungsprozesse, aber auch in die Verantwortung für ihren eigenen Körper miteinzubeziehen, ist die Grundlage für ein gutes Behandlungsergebnis. Besonders bei Krankheiten, die das ganze Leben begleiten werden.

So entstand damals das Buch „Krampfadern" beim Falken Verlag. Es war schnell vergriffen, die zweite Auflage im Arrien-Verlag folgte 2004. In der Zwischenzeit habe ich ununterbrochen Patienten mit Krampfadern, zunehmend aber auch solche mit Beinschwellungen und natürlich mit Thrombose behandelt. Dank der erfreulichen Zusammenarbeit mit vielen Kollegen aus dem In- und Ausland haben wir gute Forschungsprojekte vorangetrieben und einige auch bereits zum Abschluss gebracht. Daher bin ich Herrn Dr. Kraemer beim Springer-Verlag besonders dankbar, dass er dieses Projekt des deutlich erweiterten Ratgebers für Patienten von Anfang an unterstützt hat, Dank auch an Herrn Bischoff für seine Mitwirkung bei dem Bildmaterial. Ebenso war es wie immer eine Freude, mit Frau Heidrun Schoeler als Lektorin konstruktiv und positiv zusammenarbeiten zu dürfen.

Alle Angaben in diesem Buch beruhen auf meiner mittlerweile 20-jährigen Erfahrung mit Patienten sowie auf den aktuellen Leitlinien beziehungsweise Forschungsergebnissen. Vieles ist im Wandel begriffen – gut möglich daher, dass manche Dinge eines Tages in der Zukunft so nicht mehr zutreffen. Einige Kollegen haben auch andere Ansätze als ich, sodass verschiedene Aspekte, besonders bei der Wahl der Verfahren, natürlich auch aus anderen Sichtwinkeln betrachtet werden können. Damit will ich hier ganz offen umgehen. Ich habe in diesem Buch „meine Wahrheit" dargestellt, von der ich indes zutiefst überzeugt bin und die auf der Behandlung Tausender von Patienten basiert. Für Sie als Leser ist wichtig: Immer sollten Sie bei einer Entscheidung zur Behandlung dem Arzt Ihrer Wahl vertrauen, das Buch soll nur begleitende Hinweise geben.

Eine kleine Bemerkung am Rande: Ich habe mir erlaubt, im Sinne der besseren Lesbarkeit im Buch nicht immer von „Patientinnen und Patienten" zu sprechen, sondern „den Patienten" als die Zusammenfassung von Männern und Frauen zu sehen.

Viele Menschen haben geholfen, das Buch verständlicher zu machen. Alle, die die Texte korrekturgelesen haben, erwähne ich in den jeweiligen Kapiteln. Dank auch an die Firmen Bauerfeind, Medtronic, GlobalMIND, Medi, Sigvaris und Tomed für die Überlassung der Bilder.

Durch die vielen Jahre hindurch unterstützt mich mein Praxisteam und steht immer wieder und immer noch begeistert hinter all meinen Zusatzprojekten. Ohne sie würde ich ein Buch „nebenher" gar nicht bewältigen. Muchas gracias!! Ich möchte an dieser Stelle nicht vergessen, voll der Anerkennung auch die vielen Kollegen zu erwähnen, die mich immer wieder mit kritischen und konstruktiven Fragen konfrontiert haben – dadurch habe ich sehr viel gelernt.

Der allerbesten und geduldigsten Familie der ganzen Welt gilt meine tief empfundene Liebe und Dankbarkeit.

Aber Ihnen, meinen Patienten und meinen kritischen Lesern, verdanke ich überhaupt, dass ich dieses Projekt angegangen bin – und dass ich es mit Leben füllen konnte. Sie haben mich gelehrt, zuzuhören und zu erklären. Von Ihnen habe ich gelernt, wie das Tun des Mediziners sich im Leben des Patienten entfaltet. Das Vertrauen, dass Sie in mich setzen, ist jeden Tag das wertvollste Geschenk für den Arzt in mir!

Dr. med. Erika Mendoza
Venenpraxis Wunstorf
Generalsekretärin der Deutschen Gesellschaft für Phlebologie
Vorsitzende der Deutschen Gesellschaft für CHIVA
Wunstorf, im Oktober 2016

Inhaltsverzeichnis

Beingefäße verstehen

Ich danke Herrn Lukas Adam für die kritische Durchsicht des Kapitels.

© Springer-Verlag Berlin Heidelberg 2016
E. Mendoza, *Ratgeber Krampfadern, Beinschwellung und Thrombose,*
DOI 10.1007/978-3-662-49738-8_1

Unsere Beine dienen der Fortbewegung. Dazu benötigen wir Knochen, Gelenke und Muskeln. Die Nerven lenken dabei die Bewegungsfunktion im Bein und leiten die Empfindungen zum Gehirn. Wie im gesamten Körper finden wir auch im Bein Schlagadern (Arterien) und Venen sowie Lymphbahnen. Die Arterien des Beines haben die Aufgabe, das sauerstoffreiche Blut zu verteilen. Die Beinvenen transportieren das verbrauchte Blut gegen die Schwerkraft zurück zum Herzen. Um ein Zurückfließen in die Füße zu verhindern, sind alle größeren Venen des Beines – oberflächliche, tiefe und Verbindungsvenen – mit Klappen ausgestattet, die als Rückschlagventile wirken. Für den Abtransport der Gewebeflüssigkeit zwischen den Zellen, der sogenannten Lymphe, sind die Lymphgefäße zuständig. Sie sind so dünn, dass man sie kaum sieht. Außerdem gibt es an den Beinen noch die Haut, die uns von der Umwelt schützt, sowie das Fettgewebe, das als Polster und als Isoliermaterial dient.

1.1   Der Blutkreislauf

Ein verzweigtes Netz kleiner und großer Blutgefäße, auch Adern genannt, durchzieht den ganzen Körper. In ihnen fließt Blut. Es versorgt den gesamten Organismus mit Sauerstoff und Nährstoffen, und gleichzeitig transportiert es die Abfallprodukte unseres Stoffwechsels zu den „Entsorgungsstationen". Zusätzlich gibt es das Lymphsystem: Im Magen-Darm-Trakt nimmt es die Nährstoffe auf und befördert sie zur Leber, im restlichen Körper transportiert es die überschüssige Gewebeflüssigkeit ab und führt sie im Brustkorb dem Blut zu.

Dieses fließende Blut mit all den Transportfunktionen nennt man Blutkreislauf. Man spricht vom großen und vom kleinen Kreislauf (◨ Abb. 1.1). Der sogenannte kleine Kreislauf betrifft die Lunge. Das Blut wird aus der rechten Herzkammer in die Lunge gepumpt. Hier lädt das Blut sich mit Sauerstoff auf und gibt Kohlendioxid in die Luft ab. Aus der Lunge gelangt das Blut in den linken Vorhof und dann in die linke Herzkammer.

Von hier wird es kraftvoll über die Arterien, die Schlagadern, in den gesamten Körper gepumpt (◨ Abb. 1.2). Es versorgt das Gehirn, die Verdauungsorgane, die Muskeln und alle anderen Gewebe unseres Körpers mit dem Sauerstoff aus der Lunge. Zusätzlich nimmt es an vielen Organen wichtige Stoffe (wie Hormone, Nahrungsmittel) auf und wird in der Leber und den Nieren gefiltert, um Schadstoffe abzusondern. Außerdem hilft das Blut, die Körpertemperatur zu regeln.

In den Organen zweigen sich die Schlagadern auf und bilden viele kleine Gefäße, die sogenannten Kapillaren, über die der Austausch mit dem Gewebe stattfindet: Sauerstoff und Nährstoffe werden abgegeben, Kohlendioxid und Abfallprodukte wieder aufgenommen. Die Kapillaren sammeln sich zu Venen, die das verbrauchte Blut zum Herzen zurückbringen. Somit schließt sich der Kreislauf.

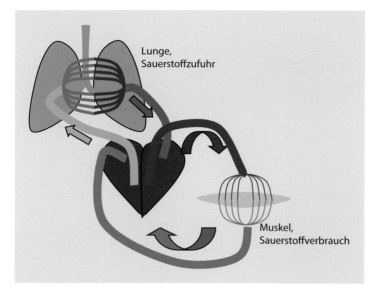

▣ Abb. 1.1 Schematische Darstellung des großen und des kleinen Kreislaufs. Vom rechten Herzen fließt sauerstoffarmes Blut zur Lunge, wird dort mit Sauerstoff angereichert und verlässt die Lunge in Richtung linkes Herz

1.2 Die Gefäße im Bein

Im Bein haben wir – wie auch im Rest des Körpers – Arterien, Venen und Lymphgefäße. Über die Arterien wird das sauerstoffreiche Blut in die Beine gepumpt, über die Lymphgefäße und die Venen erfolgt der Rücktransport. Anders als bei den Arterien gibt es für die Venen und die Lymphgefäße keine Pumpe. Das Blut fließt weiter, weil die Arterien immer neues Blut nachschieben und weil das Herz eine Sogwirkung ausübt. Die Venen im Bein haben schwere Arbeit zu leisten, denn sie müssen das Blut gegen die Schwerkraft zum Herzen befördern.

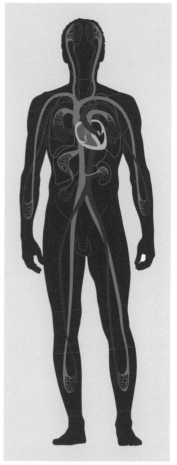

▣ Abb. 1.2 Blutkreislauf im menschlichen Körper: Schlagadern sind *rot*, Venen *blau* und das Herz ist *gelb* dargestellt. Erklärung im Text. (Aus: Mendoza u. Berger 2003)

1.2.1 Die Beinarterien

Die Beine werden über eine kräftige Schlagader mit Blut versorgt: die Arteria femoralis, die schon in der Leiste beginnt, sich aufzuzweigen. Bis zu den Füßen ist der Puls der Arterien tastbar, am besten am Fußrücken und hinter dem Innenknöchel. Erkranken die Schlagadern, kommt nicht genug Sauerstoff im Bein an. Es entsteht die Schaufensterkrankheit (▶ Abschn. 4.1).

Die Arterien des Beines haben die Aufgabe, das sauerstoffreiche Blut zu den Knochen, den Muskeln und der Haut zu bringen

1.2.2 Die Beinvenen

Die Beinvenen lassen sich in zwei Systeme aufteilen: das tiefe Venensystem, das in den Muskeln verläuft, in der Nähe der Knochen, und das oberflächliche Venensystem, das unter der Haut verläuft und auf den

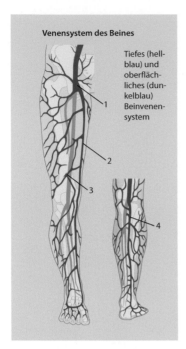

Venensystem des Beines

Tiefes (hell-blau) und oberfläch-liches (dun-kelblau) Beinvenen-system

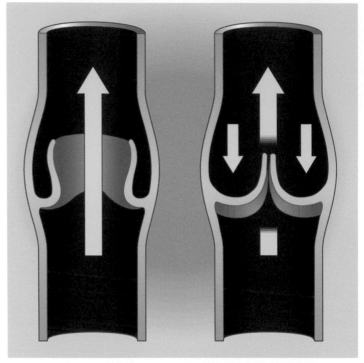

◨ **Abb. 1.3**   Venensystem des Beines. Tiefes (*hellblau*) und oberflächliches (*dunkelblau*) Beinvenensystem (*1* Beckenvene, *2* vordere Sammelvene, *3* hintere Sammelvene, *4* Fußrückenvene). (Aus Mendoza u. Berger 2003)

◨ **Abb. 1.4**   Venenklappen in den Venen: Fließt das Blut vom Fuß aufwärts, öffnen sich die Klappen (*links*). Ist gerade kein aktiver Blutfluss vorhanden, unterliegt das Blut der Schwerkraft und strebt zurück zum Fuß. Automatisch schließen die Klappen und vermeiden so ein weiteres Rückwärtsfließen (*rechts*). (Aus: Mendoza u. Berger 2003)

Muskeln liegt (◨ Abb. 1.3). Das oberflächliche Venensystem sammelt das Blut aus der Haut und dem Unterhautfettgewebe. Es bildet ein ausgeprägtes Netz, das dem Wärme- und Kälteaustausch mit der Umgebung dient und der Haut hilft, unseren Körper gegen Eindringlinge (Keime) zu verteidigen.

Vom Innenknöchel zur Leiste verläuft die wichtigste Vene (Vena saphena magna, auch vordere Sammelvene genannt) dieses oberflächlichen Venensystems, in die viele Seitenäste münden. Sie liegt direkt auf der Muskulatur auf und ist von außen nur am Knöchel zu sehen. Sie gibt ihr Blut über zahlreiche Verbindungsvenen in die tiefen Venen ab und mündet in der Leiste in das tiefe Venensystem. Vom Außenknöchel zur Kniekehle verläuft die hintere Sammelvene (Vena saphena parva).

Im tiefen Venensystem läuft das Blut aus den oberflächlichen Venen mit dem Blut aus den Muskeln zusammen. Die tiefen Venen befördern das Blut aus dem Bein zum Herzen.

Nur die oberflächlichen Beinvenen können Krampfadern entwickeln.

Wie schon erwähnt, unterliegt das Blut in den Venen nicht der Pumpfunktion des Herzens. Es gibt keinen „Motor", der das verbrauchte

Die Beinvenen haben als Organ die Aufgabe, den Abfluss des verbrauchten Blutes aus dem Bein zu gewährleisten

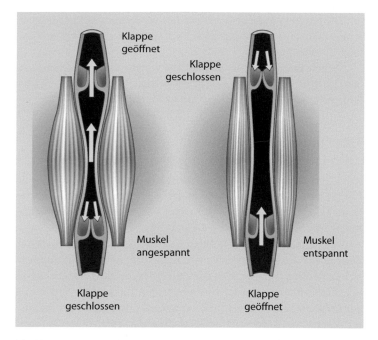

Klappe
geöffnet

Klappe
geschlossen

Muskel
angespannt

Muskel
entspannt

Klappe
geschlossen

Klappe
geöffnet

◻ Abb. 1.5 Zusammenspiel von Muskeln und Vene: Links wird der Muskel, in den die Vene gebettet ist, gerade aktiviert. Die Vene wird durch den Muskel regelrecht ausgequetscht. Das Blut fließt nach oben und nach unten. Kopfwärts findet es eine Klappe, die sich öffnet und dem Blut erlaubt, weiterzufließen. Fußwärts (unten) schließen die Klappensegel. Rechts im Bild ist der Muskel wieder entspannt. Das Blut, das gerade weitergeschoben wurde, neigt dazu, wieder fußwärts zu fließen. Die Klappen schließen jedoch und vermeiden dies. In der Vene ist durch die Muskelentspannung nun aber ein Unterdruck entstanden. Er saugt das Blut aus den weiter unten gelegenen Segmenten an – die Klappen öffnen sich. (Aus Mendoza u. Berger 2003)

Blut zum Herzen zurückführt. Beim stehenden Menschen muss das verbrauchte Blut zudem entgegen der Schwerkraft von den Füßen zum Herzen aufsteigen.

Um ein Zurückfließen zum Fuß zu verhindern, sind alle größeren Venen des Beines – oberflächliche Venen, tiefe Venen und Verbindungsvenen – mit Klappen ausgestattet, die als Rückschlagventile wirken. Diese Klappen kann man sich wie kleine Segel vorstellen, die an der Venenwand verankert sind und sich in der Mitte der Vene treffen. Sie weisen eine Krümmung auf, so dass ein aufwärts gerichteter Fluss sie leicht anheben kann, ein rückwärts gerichteter Fluss sie aber fest zusammenpresst und die Vene verschließt (◻ Abb. 1.4).

Die tiefen Beinvenen unterliegen einem sehr wirksamen Pumpmechanismus: bei jeder Bewegung werden sie durch die umliegenden Muskeln zusammengedrückt. Das funktioniert wie eine Rollenpumpe, die einen Schlauch von unten nach oben leer presst. Bei Erschlaffung der Muskeln fließt das Blut aus den oberflächlichen Venen über die Verbindungsvenen in das tiefe Venensystem nach (◻ Abb. 1.5).

Die Muskelpumpe ist der effektivste Motor für das Venenblut im Bein. Ohne sie ist ein gesunder Rücktransport des verbrauchten Blutes zum Herzen unmöglich.

Weitere Faktoren, die den Blutabfluss fördern, sind die Atmung – sie lässt im Brustraum einen Unterdruck entstehen, der das Blut aus den Beinen ansaugt – sowie das Herz mit seiner Sogwirkung.

1.2.3 Das Lymphsystem

Die Lymphgefäße sind so dünn, dass man sie kaum sieht. Sie transportieren Gewebeflüssigkeit aus dem Bein

Zwischen den Zellen und dünnsten Kapillaren aller Gewebe im Körper befindet sich eine bernsteinfarbene Flüssigkeit, die Lymphe. In ihr lösen sich unsere Nährstoffe und Mineralien. Kleinste Kapillaren nehmen die überschüssige Gewebeflüssigkeit auf und führen sie zu den Lymphkollektoren (◻ Abb. 1.6). Diese sind aber immer noch so dünn, dass man sie mit dem bloßen Auge nicht erkennt. Sie sammeln sich zu feinsten Gefäßen, den Lymphbahnen, die ein Geflecht um die oberflächlichen und tiefen Beinvenen bilden und an ihnen entlang bis zur Leiste ziehen. Hier wird die Lymphe des Beins über Lymphknoten geleitet, wo Abwehrzellen die Inhaltsstoffe prüfen und Keime und Schadstoffe abfangen. Die Lymphe fließt im Brustkorb in den rechten Vorhof und mischt sich so mit dem Blut.

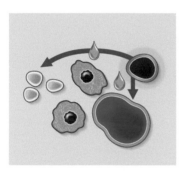

◻ **Abb. 1.6**   Ansicht der Kapillaren im Gewebe: Aus der arteriellen Kapillare (*rot*) treten Nährstoffe und Wasser in das Gewebe aus und versorgen die Zelle (*rosa „Spiegelei"*). Die Zelle nimmt Sauerstoff und Nährstoffe auf und gibt Abfallprodukte ab. Die Venen (*blau*) und die Lymphkapillaren (*gelb*) nehmen diese auf und transportieren sie wieder aus dem Gewebe ab. (Aus Mendoza u. Berger 2003)

1.3   Weitere Strukturen im Bein

1.3.1   Haut und Unterhautfettgewebe

Die Haut grenzt uns von der Umwelt ab und schützt uns vor Keimen. Das Fettgewebe darunter dient nicht nur als Polster, wenn wir sitzen, sondern auch als Isoliermaterial: Es schützt unsere Muskeln vor dem Auskühlen.

1.3.2   Der Bewegungsapparat

Knochen, Muskel, Gelenke, Bänder, Haut und Unterhautfettgewebe geben unserem Bein die Form und die Beweglichkeit

Unsere Beine dienen im Wesentlichen der Fortbewegung. Dazu benötigen wir Knochen, die dem Bein Festigkeit geben. Sie sind durch Gelenke miteinander verbunden, damit wir beweglich sind. Gelenke im Bein sind die Hüfte, das Knie, der Knöchel und viele kleine Gelenke im Fuß.

Die Knochen sind mit Muskeln und ihren Sehnen sowie mit den Bändern verbunden. Die Muskeln halten die Knochen in Bewegung oder im Gleichgewicht. Jedes Gelenk wird von mehreren Muskeln beeinflusst: Die einen strecken das Gelenk, die anderen beugen das Gelenk. Für eine gute Zusammenarbeit ist ein intaktes Nervensystem notwendig. Wenn die Muskeln optimal zusammenarbeiten, funktioniert auch die Venen-Muskel-Pumpe am besten.

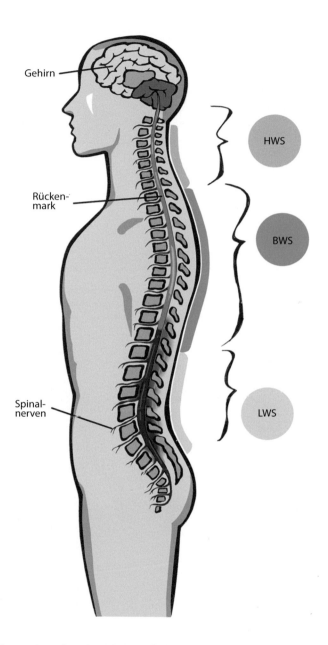

Abb. 1.7 Darstellung des Gehirns (*gelb*), der Wirbelsäule (*graue Knochenstrukturen*), des Rückenmarks (*blau*) und der Nervenwurzeln (*rot*). Die Nerven treten im Halswirbelsäulenbereich (*grün*), im Brustwirbelsäulenbereich (*türkis*) und im Lendenwirbelsäulenbereich (*graublau*) zwischen den Wirbelkörpern aus und werden nach den Wirbeln benannt: Das Rückenmark wächst nicht mit, deshalb ist es beim Erwachsenen deutlich kürzer als die Wirbelsäule – im unteren Bereich des Wirbelkanals verlaufen nur Nervenwurzeln. (Grafik: Christiane Solbach, Hamburg)

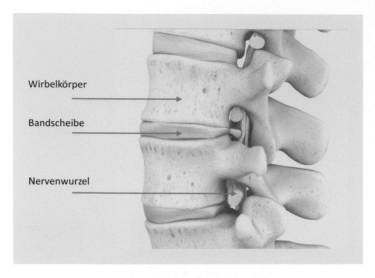

■ Abb. 1.8 Ansicht von mehreren benachbarten Wirbelkörpern (*grau*) mit ihren Bandscheiben (*blau*) und den zwischen den Wirbelkörpern austretenden Nerven (*gelb*). (Mit freundlicher Genehmigung der Fa. Bauerfeind)

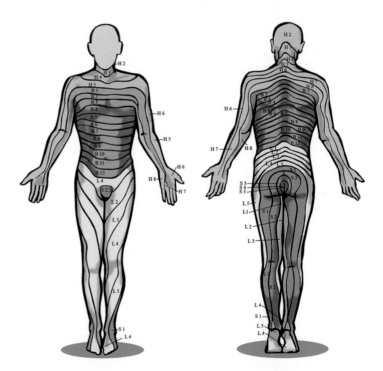

■ Abb. 1.9 Dermatome im menschlichen Körper: Die Empfindung in den jeweiligen Hautarealen wird über eine Nervenwurzel zum Hirn geleitet. Ist eine dieser Nervenwurzeln geschädigt (zum Beispiel, wenn sie von einer Bandscheibe eingeengt wird), wird in dem zugehörigen Hautbereich Schmerz, Kribbeln, Brennen oder ein Taubheitsgefühl vorliegen. *Grün: H* (Halswirbelsäule) mit 8 Nervenwurzeln, *türkis: B* (Brustwirbelsäule) mit 12 Nervenwurzeln, *graublau: L* (Lendenwirbelsäule) mit 5 Nervenwurzeln, *rot: S* (Sakrum = Kreuzbein) mit 3 Nervenwurzeln. (Grafik: Christiane Solbach, Hamburg)

1.3.3 Die Nerven im Bein

Die Bewegungsfunktion im Bein, ebenso wie das Empfinden von Schmerz, Schwellung oder anderen Beschwerden, hängt vom Nervensystem ab. Oftmals wird eine nervenbedingte Krankheit für eine Durchblutungsstörung gehalten. Daher wird auf dieses Thema im Folgenden etwas näher eingegangen.

Unser Gehirn empfängt die Informationen aus unseren Körper über die sogenannten Nervenbahnen. Das sind Fasern, die von der Haut, den Muskeln und den Knochen über das Rückenmark zum Kopf führen. Das Rückenmark ist der Nervenstrang, der in unserer Wirbelsäule entlangzieht (◘ Abb. 1.7, ◘ Abb. 1.8). Er ist durch die knöcherne Ummantelung geschützt. Zwischen den Wirbeln treten jeweils die Nervenenden ein, die zu einem bestimmten Hautareal, einem sogenannten Dermatom, gehören (◘ Abb. 1.9). Sie führen die Informationen dem Hirn – der Schaltzentrale – zu. Und es treten ebenso die Nervenenden aus, die vom Gehirn kommend die Befehle zu den Muskeln bringen, damit wir uns bewegen können.

Wie in ◘ Abb. 1.9 zu sehen, treten an der Halswirbelsäule die Nerven für die Arme aus, in der Lendenwirbelsäule die Nerven für die Beine. Werden die Nerven im Rückenmark oder bei ihrem Austritt irgendwie eingeengt, führt das zu Missempfindungen (wie Kribbeln, Kältegefühl, Wärmegefühl, Schweregefühl) bis hin zur Taubheit, wenn der Nerv komplett ausgeschaltet wird. Wird ein „Befehlsnerv" auf seiner Bahn vom Kopf zum Körper eingeengt, dann hat das zur Folge, dass wir plötzlich eine Bewegung nicht mehr ausführen können – so wie bei einer Lähmung. Es kann aber auch sein, dass die Bewegung uns sehr schwer fällt oder wir das Gefühl haben, die Gewalt über das Bein zu verlieren. Anhand der sogenannten Dermatome (◘ Abb. 1.9) können die Beschwerden den verschiedenen Nervenaustritten zugeordnet werden.

Nerven regulieren außerdem die Durchblutung der Haut. Sie nehmen Informationen über die Temperatur auf und reagieren entsprechend mit einer Weitung der Kapillaren (somit wird die Haut rötlicher oder violett), um die Temperatur zu erhöhen, oder mit einer Verengung der kleinsten Gefäße, um Wärmeverlust zu vermeiden (dann wird die Haut weißlich oder bläulich). Wenn diese Nervenfunktion beeinträchtigt ist, kann es ohne erkennbaren Grund an den Gefäßen zu Hautdurchblutungsstörungen kommen.

> Die Nerven lenken das gesamte Bewegungszusammenspiel aller Muskeln im Bein. Sie leiten alle Empfindungen zum Hirn. Sie regeln auch die Temperatur, indem sie die Durchblutung beeinflussen

Krampfadern

Ich danke Herrn Lukas Adam für die kritische Durchsicht des Kapitels.

© Springer-Verlag Berlin Heidelberg 2016
E. Mendoza, *Ratgeber Krampfadern, Beinschwellung und Thrombose*,
DOI 10.1007/978-3-662-49738-8_2

Krampfadern sind mehr oder weniger gedehnte, geschlängelte Venen an den Beinen. Sie können sehr fein sein (Besenreiser, Netzkrampfadern) oder ausgeprägte, dicke Venen bilden. Bei einigen Patienten verursachen sie keine Beschwerden, bei anderen Schwellung, Schmerzen oder Juckreiz. Die gefährlichsten Folgen sind Hautverfärbungen und das offene Bein sowie Blutungen; dies sind jedoch späte Folgen, die erst dann auftreten, wenn die Krankheit über Jahre nicht behandelt wird. Die Ursachen der Krampfadern sind nicht bekannt. Sicher gibt es mehrere begünstigende Faktoren, insbesondere aber unser aufrechter Gang, unsere moderne Lebensführung ohne Bewegung und unsere Ernährung spielen gewiss eine Rolle bei der besonderen Ausprägung der Erkrankung in unserer Gesellschaft. Unbehandelt entwickeln sich die Krampfadern über viele Jahre immer weiter. Mit Kompressionsstrümpfen kann dieser Prozess aufgehalten werden. Die Kunst des ärztlichen Handelns im Zusammenspiel mit dem Patienten liegt darin, den besten Zeitpunkt für eine Behandlung zu finden. Denn leider kommen die Krampfadern nach der Behandlung gerne wieder …

Die Erkrankung „Krampfadern" zu verstehen, ist nicht so einfach, wie man meinen könnte – viele Aspekte dieser so häufigen Erkrankung sind noch nicht erforscht! Krampfadern sind zwar in aller Regel nicht lebensbedrohlich, doch verursachen sie oft Beschwerden und können die Lebensqualität des Einzelnen erheblich beeinträchtigen. Betroffene werden durch vielerorts zu findende Falschinformationen und unsachgemäße Darstellungen verunsichert, und die befragten Ärzte sprechen oft eine für den Laien schwer verständliche Sprache.

Die Erkrankung schreitet nur langsam voran, so dass der Patient in der Regel Zeit hat, sich in Ruhe zu informieren und dann zusammen mit dem Arzt seines Vertrauens zu entscheiden, was zu tun ist. Wer sich mit seiner Erkrankung beschäftigt und sich eine Vorstellung über die zur Verfügung stehenden Untersuchungs- und Behandlungsmethoden aneignet, kann seinem Arzt mit den „richtigen" Fragen entgegentreten und als mündiger Patient selbst entscheiden, welche Behandlung für ihn die Beste ist.

Zunehmend wichtiger wird es in der Welt, in der so vieles „machbar" scheint, auch immer die Frage zu klären, ob eine Behandlung überhaupt schon notwendig ist. Sind bereits Folgen der Krampfadern aufgetreten – etwa Schwellungen oder Veränderungen der Haut –, dann ist es offensichtlich, dass die Krampfader behandelt werden muss. Sind aber nur die geschlängelten Venen sichtbar und keine weitere Beschwerden vorhanden, so stellt sich die Frage, ob nicht vielleicht noch Zeit ist, zu warten, Kompressionsstrümpfe zu tragen und den Verlauf über die Jahre zu beobachten. Auf der einen Seite ist klar: Irgendwann ist eine chirurgische Behandlung notwendig. Allerdings ist andererseits auch belegt, dass über die Hälfte der Menschen 5–10 Jahre nach der Behandlung

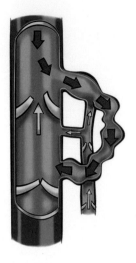

⬛ Abb. 2.1   Rezirkulationskreislauf.
(Grafik: Christiane Solbach, Hamburg;
Bildrechte: Erika Mendoza)

erneut Krampfadern entwickeln, so dass der Zeitpunkt des Eingriffs gut überlegt sein muss!

2.1   Was sind Krampfadern?

Unter dem Begriff „Krampfadern" werden sehr viele unterschiedliche Ausprägungsformen derselben Erkrankung zusammengefasst. Trotz dieser Vielfalt liegt allen Krampfadern dieselbe Blutflussstörung zugrunde. In der Medizinersprache werden die Krampfadern Varizen oder Varikose genannt.

Krampfadern bilden sich in den oberflächlichen Beinvenen aus. Die geschlängelten, sichtbaren Venen sind Seitenäste der Sammelvenen (Stammvene, V. saphena, ▶ Abschn. 1.2.2). Sie entstehen, weil die Klappen in den Sammelvenen oder in den großen Seitenästen nicht mehr schließen und das Blut nicht mehr zum Herzen, sondern Richtung Fuß fließt. Rein praktisch läuft das so:

An einem Punkt des Venensystems (oberer Rückflusspunkt oder Insuffizienzpunkt genannt) beginnt ein Rückfluss aus einer Sammelvene in eine nachgeordnete Vene, meist fließt das Blut vom tiefen Venensystem in das oberflächliche Venensystem und dann in der oberflächlichen Vene fußwärts – also in die falsche Richtung. Das Blut versackt daraufhin nicht irgendwo im Bein, sondern tritt über eine gesunde Verbindungsvene weiter unten wieder in das tiefe Venensystem ein. Nach einer Aktivierung der Muskelpumpe fließt es in den tiefen Venen aufwärts, bis es wieder den oberen Rückflusspunkt erreicht, nur um hier erneut rückwärts zu fließen. Damit ist ein Kreis geschlossen. Wir sprechen bei Krampfadern deswegen auch von Wiederholungskreisläufen (⬛ Abb. 2.1).

Diese überlasten die oberflächlichen Venen mit verbrauchtem Blut, die sichtbare Dehnung der Venen ist eine der Folgen. Es fließt also eine viel größere Menge Blut durch die oberflächlichen Venen als vorgesehen. Und dieses verbrauchte und sauerstoffarme Blut kreist nur im Bein und steht dem Körperkreislauf nicht zur Verfügung.

> **Zusammenfassend kann man Krampfadern so definieren:**
> — Es handelt sich um mehr oder weniger erweiterte Venen des
>   oberflächlichen Venensystems.
> — In ihnen fließt das Blut fußwärts statt herzwärts.
> — Das Blut fließt im Kreis im Bein, ohne sich zu erneuern
>   (Wiederholungskreisläufe).

Je nachdem, welche Venen betroffen sind und welche Blutmengen falsch herum fließen, können wir verschiedene Erscheinungsformen unterscheiden, die auch alle gleichzeitig vorliegen können. Sie werden in den folgenden Abschnitten beschrieben.

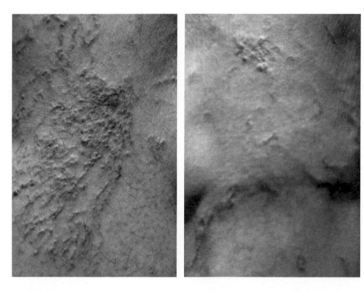

☐ **Abb. 2.2**   Besenreiser

☐ **Abb. 2.3**   Netzkrampfadern: Sie sind dünner als 2 mm, aber kräftiger als Besenreiser

2.1.1 Besenreiser und Netzkrampfadern

Beide Krankheitsbilder, Besenreiser und Netzkrampfadern, können Folge einer sichtbaren oder auch nichtsichtbaren Krampfader sein, sie können aber auch isoliert, sprich ohne Zusammenhang mit einer Krampfader auftreten. Oft führt auf ein Besenreisernest eine Fläche mit Netzkrampfadern oder einzelne Netzkrampfadern zu.

Besenreiser sind in der Haut verlaufende, kleinste gedehnte Venen, die blaue oder rote, landkartenförmige Zeichnungen hervorrufen. Man kann sie mit dem Finger wegdrücken, sie füllen sich schnell wieder (☐ Abb. 2.2).

Netzkrampfadern, auch retikuläre Krampfadern genannt, liegen bei verstärkt sichtbarem, oberflächlichen Venennetz vor. Sie schimmern durch die Haut und sind leicht erhaben. Sie werden von der verstärkten Venenzeichnung durch Tasten unterschieden: Netzkrampfadern treten im Stehen deutlich hervor, eine Venenzeichnung bleibt hingegen auf Hautniveau (☐ Abb. 2.3).

2.1.2 Seitenastvarikose

Seitenäste der Stammvenen sind etwas kräftigere Venen, die das Blut aus der Haut sammeln und zu den Sammelvenen führen. Normalerweise sind Seitenäste nicht zu sehen. Bei Sportlern oder sehr dünnen Menschen zeichnen sie sich als geradlinige Venen unter der Haut ab.

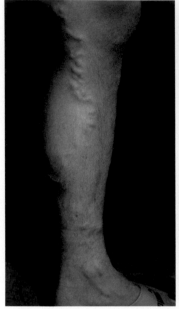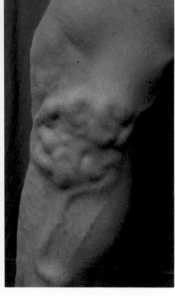

◨ Abb. 2.4   Seitenäste an der Beininnenseite

◨ Abb. 2.5   Ausgeprägtes Venenknäuel bei Seitenastvarikose

Entsteht in ihnen eine Krampfader, füllen sie sich krankhaft und entwickeln sich zu geschlängelten, über das Hautniveau hervortretenden Venen. Sie können über eine längere Strecke verlaufen (◨ Abb. 2.4) oder ein Knäuel bilden (◨ Abb. 2.5). Sie können aber auch einfach nur als Vorwölbung sichtbar sein, meist an der Wade innen, ohne dass man den Rest der Vene sieht.

2.1.3   Rückfluss in Stammvenen

Stammvenen laufen direkt auf der Muskulatur und sind meist nicht durch die Haut sichtbar, auch wenn sie oft die Ursache für die sichtbaren Krampfadern sind. Patienten sind immer ganz überrascht, wenn der Arzt die Leiste untersucht, um die Ursache für die Krampfadern an der Wade innen zu finden. In den allermeisten Fällen nämlich fließt das Blut, das die Venen an der Wade füllt, bereits in der Leiste in die falsche Richtung.

Diese Venen werden manchmal „innere" oder „innenliegende" Krampfadern genannt. Da es sich um Erkrankungen der Stammvenen – also von Venen des oberflächlichen Venensystems – handelt, ist es irreführend, sie „innere Krampfadern" zu nennen, da dies zu Verwechslungen mit den tiefen Beinvenen führen könnte, die keine Krampfadern entwickeln.

2.2   Verteilungsformen von Krampfadern

Krampfadern können an allen Venen des oberflächlichen Systems auf-treten. Am häufigsten ist die große Sammelvene befallen, die an der Beininnenseite verläuft. Daher sind auch die Seitenäste, die ja sichtbar sind, am häufigsten an der Beininnenseite betroffen. Dann beginnt der Rückfluss in der Leiste. Er kann schon am Oberschenkel oder erst an der Wade in Seitenäste übergehen, die dann unter der Haut zu sehen sind.

Eine Sonderform bildet der Rückfluss aus der Stammvene in der Leistenregion direkt in einen Seitenast, die sogenannte V. saphena accessoria anterior, eine Vene direkt an der Oberschenkelvorderseite, die seitlich zum Knie und dann zur Wade zieht.

Gelegentlich entstehen Krampfadern jedoch nicht durch Rückfluss aus dem tiefen Venensystem, sondern durch Rückfluss aus einer der oberflächlichen, gesunden Sammelvenen in einen ihrer Seitenäste. Sie sind dünner und verursachen nicht so viele Beschwerden.

Nach einer Prellung oder Verletzung kann auch die Klappe in einer Verbindungsvene zerstört werden. Die Krampfader wird dann aus dieser defekten Verbindung gespeist.

Darüber hinaus gibt es alle möglichen Sonderformen: Venen aus dem kleinen Becken, die über den Schambereich am Oberschenkel Krampfadern füllen, oder Verbindungsvenen in Seitenäste ohne Beteiligung der Sammelvenen. Beim Untersuchen ist daher große Aufmerksamkeit geboten!

Nicht alle sichtbaren Venen sind Krampfadern: Bei dünner Haut kann das oberflächliche Venennetz durchschimmern und mit einer netzartigen Krampfader verwechselt werden. Dieser Zustand ist nicht krankhaft. Gelegentlich treten bei Menschen Venen besonders stark hervor, auch wenn sie gesund sind, z. B. am Hand- und Fußrücken. Oder bei sehr durchtrainierten Männern, die kaum Unterhautfettgewebe haben: Besonders nach dem Sport können bei ihnen zuweilen alle Venen von außen sehr deutlich gesehen werden. Das nennt man verstärkte Venenzeichnung, ein Phänomen, das auch bei stark ausgeprägten Venen an den Unterarmen vorliegt und bei dem es sich nicht um eine Krankheit handelt!

Nach einer Thrombose (▸ Kap. 3) übernehmen manchmal die Venen des oberflächlichen Venensystems die Aufgabe der tiefen Beinvene. Sie führen das Blut herzwärts, aber natürlich sind sie eigentlich nicht für eine solche Blutmenge ausgelegt und werden daher prall sichtbar. Man kann sie leicht von Krampfadern unterscheiden: Diese überdehnten Venen fallen nicht in sich zusammen, wenn man das Bein auf die Untersuchungsliege legt, weil sie auch in dieser Position immer noch gefüllt sind (zwar deutlich weniger als im Stehen, aber sie sind nicht komplett verschwunden wie die Krampfadern).

Manchmal sind Venen am Bein besonders stark sichtbar, auch wenn das Blut in ihnen in die normale Richtung fließt. Das

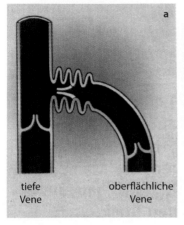
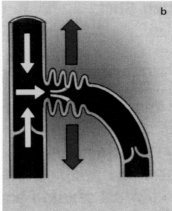
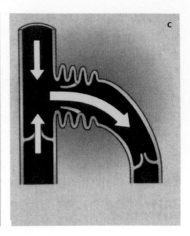

tiefe Vene   oberflächliche Vene

▫ Abb. 2.6 a–c   Entstehung einer Krampfader: **a** Zusammenfluss der oberflächlichen Sammelvene in die tiefe Beinvene in der Leiste mit gesunden Klappen. **b, c** Durch Druck dehnt sich die Venenwand. Das Blut fließt in die oberflächliche Beinvene und in ihr von oben nach unten. (Aus Mendoza u. Berger 2003

können Normvarianten sein, wenn streckenweise die Stammvenen nicht angelegt sind. Sie sind meistens schon in der Kindheit oder Jugend sichtbar, verlaufen nicht geschlängelt und verursachen keine Beschwerden.

2.3   Wie entstehen Krampfadern?

Obwohl die tatsächlichen Entstehungsmechanismen der Krampfadern noch nicht erforscht sind, kennt man einige Faktoren und hat verschiedene Erklärungsmodelle entwickelt. Die gängigsten wollen wir Ihnen hier kurz vorstellen.

■ **Entstehung der Krampfadern „von oben nach unten"**

Dieses Modell geht davon aus, dass die Krankheit in der Leiste beginnt und sich nach unten entwickelt. Bei erhöhtem Druck im Bauchraum (zum Beispiel beim Pressen oder Heben von großen Gewichten) strebt das Blut in den Bauchvenen zurück in das Bein. Unterhalb der Leiste stößt es auf die erste Klappe in der tiefen Beinvene, so dass es hier nicht weiter rückwärts fließen kann. Die tiefe Beinvene und ihre Klappen sind in der Muskulatur gut verankert, sie werden nur durch Thrombosen zerstört, aber nicht durch Druck (▫ Abb. 2.6).

In der Leiste findet das Blut jedoch einen Punkt mit geringerem Widerstand: die Mündung der oberflächlichen Vene. Hier befindet sich zwar auch eine Klappe, die oberflächliche Vene selbst ist aber nicht von Muskeln umgeben. Ihre Wand wird dem Druck ausgesetzt und kann nachgeben. Irgendwann hat sie sich so gedehnt, dass die Klappenblätter sich nicht mehr treffen. Die Klappe schließt nicht mehr, und das Blut kann rückwärts in das oberflächliche Venensystem eintreten. So werden die oberflächlichen Venen mit einer großen Blutmenge überladen und dadurch gedehnt.

- Entstehung der Krampfadern „von unten nach oben"

Neuere Studien legen es nahe, dass es genau andersherum ist: Zunächst erkranken die Seitenäste und irgendwann später beginnt auch die Stammvene, Blut in die falsche Richtung zu führen.

- Zerstörung des Kollagens in der Venenwand

Eine weitere Möglichkeit ist die Zerstörung des Kollagens in der Venenwand, wobei nicht klar ist, ob dies Ursache oder Folge der Krampfader ist, denn nach einer venenerhaltenden Behandlung in gewissen Konstellationen kann sich die Venenwand wieder regenerieren.

Tatsache ist, dass in der Wand einer Krampfader die normale Venenwandstruktur aufgehoben ist: Die Muskeln sind nicht mehr so dicht, das Kollagen ist verändert und auf mikroskopischer Ebene sind Entzündungszeichen zu finden.

- Der aufrechte Gang

Sicherlich ist die Ursache für die Krampfadern im aufrechten Gang zu sehen. Zum einen erhöht sich dadurch ganz einfach der Druck vom Herzen bis zum Fuß, weil der Höhenunterschied größer geworden ist. Zum anderen ist im Bereich der Leiste ein anderer Winkel zwischen den Knochen entstanden, der auch Einfluss auf alle anderen Organe genommen hat: Die Muskeln mussten sich hier anders sortieren, die Blutgefäße ebenso.

Welcher dieser Faktoren tatsächlich der Grund für Krampfadern ist, ist noch nicht geklärt. Möglicherweise spielen auch alle eine Rolle.

2.4   Ursachen und Risikofaktoren

Die eigentliche Ursache für Krampfadern ist also bis heute nicht bekannt. Man weiß nicht, ob, wie hier beschrieben, zuerst eine Dehnung der Vene vorliegt und die Klappe daher nicht mehr schließen kann oder ob zunächst die Klappe nicht schließt und sich die Vene danach durch den vermehrten Blutrückfluss weitet. Ebenso unklar ist, ob zunächst die Venenwand umgebaut wird, oder ob dieser – tatsächlich bei einer Krampfader vorhandene – Umbau der Venenwand entsteht, nachdem die Vene durch das überschüssige Blut gedehnt wurde.

Offensichtlich ist, dass im Gewebe der Venenwand und der Klappen eine Fehlfunktion vorliegt.

2.4.1   Erblich?

Eine Studie hat nach Aufstellen von Familienstammbäumen gezeigt, dass 16 % der Krankheit auf Vererbung beruhen könnte, ein Gendefekt wurde indes noch nicht nachgewiesen. Unbekannt ist auch, auf welcher Ebene diese Erblichkeit „angreift" (Moleküle der Venenwand, Muskelpumpendefekt, Verlauf der Venen, Klappensegel?). Die familiäre Häufung, die bei den Krampfadern durchaus zu erkennen ist, muss aber nicht unbedingt erblich bedingt sein, sie kann auch auf ähnlichen Gewohnheiten, Nahrung und Umwelteinflüssen beruhen.

In diese Richtung weisen auch Studien, die Urvölker (Bewohner von Papua Neu-Guinea oder Afrika) untersucht und sie mit ihren Verwandten verglichen haben, die ausgewandert sind. Leben die Völker noch „im Busch" und bewegen sich viel, ohne Schuhe oder einschnürende Kleidung und auch ohne Stühle, so entwickeln sie keine Krampfadern. Ihre Familienangehörigen, die in Europa oder in den USA leben, haben nach nur 10 Jahren genau so häufig Krampfadern entwickelt wie die Menschen in ihrer Umgebung.

2.4.2 Bindegewebsschwäche?

Die sogenannte „Bindegewebsschwäche", die allseits für Krampfadern verantwortlich gemacht wird, konnte wissenschaftlich ebenfalls noch nie als Ursache belegt werden. Untersuchungen ergaben zwar, dass die Kollagenfasern in der Wand der erkrankten Venen im Vergleich zu gesunden Venen gelockert sind. Diese Lockerung ist allerdings die unweigerliche Folge der Venenwanddehnung. Sie muss nicht ihre Ursache sein.

Eine echte Bindegewebsschwäche stellt eine ernste Krankheit dar, denn die Kollagenfasern sitzen auch in den Herzklappen und im Stützapparat – Menschen mit dieser Erkrankung sind sehr, sehr krank!

Die Ursachen der Krampfadern kennen wir noch nicht wirklich. Allerdings spricht einiges dafür, dass es Bedingungen gibt, die ihre Entwicklung fördern könnten, sogenannte „Risikofaktoren" für Krampfadern

Gegen die „Bindegewebsschwäche" als Auslöser von Krampfadern sprechen folgende banale Beobachtungen:
- Häufig liegen Krampfadern nur an einem Bein vor. Wäre eine angeborene allgemeine Schwäche dafür verantwortlich, müsste das Leiden an beiden Beinen (und auch an allen anderen Venen des Körpers) vorliegen.
- An einem Bein sind jeweils immer nur einige Venen befallen, benachbarte Venen sind gesund.
- Auch Sportler mit straffen Muskeln und fester Haut haben Krampfadern.

2.4.3 Abflusshindernis?

Das Blut aus den tiefen Beinvenen läuft im Bauch in der Hohlvene zusammen und gelangt über diese Vene schließlich zum Herzen. Ein erhöhter Druck im Bauch wirkt daher auf das Venensystem beider Beine, das Blut staut sich zurück (in Richtung Beine). Die Arterien transportieren jedoch weiterhin Blut in das Bein, so dass es sich schließlich in den Venen sammelt und diese sich dehnen.

Auslösende Faktoren für diesen schädlichen Druck sind:
- enge Kleidung (Korsagen und Mieder),
- Hartleibigkeit (der volle Darm drückt auf die Venen, beim Stuhlgang muss stärker gepresst werden),
- Schwangerschaft (durch den Druck auf die Hohlvene im letzten Drittel),

- Sportarten mit Bauchpresse,
- schweres Heben,
- chronischer Husten,
- Übergewicht,
- Verschluss der Hohlvene durch Gerinnsel (Thrombose,
  ▶ Kap. 3).

Auch in den Leisten oder im Verlauf des Beines kann Druck auf die Venen ausgeübt werden, und zwar durch
- enge Unterhosen, Miederhosen oder Hosen,
- Sitzen mit angewinkelten Beinen, Hockstellung,
- Übergewicht – im Sitzen drückt hier der Bauch auf die Leistenvenen,
- Thrombose in den Beinvenen, am Oberschenkel oder in der Leiste (▶ Kap. 3).

Dass übergewichtige Personen häufiger an Krampfadern erkranken, wird zwar immer wiederholt, konnte aber nicht belegt werden. Korrekt ist, dass Übergewicht die *Auswirkungen* vorhandener Krampfadern verschlimmern kann. Außerdem bedingt das Übergewicht Hautveränderungen, die den Folgen der Krampfadern sehr ähnlich sind (▶ Abschn. 4.7).

2.4.4 Entspannung der Venenwand?

In der Venenwand liegen Muskelfasern, die wir nicht willentlich beeinflussen können. Sie sind miteinander verbunden und beeinflussen den Durchmesser der Vene. Bis zu einem gewissen Maß können sie einem erhöhten Druck in der Vene entgegenwirken, zum Beispiel bei längerem Stehen. Es gibt aber auch Situationen, in denen diese Muskeln überlastet sind und nachgeben.

Hier greift übrigens einer der Wirkmechanismen von Kompressionsstrümpfen: Sie unterstützen die Muskulatur der Venenwand, indem sie gar nicht erst einen so großen Druck in den Venen entstehen lassen. Mehr dazu in ▶ Abschn. 9.5.

Manchmal ist die Weitstellung der Venen aber nicht die Folge des Venendruckes, sondern wird durch andere Faktoren ausgelöst. Die Venenwandentspannung wird verursacht durch
- Alkohol,
- Wärme,
- Hormone (Pille, Wechseljahreshormone, Schwangerschaft schon im ersten Drittel),
- einige Medikamente zur Blutdrucksenkung (Näheres zum Wirkmechanismus dieser Medikamente in ▶ Abschn. 3.2.2 und ▶ Abschn. 3.3.1).

> Entspannt sich die Venenwand, kann sich die Vene überflüssigerweise mit viel Blut füllen, das zudem auch langsam fließt. Hierdurch können Thrombosen entstehen

Die Folge ist eine Dehnung aller Venen im Körper, was besonders an den Beinvenen dazu führt, dass sie sich der Schwerkraft folgend krankhaft anfüllen.

2.4.5   Störung der Muskelpumpe?

Die Muskelpumpe befördert das Blut in den Venen zum Herzen hin. Die Entleerung der tiefen Beinvenen ist von einem guten Funktionieren dieser Pumpe abhängig. Und da die oberflächlichen Venen wiederum ihr Blut an die tiefen Beinvenen abgeben, sind auch sie darauf angewiesen, hier immer „ausreichend Platz" vorzufinden, um sich korrekt entleeren zu können.

Oftmals liegt bei Menschen mit orthopädisch bedingten Störungen an Knöchel, Knie, Hüfte oder Wirbelsäule eine Funktionsstörung der Muskelpumpe vor (▶ Abschn. 5.2–5.3 und ▶ Abschn. 8.3.2). Auch wenn sie noch so gut trainiert sind, die Feinabstimmung stimmt nicht mehr, die Rollenpumpe (▶ Abschn. 1.2.2) entleert das Bein nicht mehr korrekt. Somit entstehen oder verschlimmern sich Schwellungen, aber auch Krampfadern im selben Bein.

Das korrekte Zusammenspiel der Muskeln kann ebenso durch unser Zutun beeinträchtigt werden: Starre Schuhe oder hohe Absätze verhindern das Abrollen des Fußes und die korrekte Bewegung der Knöchel – somit schaffen wir mit diesen Schuhen künstlich eine Störung der Muskelpumpe.

Die Ausschaltung oder Behinderung der Muskelpumpe stellt nur am stehenden oder sitzenden Menschen einen Risikofaktor für Krampfaderbildung dar, da nur in diesem Fall die Schwerkraft mit Hilfe der Muskelpumpe überwunden werden muss. Schafft es die Muskelpumpe nicht, alles Blut aus den tiefen Beinvenen zum Herzen zu pumpen, staut es zurück und dehnt die Venen.

> **Die Muskelpumpe wird beeinträchtigt durch**
> - unnatürlich langes Stehen oder Sitzen,
> - hohe Absätze oder starre Schuhsohlen, die das Abrollen des Fußes vermeiden,
> - Muskel- und Nervenerkrankungen an den Beinen (Lähmungen),
> - Funktionsstörung der Muskeln oder Gelenke im Bein,
> - Psychopharmaka, die die Muskeln erschlaffen lassen oder das Zusammenspiel der Muskeln stören.

2.5   Wie machen sich Krampfadern bemerkbar?

Krampfadern an sich bilden optisch mehr oder weniger störende Aussackungen am Bein. Sie haben aber noch weitere Folgen. Warum bei einigen Menschen jahrelang keine Beschwerden auftreten, während andere schon Beschwerden haben, bevor die ersten Venen sichtbar sind, ist nicht abschließend geklärt.

Die Venen sind bei Krampfadern definitiv mit zu viel Blut gefüllt, für das sie nicht vorgesehen sind. Dadurch entsteht ein höherer Druck in ihnen. Deswegen sind auch alle venenbedingten Beschwerden durch Kompressionsstrümpfe zu lindern, da diese dem Druck entgegenwirken.

Krampfadern entwickeln sich über viele Jahre und liegen meist schon verborgen in der Stammvene oder in Seitenästen vor, die uns nicht auffallen, bevor wir auf sie aufmerksam werden. Auch wenn die ersten Zeichen einer Krampfader optisch sichtbar werden oder wenn sich die ersten Beschwerden einstellen, ist es noch ein langer, langer Zeitraum bis zu ernsthaften Komplikationen. Daher ist die Untersuchung einer Krampfader kein Notfall!

Tritt bei einem Patienten mit schon längere Zeit deutlich sichtbaren Krampfadern am Bein plötzlich ein Schmerz im selben Bein auf, stellt sich die Frage, ob die Beschwerden von der Krampfader herrühren oder – was sehr wahrscheinlich ist – eine andere Ursache haben (s. auch ► Kap. 0). Daher ist es in diesem Fall wichtig, den Hausarzt um Rat zu fragen. Eine gute Möglichkeit, zu testen, ob die Ursache in der Vene liegt, ist das Tragen von Kompressionsstrümpfen: Schmerzen, die von den Kompressionsstrümpfen kaum beeinflusst werden, sind eher nicht durch die Venen bedingt.

Häufig verwenden Patienten die Bezeichnung „Durchblutungsstörung". Dabei handelt es sich um einen sehr ungenauen Begriff. Er reicht alleine nicht aus, um eine Venenerkrankung zu definieren, da er sich ebenso auf eine arterielle wie auf eine venöse Erkrankung beziehen kann. Es ist besser, wenn man einfach von Krampfadern redet.

> Das Wort „Durchblutungsstörung" sollte nur im Zusammenhang mit „arteriell" oder „venös" verwendet und ansonsten darauf verzichtet werden

2.5.1 Unruhegefühl

Die ersten Symptome können einfach aus einem undefinierbaren Unruhegefühl bestehen. Die Beine sind anders als sonst, am liebsten würde man sie kühlen oder hochlegen. Im Sommer ist das Gefühl unangenehmer als im Winter.

2.5.2 Schmerzen

Krampfadern verursachen selten Schmerzen. Hierfür gibt es zwei Ausnahmen:
1. In der Phase, in der sich eine konkrete Vene ausdehnt, kann dies für 2–3 Wochen schmerzhaft empfunden werden, auch in einem Besenreiser.
2. Bedingt eine Krampfader eine Schwellung, die zum Beispiel durch Hitzeeinfluss besonders schnell entsteht, kann dies einen ausgeprägten Spannungsschmerz verursachen.

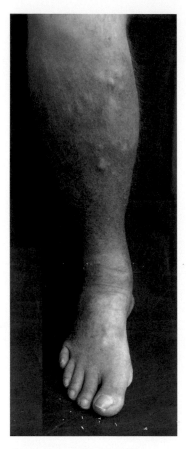

3. Liegt ein offenes Bein durch eine Krampfader vor, kann dies schmerzhaft sein. Eine nicht heilende Wunde am Bein ist aber ohnehin ein Grund, schnellstmöglich den Arzt aufzusuchen! (▶ Kap. 6)

Ansonsten ist Schmerz im Bein eher orthopädisch bedingt.

2.5.3 Schwellung und Verfärbung (s. auch ▶ Abschn. 4.6.1)

Bei einigen Menschen wird in der Krampfader die Venenwand durchlässiger. Somit kann die Vene Flüssigkeit und gelöste Stoffe des Blutes an die Umgebung abgeben – das bedingt Schwellungen. In fortgeschrittenen Zuständen treten auch ganze rote Blutkörperchen über die porösen Venenwände in das umliegende Gewebe aus, und das Eisenpigment lagert sich in der Haut ein, so dass Braunverfärbungen entstehen, zunächst rings um die Vene, später an der gesamten Wade (◉ Abb. 2.7).

2.5.4 Juckende Ekzeme und offenes Bein

Der Rückstau von verbrauchtem Blut in Venen bedingt eine schlechtere Erneuerung der Gewebeflüssigkeit im betroffenen Bereich der Haut. Zunächst lagert sich nur vermehrt Flüssigkeit im Gewebe ein, das bedingt die oben beschriebene Schwellung. Bei Fortschreiten der Krankheit jedoch kann sich das Gewebe gar nicht mehr richtig mit Sauerstoff versorgen. Alle Schichten – die Haut, das Unterhautfettgewebe, die Muskeln – werden davon betroffen. Das kann bräunlich verhärtete Bereiche verursachen oder aber juckende rötliche Flächen, sogenannte Ekzeme, die sehr unangenehm sind. Besonders häufig tritt diese Hautveränderung hinter dem Innen- oder Außenknöchel auf (◉ Abb. 2.8). Hier entsteht auch am allerhäufigsten das sogenannte „offene Bein" (▶ Kap. 6).

◉ **Abb. 2.7** Flächige Verfärbung und Schwellung des Beins bei fortgeschrittenem Krampfaderleiden

2.5.5 Pilzinfektionen

Aufgrund des Rückstaus von verbrauchtem Blut ist die Haut insgesamt anfälliger. Patienten mit Krampfadern leiden oft auch an Pilzinfektionen der Haut (◉ Abb. 2.9) oder der Zehennägel.

2.5.6 Wadenkrämpfe

Es gibt sehr viele Ursachen für Wadenkrämpfe, eine davon sind Krampfadern. Über den Tag lagert sich auch im Gewebe rund um die Muskeln eiweißreiche Gewebeflüssigkeit ein, die dann in der Nacht langsam ausschwemmt und ein Ungleichgewicht zwischen den Zellen

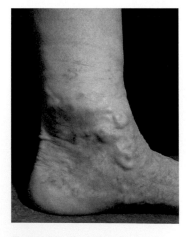

◉ **Abb. 2.8** Vorstufe zum offenen Bein am Innenknöchel

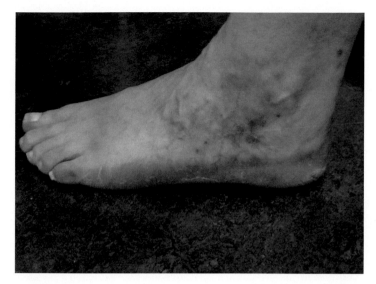

◘ Abb. 2.9   Anblick der Außenseite eines Fußes mit umlaufender Rötung durch den Hautpilz

und der Umgebung schaffen kann. So könnten Wadenkrämpfe durch Krampfadern entstehen. Ein tagsüber getragener Kompressionsstrumpf sollte das Problem beheben. Sonst ist der Wadenkrampf nicht venenbedingt.

2.5.7 Weitere Symptome

Es gibt auch andere Symptome für Krampfadern, etwa:
- Nächtliches Wasserlassen: Das Blut und die Gewebeflüssigkeit treten nachts wieder in den Blutkreislauf und werden über die Nieren ausgeschieden.
- Druckschmerzen in der Leiste beim Sitzen ohne Ausstrahlung in das Bein.
- Spannungsschmerz in der Wade nach längerem Stehen, Gehen oder Joggen. Dies ist besonders irreführend, da Krampfaderbeschwerden bei Bewegung normalerweise besser werden. Zudem findet man diese Symptome auch bei arteriellen Durchblutungsstörungen, der sogenannten „Schaufensterkrankheit" (► Abschn. 5.1).
- Morgendlich niedriger Blutdruck, weil zunächst nach dem Aufstehen die Beinvenen voll Blut laufen. Nach viel Trinken bessert sich dies.

Warum sich bei einigen Menschen mit über Jahre sichtbaren Krampfadern keines der oben genannten Zeichen entwickelt, muss an dem Zusammenspiel vieler Faktoren liegen und ist noch nicht geklärt.

> **Bei folgenden Symptomen ist der Besuch beim Hausarzt zur Abklärung sinnvoll:**
> - Wadenkrämpfe
> - Unruhegefühl
> - Schwere Beine
> - Spannungsgefühl
> - Leichte bräunliche Verfärbung am Knöchel
> - Abendliche Beinschwellung
> - Schmerzen in der Wade nach langem Stehen und Linderung nach Hochlagern der Beine
>
> Der Hausarzt wird Sie darüber orientieren, welchen Facharzt Sie dann aufsuchen müssen und ob dies eilig ist.

Trotz ihrer Dehnung, trotz des Rückflusses erfüllen Krampfadern nach wie vor ihre Aufgabe, das Blut aus den Seitenästen unter der Haut in das tiefe Venensystem zu führen

Alle diese Symptome können auch auf andere Krankheiten hinweisen! Sollten sie durch Krampfadern verursacht werden, können Sie schon gleich zu Beginn auf die weitere Entwicklung Einfluss nehmen, indem Sie Kompressionsstrümpfe tragen. Ihre Beine werden es Ihnen danken, weil die Beschwerden dann automatisch verringert werden. Damit haben Sie auch eine Bestätigung, dass es sich bei Ihrem Leiden wohl um Krampfadern handelt. Der Hausarzt kann Kompressionsstrümpfe verschreiben, bis Sie einen – meist etwas länger in der Zukunft liegenden – Termin beim Facharzt zur Untersuchung Ihrer Venen haben.

Bei Kribbeln in den Beinen oder längs ausstrahlenden Schmerzen sollten Sie ebenfalls einen Arzt aufsuchen, der richtige Ansprechpartner ist hier aber eher ein Orthopäde.

> **Bei folgenden Symptomen ist eine Abklärung notwendig:**
> - Sichtbare Krampfadern
> - Neu aufgetretene Schwellung der Beine
> - Zunehmende Beschwerden der bekannten Krampfader
> - Jucken der Beine
> - Braunverfärbung des Unterschenkels
> - Verhärtung der Haut
> - Wunde am Knöchel (= „offenes Bein")

2.5.8 Wie unterscheiden sich Beschwerden bei Krampfadern von denen anderer Ursache?

Ganz wichtig ist: Beschwerden durch Krampfadern oder Schwellungen werden durch Kompressionsstrümpfe gelindert. Und: Generell werden die Beinbeschwerden durch Krampfadern nach Hochlegen der Beine geringer.

Sind die Beschwerden eher längs ausstrahlend und wecken die Schmerzen auch in der Nacht den Patienten auf, sind sie sicher nicht durch Krampfadern bedingt! Nachts laufen die Venen leer und verursachen keine Beschwerden.

2.6 Einteilung der Krankheit in Schweregrade

So leicht es manchmal ist, das Vorliegen einer Krampfader festzustellen, so schwer ist es, die Krankheit nach Schweregraden einzuteilen, um Richtlinien für ihre Behandlung aufzustellen. Es stehen dem Arzt hierzu viele verschiedene Kriterien zur Verfügung, zum Beispiel:
- Angaben über Beschwerden,
- optisches Ausmaß der Krampfadern,
- Hautveränderungen,
- Befund durch Untersuchungsmethoden.

Jedes Kriterium für sich allein ist jedoch nicht ausreichend für eine Diagnose, da es zum Beispiel stark sichtbare Krampfadern gibt, die keine Beschwerden verursachen. Auf der anderen Seite können dünne Krampfadern ausgeprägte Hautveränderungen hervorrufen. Daher ist eine von allen akzeptierte Klassifizierung noch nicht gefunden worden. Die gängigen Einteilungen sollen hier kurz vorgestellt werden, auch damit Sie als Patient sich auf den Arztbesuch und die zu erwartenden Fragen vorbereiten können. Vielleicht helfen die Erklärungen zu den Begriffen auch, den Arztbrief besser zu verstehen.

2.6.1 Einteilung nach den Symptomen

Es gibt viele sogenannte Lebensqualitätsfragebögen oder auch „QoL" (vom englischen „Quality of Life" abgeleitet). Einige sind speziell auf Patienten mit Krampfadern oder Schwellungen abgestimmt. Sie kommen aber eher in Studien zum Tragen.

Darüber hinaus gibt es den „VCSS" („venous clinics severity score"), der Schweregrad nach den venenbedingten Beschwerden. Dieser fragt einige Aspekte venenbedingter Beschwerden ab und teilt sie je nach Ausprägung in Kategorien von 0–3 Punkte ein. Abgefragt werden: Schmerzen, Schweregefühl, die Anwesenheit einer venenbedingten Schwellung, das Tragen von Kompressionsstrümpfen, die Menge der sichtbaren Venen, die Anwesenheit von Hautverfärbungen, Entzündungen oder Verhärtungen und die Anwesenheit und Anzahl sowie Größe von offenen Beinen.

Lebensqualitätsfragebögen erforschen, inwiefern die Krampfadern Ihren Alltag beeinträchtigen

VCSS steht für: Schweregrad nach den venenbedingten Beschwerden

2.6.2 Einteilungen nach den sicht- und tastbaren Befunden

Früher wurden die Folgen der Krampfadern „nach Widmer" eingeteilt in „chronische venöse Insuffizienz" Grad I–III:

- Grad I: Krampfadern am Bein und sichtbare Besenreiser am Knöchel,
- Grad II: Hautveränderungen mit beginnender Verhärtung,
- Grad III: offenes Bein.

Die klinische Einteilung nach CEAP erfolgt nach dem äußeren Erscheinungsbild des Beines

Ähnlich, aber abgestufter, ist die heute gängige „CEAP"-Einteilung; **C** steht dabei für Klinik (die anderen Buchstaben – **E** für Ursache, **A** für Anatomie, **P** für pathologischer Hintergrund – finden nur in Studien Anwendung):

- **C0**: Keine sichtbare Krampfadern (auch wenn venenbedingte Symptome vorliegen können),
- **C1**: Besenreiser,
- **C2**: sichtbare Seitenastvarikose,
- **C3**: venenbedingte Schwellung,
- **C4**: Hautveränderungen (unterteilt in **a** weich und **b** hart),
- **C5**: abgeheiltes offenes Bein,
- **C6**: aktives offenes Bein.

2.6.3 Einteilung durch die Untersuchung

Einteilung anhand der bildgebenden Verfahren

Nach der Untersuchung der Krampfader mit sogenannten „bildgebenden Verfahren" (▶ Abschn. 8.3.3–8.3.6), wie früher das Röntgen und heute der Ultraschall, kann der Arzt die Erkrankung nach gewissen Kriterien einteilen.

Einteilung nach Hach

Die erste Einteilung – damals noch auf der Röntgenuntersuchung – stammt von Professor Wolfgang Hach und richtet sich nach der Länge der erkrankten Strecke der Stammvene. Für die V. saphena magna, die große Rosenvene oder Stammvene an der Beininnenseite, ist die Einteilung wie folgt:

- Hach I heißt, dass sie nur im Mündungsbereich erkrankt ist,
- Hach II heißt, dass nur die Stammvene am Oberschenkel betroffen ist,
- Hach III bedeutet, dass sowohl die Stammvene am Oberschenkel als auch der Bereich unterhalb des Knies betroffen ist und
- Hach IV heißt, dass die gesamte Stammvene bis zum Knöchel erkrankt ist.

Für die V. saphena parva, die kleine Rosenvene, gibt es nur drei Stadien:

- I für Klappenversagen nur im Kniekehlenbereich,
- II bei Betroffensein der Vene bis zur Mitte der Wade und
- III bei Erkrankung der gesamten Vene.

Einteilung nach der Funktionsweise der Klappen in der Leiste

In der Leiste können verschiedene Klappen nicht richtig schließen. Je nachdem, wie das Zusammenspiel der Klappen ist, werden die Krampfadern eingeteilt. Professor Markus Stücker hat hier eine Einteilung in Typ 1–3 vorgeschlagen, im Ausland wird noch jede einzelne Klappe beschrieben (terminale und präterminale Klappe suffizient oder nicht).

Orientierung des Schweregrads anhand der Durchmesser

Einige Studien weisen darauf hin, dass der Durchmesser der erkrankten Venen eine Aussagekraft bezüglich des Schweregrads der Erkrankung haben könnte.

> **Wo finde ich Hilfe?**
> ► Deutsche Gesellschaft für Phlebologie (nähere Informationen s. Serviceteil am Ende des Buches)

2.7 Notwendigkeit der Behandlung einer Krampfader

Anders als bei vielen anderen häufigen Krankheiten ist das Krampfaderleiden selten ein Umstand, der umgehend chirurgisch behandelt werden müsste. Es gibt heute viele Möglichkeiten, die zur Behandlung angewendet werden können und die je nach Ergebnis der Untersuchung und Wunsch des Patienten eingesetzt werden müssen. Darauf wird in ► Kap. 9 eingegangen.

Hier möchten wir erörtern, wann behandelt werden sollte. Vorauszuschicken ist, dass es tatsächlich keine einzige Studie gibt, in der geprüft wird, ob eine Krampfader besser in einem frühen Stadium behandelt wird oder ob es besser ist, zunächst abzuwarten und zum Beispiel Kompression anzuwenden.

Die Studien zu den verschiedenen Behandlungsformen, die es heute gibt, zeigen allerdings allesamt, dass nach 5–10 Jahren zwischen 30 und 50 % der behandelten Beine erneute Krampfadern aufweisen. Somit ist eine Aussage wirklich eindeutig: Selbst durch die beste Behandlung, sogar unter Studienbedingungen, ist es nicht zu vermeiden, dass Krampfadern wieder auftreten.

Es soll hier nicht vergessen werden zu erwähnen, dass eine Krampfader, selbst wenn sie Beschwerden verursacht, über viele Jahre auch allein mit Kompressionsstrümpfen – also ohne Operation – gut versorgt sein kann.

Jede Krampfader kann natürlich sofort, nur weil sie da ist, mit vielerlei Verfahren angegangen werden, es handelt sich um einen krankhaften Befund. Die Krankheit an sich, die Neigung zur Entwicklung von Krampfadern, wird dadurch aber nicht behoben!

2.7.1 Wann kann man sicher noch warten mit der Behandlung?

Wenn sich Venen zeigen am Bein, aber sonst keine Probleme vorliegen.

Sprich: Die Haut ist weich, die Farbe normal, es bilden sich keine Schuppungen an der Wade oder am Knöchel, ich merke mein Bein nicht, weder nach langem Stehen, noch werden die Waden im Sommer dick. Ich habe nicht das Bedürfnis, meine Beine hochzulegen. Optisch stören mich die Venen nicht. Der Arzt sagt, die Wiederauffüllzeit nach Muskelpumpe ist normal (▶ Abschn. 8.3.2).

Wenn alles zutrifft, die Venen mich als Patient aber optisch stören, dann muss mir klar sein, dass die Entscheidung für eine Operation nicht dringend ist. Ich muss abwägen, welches Risiko ich auf mich nehme.

2.7.2 Wann sollte die Behandlung erwogen werden?

Wenn die sichtbaren Venen beginnen, Probleme zu bereiten.

Sprich: Die Beine sind abends oder im Sommer schwer, ich lege sie gern hoch zur Entlastung. Gelegentlich juckt die Haut. Am Knöchel bilden sich immer mehr Besenreiser. Der Arzt sagt, die Wiederauffüllzeit nach Muskelpumpe ist nicht mehr normal (▶ Abschn. 8.3.2).

Sagt mir als Patient ein Eingriff (noch) nicht zu, kann ich zunächst damit beginnen, Kompressionsstrümpfe zu tragen (▶ Abschn. 9.5) und beobachten, ob die Beschwerden auf diese Weise nachlassen.

2.7.3 Wann muss eine Krampfader zeitnah behandelt werden?

Jede Krampfader und jede ihrer Folgen kann zunächst mit Kompression behandelt werden

Es gibt keinen einzigen Grund, warum eine Krampfader „morgen" oder „in der nächsten Woche" behandelt werden **muss**. Jede Krampfader und jede ihrer Folgen – und sei sie noch so ausgeprägt – kann mit Kompression und bei Auftreten von Komplikationen wie Infektion oder Thrombose ggf. mit Medikamenten so lange behandelt werden, bis eine Entscheidung über den Eingriff getroffen wurde.

Im Folgenden sollen die „Notsituationen" erklärt werden, damit der Patient besser entscheiden kann.

Oberflächliches Gerinnsel mit Beteiligung der Stammvenen

Liegt ein Gerinnsel in der Stammvene vor, wurde bis Ende des 20. Jahrhunderts sofort operiert. Dann merkte man jedoch, dass das Risiko des Eingriffs höher war als das Risiko, erst einmal abzuwarten und nicht sofort zu operieren. Deshalb wird das Gerinnsel heute zunächst mit Medikamenten und Kompression therapiert (▶ Abschn. 3.5): Für 6 Wochen wird das hierfür zugelassene Heparin (Fondaparinux) gespritzt. Dann wird beraten, ob die Krampfader behandelt werden muss. Ist das Risiko einer neuen oberflächlichen Thrombose hoch (das ist dann der Fall, wenn schon mehrere Thrombosen vorlagen, wenn die Vene sehr ausgeprägt ist oder wenn Narben in der Vene zurückgeblieben sind), dann ist es sinnvoll, dass der Patient auch weiterhin das Medikament erhält und Kompressionsstrümpfe trägt – so lange, bis die Krampfader behandelt wurde.

Dünne Haut über der Vene

Ist die Haut an einer Stelle über der Krampfader sehr dünn, so besteht die Gefahr einer Krampfaderblutung. Daher ist es dann sinnvoll, die Krampfader zu therapieren, bevor sich diese unangenehme Situation einstellt. Oft handelt es sich um Patienten deutlich fortgeschrittenen Alters. Eine Unterbrechung des Seitenastes nur zu dieser Vene oder eine Verödung sind Alternativen, die ebenfalls ohne großen Aufwand und schnell angewendet werden können.

Krampfaderblutung

Eine Blutung aus einer Krampfader (▶ Abschn. 2.8.2) kann auftreten, wenn die Haut sehr dünn ist über der Krampfader (s. oben). In diesem Fall sollte die Krampfader kurzfristig behandelt werden – sprich möglichst innerhalb der nächsten Wochen.

Offenes Bein

Krampfadern können zum offenen Bein führen (▶ Kap. 6). In diesem Fall ist es wichtig und dringend, die Krampfader zu therapieren. Allerdings ist es aus hygienischen Gründen oftmals sinnvoll, zunächst die Wunde zu behandeln. Durch Kompressionsstrümpfe oder Bandagen und Wundauflagen heilt sie meist gut ab. Der Eingriff soll dann das neue Auftreten der Wunde vermeiden und kann einige Wochen nach Abheilen durchgeführt werden. Umgekehrt kann der Eingriff natürlich auch das Abheilen des offenen Beines beschleunigen. Daher kann er auch zeitnah erfolgen. Diese Entscheidung trifft der Arzt nach Begutachtung der Wunde und der Ultraschalluntersuchung und berät sich mit dem Patienten.

Hautveränderungen

Bedingen Krampfadern Hautveränderungen wie Verfärbungen, Ekzeme und Verhärtungen (◼ Abb. 2.7, ◼ Abb. 2.8), dann sollte dringend ein Kompressionsstrumpf getragen werden und bald (also in den nächsten Wochen bis Monaten) ein Eingriff durchgeführt werden.

In all diesen Situationen sollte die Behandlung der Krampfader auf jeden Fall erfolgen, möglichst in den nächsten Monaten. In diesen Fällen ist es erwiesen, dass die Behandlung mehr Nutzen bringt als Schaden.

2.8   Notfälle rund um die Krampfadern

Bei der Entscheidung zur Behandlung von Krampfadern kann man sich in der Regel Zeit lassen

Erfreulicherweise treten selten Notfälle rund um die Krampfadern auf, ganz selten eine Blutung (▶ Abschn. 2.7.3). Schmerzen in einem Bein mit Krampfadern, ohne dass die Vene selbst sich verhärtet und rot wird, sind in der Regel nicht durch die Venen bedingt (▶ Kap. 5). Das ist auch der Grund, warum man sich bei der Entscheidung zur Behandlung der Krampfadern in der Regel Zeit lassen kann.

2.8.1   Oberflächliche Venenthrombose

Bei Vorliegen einer oberflächlichen Venenthrombose verhärtet sich eine vorher bestehende Krampfader, sie wird schmerzhaft und bräunlich oder rötlich, manchmal ist sie von einer Hautrötung umgeben. Es handelt sich um ein Gerinnsel im oberflächlichen Venensystem, nicht um eine Infektion. Antibiotika und Heparin-Salben helfen nicht, sondern Kompressionsstrümpfe, Heparin-Spritzen und Entzündungshemmer wie Ibuprofen oder Diclofenac. Bei Verdacht auf eine oberflächliche Venenthrombose muss der Hausarzt unverzüglich aufgesucht werden.

Die oberflächliche Venenthrombose oder „Venenentzündung" wird in ▶ Abschn. 3.5 besprochen.

2.8.2   Krampfaderblutung

Wenn die Haut über der Krampfader sehr dünn ist, können durch leichte Verletzungen Blutungen auftreten. Je nachdem, wie ausgeprägt die Krampfader ist, kann es hier auch zu größeren Blutverlusten kommen. Oft geschieht diese Hautverletzung in der Dusche, das Blut vermischt sich dann mit dem Wasser und lässt die Menge dadurch sehr groß erscheinen. Bei besonnenem Handeln kommt es jedoch nie zu einer größeren Komplikation.

Wichtig ist es, dass die Öffnung durch äußeren Druck verschlossen wird: Optimal wäre natürlich eine sterile Kompresse, aber ein Händehandtuch, Toilettenpapier, eine Küchenrolle, Stoff, ein Finger – alles ist besser als kein Druck. Am besten ist es, wenn eine Bandage oder ein Kompressionsstrumpf zur Hand ist, damit die Auflage noch besser mit Druck am Bein gehalten wird. Sonst reicht aber auch ein normaler Strumpf, der über die improvisierte „Wundauflage" gezogen wird. Dann muss das Bein schnell hochgelegt werden – das tut auch dem allgemeinen Kreislauf gut, denn meist wird den Betroffenen flau im Magen, wenn es zu einer Blutung kommt!

Das alleinige Hochlegen des Beines ohne vorheriges Abdecken der Öffnung könnte zu einem Eintritt von Luft in die Verletzung führen mit der Folge einer sogenannten Luftembolie: Über die Blutbahn kann die Luft dann zum Herzen gelangen und zur Verlegung – also zum Verschluss – der Lungenblutbahn führen. Das ist zwar extrem selten und nicht so schädlich wie ein Gerinnsel in der Lungenblutbahn, aber es lässt sich sehr leicht vermeiden!

Wenn die blutende Stelle abgedrückt und das Bein hoch gelagert ist, dann ist die Gefahr fürs Erste gebannt. Befindet sich noch eine weitere Person in der Nähe, sollte diese sich um einen Transport in eine Arztpraxis oder ins Krankenhaus kümmern. Ist man allein zuhause, kann man nach einigen Minuten riskieren, aufzustehen, um sich ein Telefon zu organisieren. Danach muss man sich sofort wieder mit hochgelagertem Bein hinlegen, bis Hilfe gekommen ist. Es ist absolut verboten, selbst Auto zu fahren! Man bringt nicht nur sich selbst, sondern auch andere Verkehrsteilnehmer in Gefahr, sollte sich eine Ohnmacht einstellen!

In der Regel wird dann im Rahmen der Erstversorgung die blutende Stelle genäht.

> Kurzfristig nach einer Krampfaderblutung sollte die Krampfader behandelt werden, damit sich eine solche Blutung nicht wiederholt

---

Vorgehen bei einer Krampfaderblutung

- Zunächst die blutende Stelle abdrücken, sei es mit einem Tuch oder direkt mit den Fingern.
- Mit einer Binde oder mit einem ganz normalen Strumpf, unter den man ein paar Kompressen oder Tücher „stopfen" kann, die blutende Stelle abdecken.
- Dann sofort das Bein hochlegen. Das alleinige Hochlegen des Beines stoppt zwar die Blutung, birgt aber die Gefahr einer Luftembolie (Eintreten von Luft in die Blutbahn).
- Nun ist die erste Gefahr gebannt, das Aufsuchen oder Herbeirufen des Arztes muss nicht in Hektik erfolgen, sollte jedoch auch nicht verzögert werden. Nicht selber Auto fahren, sondern auch unterwegs zum Arzt das Bein hochlegen!

Thrombose der tiefen und oberflächlichen Beinvenen

Ich danke Herrn Lukas Adam für die kritische Durchsicht des Kapitels.

© Springer-Verlag Berlin Heidelberg 2016
E. Mendoza, *Ratgeber Krampfadern, Beinschwellung und Thrombose*,
DOI 10.1007/978-3-662-49738-8_3

Unser Gerinnungssystem dient dazu, dass wir bei Verletzungen nicht verbluten: Das Blut bildet aus verschiedenen Zellen und Fibrin einen Verschluss für das Leck. Wenn diese Reaktion in einer geschlossenen Vene auftritt, verschließt sich die Vene und das Blut kann nicht mehr fließen. Das nennt man Thrombose. Eine Thrombose kann in einer tiefen oder einer oberflächlichen Vene am Bein auftreten. Zunächst verursacht dies Schmerzen und Schwellung, kurzfristig kann dadurch eine Lungenembolie ausgelöst werden. Auf lange Sicht bleiben Folgeschäden, die zum offenen Bein führen können. Eine Thrombose muss daher umgehend mit Medikamenten behandelt werden, die die Gerinnung eindämmen (Heparin, Marcoumar, neue orale Antikoagulanzien) und mit Kompression, um das Wachstum des Gerinnsels zu vermeiden und die Schmerzen zu lindern. Die Ursachen der Thrombosen sind vielfältig: Veranlagung, Verletzung, eingeschränkte Beweglichkeit, schwere Krankheit; aber auch ganz ohne ersichtlichen Grund treten Thrombosen auf.

3.1   Was ist eine Thrombose?

Thrombosen sind Gerinnsel in den Blutgefäßen. Sie können sowohl im tiefen als auch im oberflächlichen Venensystem entstehen, ebenso in Schlagadern. In diesem Kapitel sprechen wir nur über die Thrombosen in den Beinvenen (◘ Abb. 3.1). Kurzfristig verursachen sie einen Rückstau des Blutflusses. Außerdem können sie sich loslösen und wandern, meist in die Lunge, wo sie Gefäße verschließen. Das nennt man Lungenembolie. Unbehandelt führen sie im Bein zu nicht mehr heilbaren Venenwandschäden, die Venenklappen schließen nicht mehr.

Thrombosen in Schlagadern verursachen eine Notfallsituation mit Verlust der Sauerstoffversorgung in den von der Schlagader versorgten Bereichen: So entsteht ein Schlaganfall bei Thrombose in einer Kopfschlagader oder eine akute sehr schmerzhafte bläulich-schwarze Verfärbung bis hin zum Beinverlust bei Verschluss einer Beinschlagader. Auf diesen Krankheitsformenkreis gehen wir in ▸ Abschn. 5.1.7 ein.

Eine akute und sehr schmerzhafte, blaue oder weiße Verfärbung der Haut an Zehen, Fuß oder Wade weist auf eine Schlagaderthrombose hin und ist eine dringliche Notfallsituation

3.2   Wie entsteht eine Thrombose?

Eine Thrombose entsteht, wenn das Gerinnungssystem aus dem Gleichgewicht gerät oder wenn das Blut plötzlich nicht mehr normal abfließen kann. Sicherlich gibt es noch viele weitere, bisher unbekannte Faktoren, die ebenfalls eine Thrombose auslösen können.

3.2.1   Gerinnungssystem

Unser Körper verfügt über ein sehr komplexes Gerinnungssystem, damit wir nicht verbluten, wenn wir uns verletzen. Sobald eine Wunde in einem Gefäß klafft, treffen sich dort die Blutplättchen und verankern sich fest an der Gefäßwand. Zusammen mit weiteren Blutplättchen

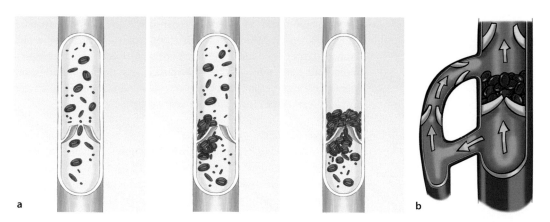

a   b

◘ Abb. 3.1 a,b   Tiefe Beinvenenthrombose **a** Entstehung. *Links:* Venensegment mit normal fließendem Blut. *Mitte:* An einer Klappe setzen sich rote Blutkörperchen an, das Gerinnsel fängt an, sich auszubilden. *Rechts:* Die Vene ist komplett verschlossen. **b** Folge: Ein Gerinnsel hat die tiefe Beinvene verschlossen, das Blut kann hier nicht mehr abfließen. Kurzfristig sucht der Körper nach einem Ersatzweg für das Blut. Häufig ist dies der Umweg über das oberflächliche Venensystem, wie im Bild gezeigt. Durch eine Verbindungsvene tritt das Blut in die oberflächliche Vene aus und fließt in ihr weiter herzwärts. (a mit freundlicher Genehmigung der Fa. Medi; b Grafik: Christiane Solbach, Hamburg; Bildrechte: Erika Mendoza)

vernetzen sie sich zu einem provisorischen „Teppich", der das Loch schließt. Bei kleinen Verletzungen geht das sehr schnell. Die Blut- plättchen setzen Wirkstoffe frei, die weitere Substanzen aus dem Blut aktivieren – dies nennt man Gerinnungskaskade. Es entsteht eine Art Kleber, das Fibrin, das den provisorischen „Teppich" verkleistert, damit er stabiler wird. Ist dieser Mechanismus einmal ausgelöst, muss er auch wieder gestoppt werden, damit der Kleber nicht alles verschließt, was in der Nähe der Wunde ist.

Dieser Mechanismus der Gerinnung kann aber auch unter anderen Bedingungen ausgelöst werden, wenn man ihn gar nicht braucht. Dann entstehen Gefäßverschlüsse durch Thrombosen. Auslöser oder aber Unterstutzer dafür sind außer Gefäßverletzungen – wie Quetschungen oder Prellungen – auch eine Verlangsamung des Blutflusses, Hormone, Nikotin, Entzündungen im Körper, Flüssigkeitsverlust, Krebserkran- kungen oder angeborene Gerinnungsfehler.

3.2.2 Verlangsamung des Blutflusses

Der Blutfluss kann durch mehrere Ursachen verlangsamt werden: eine Verringerung der Pumpleistung, eine Einengung auf dem Weg des Blutes (Abflusshindernis) oder eine Erweiterung des Venensystems.

▪ **Verringerung der Pumpleistung**

Das Blut in den Beinen wird durch die Muskelpumpe beschleunigt. Können wir die Füße nicht bewegen (zum Beispiel, weil wir eine Bandage, einen Gipsverband oder starke Schmerzen haben), fließt das Blut nicht so gut ab wie sonst. Dies geschieht auch bei Lähmungen oder bei Einnahme gewisser Medikamente, die den Muskeltonus, also die

Grundspannung der Muskulatur, verringern. Das ist zum Beispiel bei einigen Parkinson-Mitteln und auch bei einigen Antidepressiva der Fall. Während einer Vollnarkose verlieren unsere Muskeln ihre Grundspannung, und damit wird auch der Blutfluss in den Beinen verlangsamt. Daher ist es auch bei längeren Narkosen notwendig, mit Strümpfen und mit Medikamenten einer Thrombose vorzubeugen.

◾ **Abflusshindernis**

Ein Abflusshindernis liegt vor, wenn die Venen zwischen der Wade und dem Herzen irgendwie eingeengt werden. Das kann vorübergehend geschehen, etwa bei sehr langem Arbeiten in der Hocke oder sehr eingeengtem Sitzen, ohne sich bewegen zu können (Langstreckenflüge). Auch Bandagen, die einen starken Druck am Oberschenkel ausüben, können die tiefen Beinvenen regelrecht zuschnüren, ebenso wie extrem enge Miederware. Allerdings können auch Tumoren im Bauchraum auf die weiterführenden Venen drücken oder schlicht ein sehr umfangvermehrter Bauch bei längerem Sitzen – wie dies bei Übergewicht geschieht. Auch die Schwangerschaft in ihren letzten Monaten bedingt ein Einengen der Venen im Bauchraum. Dies kann besonders die abfließende Vene aus dem linken Bein beeinflussen (◨ Abb. 3.2). Es sollte daher vermieden werden, auf dem Rücken zu liegen.

◾ **Erweiterung des Venensystems**

Unsere Adern gleichen einem Rohrsystem. Die Fließgeschwindigkeit in einem Rohr wird maßgeblich vom Durchmesser des Rohres bestimmt: Ist das Rohr dünn, muss die Flüssigkeit – in diesem Fall das Blut – schnell fließen, um den Abfluss zu schaffen; hat das Rohr einen größeren Durchmesser, passt mehr hinein und das Blut wird langsamer fließen.

> Thrombosen haben sehr viele Ursachen, die wir sicher noch nicht alle kennen. Es spielen viele verschiedene Faktoren eine Rolle, man nennt sie Risikofaktoren

Die Faktoren, die das Venensystem weiten, sind sehr unterschiedlich und zum Teil auch noch nicht erforscht. Hitze weitet das Venensystem, deswegen sollte man mit einer Thrombose oder nach einer Venenbehandlung nicht zu heiß baden oder in die Sauna gehen. Auch Fieber hat dieselbe Wirkung. Weibliche Hormone (▶ Abschn. 3.3.1) entspannen die unwillkürliche Muskulatur – und diese finden wir auch in der Venenwand. Somit bedingen Hormone ebenfalls eine Venenweitung. Viele weitere Medikamente haben einen Einfluss auf die Venenwand, etwa Medikamente gegen Blasenentleerungsstörungen („Prostatamittel"), seltene Medikamente gegen Muskelkrankheiten oder Narkosemittel. Eine Gefäßerweiterung wird auch durch die meisten blutdrucksenkenden Mittel erzielt.

3.3   Risikofaktoren für eine Thrombose

3.3.1   Hormone und Schwangerschaft

Weibliche Hormone wirken über zwei Wege auf das Thromboserisiko: Zum einen beeinflussen sie die Gerinnungskaskade. Dies geschieht besonders in der Schwangerschaft. Es soll sichergestellt werden, dass

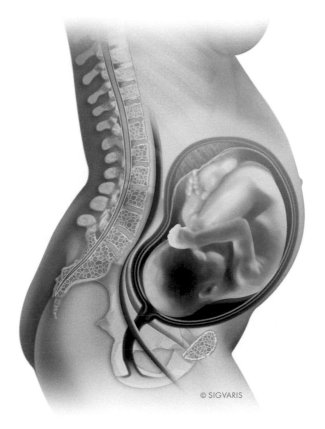

Abb. 3.2 Lage des Kindes im Mutterbauch im letzten Schwangerschaftsdrittel. Das Köpfchen vom Kind liegt direkt an der Wirbelsäule. (Mit freundlicher Genehmigung der Fa. Sigvaris)

die Mutter nach der Entbindung nicht verblutet – immerhin stellt der Mutterkuchen eine große Wundfläche dar! Aber auch Hormone, die zur Empfängnisverhütung und im Rahmen der Wechseljahrsymptome eingenommen werden, können das Thromboserisiko in unterschiedlichem Ausmaß beeinflussen. Im ► Serviceteil am Ende des Buches finden Sie eine Tabelle mit dem für jedes Hormon errechneten Risiko für Thrombosebildung im Vergleich zu Frauen, die keine Hormone nehmen. Sie sehen, dass es durchaus Varianten mit geringem bis keinem Risiko gibt.

Zum zweiten verringern die Hormone die Spannung in der unwillkürlichen Muskulatur, damit zu Anfang der Schwangerschaft das Baby nicht aus der Gebärmutter ausgestoßen wird. Somit weiten sich auch die Venen (► Abschn. 3.2).

Bei Einnahme der „Antibabypille" finden wir die höchste Risikophase in den ersten Monaten, nachdem mit der Pille begonnen wurde. Sollte in dieser Zeit eine Thrombose entstehen, kann man davon ausgehen, dass sie durch die Hormone bedingt war.

Im Fall einer Schwangerschaft sollte nach Auftreten einer Thrombose gegebenenfalls mit Heparin-Spritzen vorgebeugt werden – in jedem Fall sollte Ihr Frauenarzt dies mit einem Gerinnungsspezialisten abklären und Sie während der Schwangerschaft betreuen!

Der Einfluss der Hormone auf die Gerinnung wird durch Rauchen potenziert. Das heißt, dass das Risiko einer Thrombose durch Hormone und Rauchen sich nicht addiert, sondern bei Zusammentreffen beider Faktoren sich fast multipliziert. Es liegt höher als jegliches bisher bekannte angeborene Thromboserisiko.

Im letzten Drittel der Schwangerschaft kommt zur hormonellen Umstellung des Körpers noch ein gewisser Druck des Babys auf die Venen hinzu, besonders auf die Beckenvene des linken Beines (◻ Abb. 3.2).

3.3.2 Erkrankungen, die eine Thrombose fördern

- **Übergewicht**

führt aus einem doppelten Grund zu Thrombosen. Zum einen bewegen sich übergewichtige Menschen in der Regel nicht so viel wie schlankere. Zum zweiten wird der Blutabfluss aus dem Bein im Sitzen bei Menschen mit Übergewicht stark verlangsamt. Der Druck auf die tiefe Beinvene durch das Zusammenstoßen vom Bauch und Oberschenkel ist im Sitzen so hoch, dass die tiefen Beinvenen fast komplett abgedrückt werden.

- **Hohes Fieber, Durchfallkrankheiten oder Erbrechen**

haben einen Flüssigkeitsverlust zur Folge. Das Blut dickt ein, und es kommt leichter zu Thrombosen. Daher ist es sehr wichtig, viel zu trinken, wenn eine dieser Krankheiten vorliegt. Notfalls muss Flüssigkeit per Infusion zugeführt werden.

- **Tumorkrankheiten**

bewirken die Ausschüttung von Substanzen, die die Thromboseneigung steigern. So kann eine Thrombose das erste Anzeichen für eine Tumorerkrankung sein. In 20 % der Thrombosefälle wurde ein Tumorleiden gefunden. Daher ist es wichtig, besonders, wenn man mehrere Thrombosen hintereinander hat, sich gründlich durchchecken zu lassen.

- **Verletzungen der Beine**

steigern das Risiko einer Thrombose, wenn sie mit einem Verlust der Muskelpumpe einhergehen. Daher muss bei Gipsverbänden, Bandagen mit Bewegungseinschränkung und starken Beinschmerzen, die das Laufen verhindern, immer an eine Thromboseprophylaxe gedacht werden (▶ Abschn. 3.7.2).

- **Nikotinabusus (Rauchen)**

steigert das Thromboserisiko ebenfalls, besonders in Kombination mit Hormonen.

3.3.3 Angeborene Gerinnungsfehler (Thrombophilie)

Es gibt eine Reihe angeborener Gerinnungsfehler: Durch einen Gendefekt werden einzelne Faktoren der Gerinnungskette zu viel oder zu wenig hergestellt, die Gerinnselbildung ist verändert. Das Thromboserisiko steigert sich um wenige Prozentpunkte. Die Bedeutung dieser angeborenen Gerinnungsfehler für das RIsiko einer Thrombose kann noch nicht abschließend beurteilt werden. Viele Menschen tragen es in sich und entwickeln nie in ihrem Leben eine Thrombose. Die bisher übliche Messung der Gerinnungsfaktoren dient eher der Suche nach einem „Schuldigen", löst aber nicht das Problem. Insbesondere die Empfehlung, die Kinder eines Betroffenen zu untersuchen, ist folgenschwer. Sollte sich bei einem Jugendlichen eine angeborene Gerinnungsstörung herausstellen, wird er für sein Leben stigmatisiert sein als Träger einer Erbkrankheit: Er wird keine private Krankenversicherung abschließen können, keine Lebensversicherung, und er wird auch nicht in den Beamtenstand aufgenommen werden. In den Augen der Autorin ist dieser Nachteil nicht durch das Wissen um ein mögliches Risiko aufzuwiegen, das deutlich weniger schwer wiegt als das Risiko zu rauchen oder die Pille zu nehmen. Eine Konsequenz im Sinne einer Therapie oder einer Änderung des Behandlungsplans ergibt sich aus dem Wissen um diese sogenannte Thrombophilie ohnchin nicht (▶ Abschn. 3.7).

Der einzige Grund zur Bestimmung der Gerinnungsfaktoren liegt vor, wenn eine Frau mehrere Fehlgeburten hatte oder während einer Schwangerschaft eine Thrombose erleidet, da die Schwangerschaft Einfluss auf die Gerinnungsfaktoren nehmen kann und sich hieraus therapeutisch relevante Entscheidungen ableiten lassen.

> Angeborene Gerinnungsfehler spielen bei der Beratung eines Patienten mit Thrombose in Hinblick auf das weitere Vorgehen eine so untergeordnete Rolle, dass sie nicht untersucht werden müssen, zumal die Kenntnis darum den Betroffenen nachhaltig stigmatisiert

3.4 Verhaltensweisen, die Thrombosen fördern

Aus der Summe der Thrombose-fördernden Mechanismen und der beschriebenen Risikofaktoren kann man ableiten, dass es auch persönliche Verhaltensweisen gibt, die Thrombosen begünstigen. Bei vielen liegt es im eigenen Ermessen, diese zu beeinflussen. Auch hier wird noch einmal klar, warum das Wissen um ein angeborenes Thromboserisiko nicht so relevant ist: Hierauf können wir keinen Einfluss nehmen!

Allein schon die Fußbewegung bewirkt eine ausgeprägte Flussbeschleunigung des Blutes in den Beinvenen. Es reicht sogar, nur den Vorfuß nach oben oder nach unten zu bewegen oder die Zehen zu heben oder zu krallen. Daher ist das Tragen von bequemem Schuhwerk, das nicht nur das Abrollen des Fußes beim Gehen ermöglicht, sondern auch das Bewegen der Zehen im Schuh, für das Vorbeugen von Thrombosen sinnvoll.

In ◻ Tab. 3.1 sind eine Reihe von Risikofaktoren aufgelistet und Strategien zur Vermeidung von Thrombosen aufgezeigt.

◻ Tab. 3.1 Welche Risikofaktoren oder -situationen können wir beeinflussen?	
Risikosituation	**Vermeidungsstrategie**
Nikotinabusus	Rauchen einstellen
Übergewicht	Gewicht reduzieren
Langstreckenflüge	Bewegung während des Flugs (auf und ab gehen, Füße bewegen), viel Wasser trinken, auf Alkohol oder Kaffee verzichten, Kompressions- oder Stützstrümpfe (▶ Serviceteil: „Flugprophylaxe")
Lange Auto- oder Busfahrten	Kompressions- oder Stützstrümpfe, Stopps einhalten, Beine vertreten. Oder beim Sitzen die Füße bewegen (nicht der Autofahrer!)
Fieber und Durchfallkrankheiten	Viel trinken, Beine und Füße im Bett bewegen
Langes Sitzen	Immer wieder aufstehen oder unter dem Tisch die Füße bewegen
Langes Arbeiten in der Hocke	Immer wieder aufstehen, im Hocken ein Bein strecken und immer die Seite wechseln; Sitzen statt Hocken
Abschnüren durch Bandagen	Unbedingt vermeiden! Sofort den Arzt/Pfleger ansprechen, um die Bandage zu lockern. Alternativ: Kompressionsstrumpf von Fuß bis zur Bandage tragen
Eingeschränkte Beweglichkeit des Beines	Fußbewegungen, wenn dies möglich ist! Bein hochlagern! Arzt auf Kompressionsstrümpfe oder gerinnungshemmende Mittel ansprechen

3.5   Oberflächliche Venenthrombose (OVT)

Die oberflächliche Venenthrombose ist ein Gerinnsel in den Venen des oberflächlichen Venensystems. Man kann sie als Verhärtung tasten. Meist entwickelt sich eine Abwehrreaktion des Körpers, die mit einer Gewebeentzündung einhergeht. Der betroffene Bereich fühlt sich warm an, sieht rot bis bräunlich aus und schmerzt (◻ Abb. 3.3). Daher wurde das Krankheitsbild immer Venenentzündung genannt. Da viele Ärzte daraufhin Antibiotika einsetzten – in der Annahme, es handele sich um einen bakteriellen Infekt, der die Entzündung verursacht –, wurde der Name nun in oberflächliche Venenthrombose geändert. Die Entzündungsreaktion hat etwas mit dem Gerinnsel zu tun, Bakterien spielen hier in aller Regel keine Rolle.

Oberflächliche Venenthrombosen sind in der Regel nicht durch Bakterien verursacht und müssen daher nicht mit Antibiotika behandelt werden

Ausnahme sind durch kontaminierten Nadelstich bedingte Verletzungen der Venenwand, wie früher häufig bei Injektion von Suchtmitteln und heute noch bei Infektion einer Venenkanüle zum Beispiel im Krankenhaus.

Meist treten oberflächliche Venenthrombosen in bereits bekannten Krampfadern auf, selten in ganz gesunden Venen. Oft findet man bei Patienten mit tiefer Beinvenenthrombose auch ein Gerinnsel in einer oberflächlichen Vene.

Unbehandelt können sich Gerinnsel immer weiter ausdehnen. Sie können über Verbindungsvenen in das tiefe Venensystem übertreten, aber auch über die Sammelvenen und deren Mündungen in der Leiste oder Kniekehle in das tiefe Venensystem einwachsen. Das ist deshalb

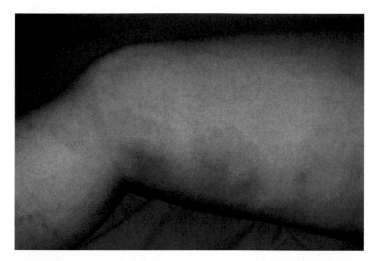

■ Abb. 3.3 Oberschenkelinnenseite: In einer Krampfader hat sich eine Thrombose entwickelt. Das gesamte umliegende Gewebe ist gerötet, die Vene ist dunkel verfärbt

so gefährlich, weil die Gerinnsel im tiefen Venensystem größer werden können (hier sind die Venen einfach größer!). Wenn sich dann ein Gerinnsel löst und in der Lunge Gefäße verschließt, kann man daran sterben (s. Lungenembolie, ▶ Abschn. 3.6.4). Aus allen diesen Gründen ist es wichtig, oberflächliche Thrombosen immer untersuchen zu lassen und gegebenenfalls zu behandeln.

Früher wurden die aufsteigenden Thrombosen in den Stammvenen in Notoperationen behandelt (die Vene wurde unterbrochen und oft auch entfernt). Seit einigen Jahren hat man dieses riskante Verfahren verlassen, bei dem auch Lungenembolien entstehen können. Diese aufsteigenden oberflächlichen Thrombosen werden wie tiefe Beinvenenthrombosen therapiert (▶ Abschn. 3.6.3).

Die oberflächliche Venenthrombose kann durch die begleitende Entzündung des Unterhautfettgewebes starke Rötung und Schwellung hervorrufen. Daher kann sie in der Akutphase sehr schmerzhaft sein.

Zusätzlich zu möglicherweise notwendigen Medikamenten zur Gerinnungshemmung können äußerliche und innerliche Maßnahmen gegen die Entzündung eingeleitet werden. Dazu zählen entzündungshemmende Salben oder Tabletten (mit Wirkstoffen wie Ibuprofen oder Diclofenac). Besprechen Sie dies mit Ihrem Arzt. Ebenso ist es sehr wichtig, sofort Kompression anzulegen (Bandagen oder Kompressionsstrümpfe). Auch nach Abklingen der Entzündung kann die Verhärtung über Monate bestehen bleiben.

Bei starken Venenentzündungen ist ein Zink-Leim-Verband sehr entlastend. Er muss von erfahrenen Händen angelegt werden. Einige Ärzte stechen darüber hinaus die Vene auf und drücken das geronnene Blut aus. Die Wandentzündung bleibt weiterhin bestehen – und obwohl der örtliche Schmerz nachlässt, hat sich bald wieder ein neues

Symptomlinderung bei oberflächlicher Thrombose: Quarkumschläge sowie Salben mit Entzündungshemmern (Ibuprofen, Diclofenac). Heparin-Salben wirken nicht: das Heparin kann nicht über die Haut eindringen, weil die Heparin-Moleküle zu groß sind

(etwas kleineres) Gerinnsel gebildet. Dennoch ist diese Behandlung meist sehr entlastend.

Die Diagnose der oberflächlichen Thrombose erfolgt mit Ultraschall, insbesondere auch zum Ausschluss einer begleitenden tiefen Beinvenenthrombose.

Die Behandlung der oberflächlichen Thrombose hängt von ihrem Ausmaß ab. Bei Beteiligung der tiefen Beinvenen wird wie bei einer tiefen Beinvenenthrombose behandelt (▶ Abschn. 3.6), ebenso bei Heranwachsen des Gerinnsels an die tiefe Beinvene über Verbindungsvenen oder die Stammvenenmündung. Liegt sonst ein Gerinnsel in der Stammvene vor – mit Abstand zur tiefen Beinvene –, gibt es nur ein Medikament, das zur Behandlung derzeit (Stand 2016) zugelassen ist, auch wenn sicher alle gerinnungshemmenden Mittel ihre Wirkung zeigen. Es handelt sich um Fondaparinux (Handelsname Arixtra), das in der Dosierung von 2,5 mg einmal täglich für 42 Tage gespritzt werden muss. Diese lange Zeitdauer ist einer kurzen Behandlungszeit überlegen, weil neue Thrombosen in der Folge seltener auftreten.

3.6   Tiefe Beinvenenthrombose

Von einer tiefen Beinvenenthrombose spricht man bei einem Blutgerinnsel in den tiefen Venen des Beines. Die tiefe Beinvenenthrombose ist eine sehr gefährliche Erkrankung, die das Risiko der lebensbedrohlichen Lungenembolie in sich birgt und folgenschwer für das Bein verlaufen kann.

Das tiefe Venensystem besteht nicht aus so vielen Seitenästen wie das oberflächliche: Am Unterschenkel haben wir drei Hauptvenen, am Knie fließen sie in einen Stamm zusammen, der am Oberschenkel in der Nähe des Knochens verläuft und über die Leiste das Bein verlässt (◘ Abb. 1.3). Sind die tiefen Venen im Becken, in der Leiste oder am Oberschenkel durch ein Gerinnsel verschlossen, so hat das Blut keine Möglichkeit mehr, das Bein zu verlassen – es sei denn über kleine Seitenäste oder durch oberflächliche Venen. Das gesamte Blut staut dann zurück, die Venen werden alle prall gefüllt. Sie können ihre Aufgabe überhaupt nicht mehr erfüllen, das Blut kommt zum Stehen, und das Gerinnsel kann weiterwachsen. Diese extreme Situation ist glücklicherweise selten.

Je näher am Fuß (also je weiter entfernt also von der Leiste) das Gerinnsel sitzt, desto weniger Schaden richtet es an.

Die ersten Symptome einer Thrombose sind eine Schwellung der gesamten Wade sowie Schmerzen am Fußknöchel und Unterschenkel und ein plötzliches Schweregefühl. Treten diese Beschwerden nach Beginn der Einnahme von Hormonpräparaten (zum Beispiel der Antibabypille) auf, nach längerer Bettlägerigkeit, langem Sitzen oder wenn das Bein eingegipst ist, ist besondere Aufmerksamkeit geboten. Diese Situationen sind Auslöser für Thrombosen, die gerade bei jungen Menschen, weil man bei ihnen nicht an eine Thrombose denkt, übersehen werden können. Oft wird eine Thrombose auch mit einer Muskelzerrung verwechselt. Gelegentlich

Früher dachte man, dass Patienten mit Krampfadern ein erhöhtes Risiko haben, eine tiefe Beinvenenthrombose zu erleiden. Wissenschaftlich konnte dieser Zusammenhang nicht bestätigt werden

verursachen Thrombosen gar keine Beschwerden und werden erst an ihren Folgen erkannt.

3.6.1 Beschwerden

Eine Thrombose kann völlig unerkannt bleiben, sie kann Schmerzen oder Schwellung verursachen oder auch gleich eine Lungenembolie. Das eindeutigste Zeichen, das auf eine Thrombose hinweist, ist ein plötzliches, sehr starkes Anschwellen einer Wade (▶ Abschn. 4.9, ◘ Abb. 4.16): mit dem Maßband gemessen um mehr als 3 cm im Vergleich zur anderen Wade. Zudem wirkt die Wade leicht bläulich. Typischerweise ist dann auch der Muskel komplett verhärtet. Dies kann man leicht selbst tasten: Stellt man das Bein mit angewinkeltem Knie auf einem Stuhl ab und stößt leicht gegen die Wadenrückseite, wird diese beim gesunden Bein „schlackern", beim betroffenen Bein wird sie sich nicht bewegen.

Tritt akut ein einseitiges Schweregefühl oder eine Schwellung auf und liegen Risikofaktoren (▶ Abschn. 3.3 und 3.4) vor, sollte der Hausarzt aufgesucht werden, am Wochenende direkt der ärztliche Notdienst. Dort wird dann nach Untersuchung des Beines das weitere Vorgehen entschieden.

Es gibt Krankheiten, die ein Bild verursachen, das dem der Thrombose sehr ähnlich ist. Am häufigsten ist ein eingerissener Schleimbeutel in der Kniekehle, seltener ein Muskelfaserriss oder ein spontan aufgetretenes Hämatom (▶ Abschn. 4.5). Meist geht diesen Schmerzen mit Schwellung aber eine Wanderung, eine Radtour oder ein „Knacksen" im Knie voraus, was bei Thrombose ja eher untypisch ist.

3.6.2 Diagnosestellung

Befragung und Untersuchung

Die Diagnose zur Thrombose der tiefen Beinvenen erfolgt zunächst über die Untersuchung und die Befragung der Umstände. Daraus ergibt sich eine Aussage über die Wahrscheinlichkeit, ob die Beschwerden durch eine Thrombose bedingt sind. Sie ist im sogenannten Wells Score zusammengefasst, den der Hausarzt bei der Untersuchung des Patienten erstellt (◘ Abb. 3.4).

Ergibt sich die Wahrscheinlichkeit einer Thrombose, wird der Hausarzt möglicherweise entweder einen Bluttest durchführen oder Sie zur weiteren Diagnostik zu einem anderen Arzt schicken. Dabei sollten Sie nicht nur eine Überweisung in die Hand bekommen, es ist hilfreich, wenn die Hausarztpraxis Sie auch gleich anmeldet, damit Sie sicher noch am selben Tag untersucht werden. Ist eine Thrombose wahrscheinlich, ist es auch sinnvoll, dass das betroffene Bein schon einmal mit einem Kompressionsverband gewickelt wird, damit die Schwellung nicht weiter zunimmt. Sollte die Untersuchung erst am Folgetag möglich und die Wahrscheinlichkeit einer Thrombose hoch sein (Wells Score über 4, ◘ Abb. 3.4), dann kann zur Überbrückung auch eine Heparin-Spritze verabreicht werden.

Symptome	Erklärung	Punkte	Vorhanden?
Aktive Krebserkrankung	Leide ich an einem Krebs, der derzeit noch unbehandelt, in Behandlung oder trotz Behandlung nicht abgeheilt ist?	1	☐ (1) Ja / ☐ Nein
Lähmung oder kürzliche Immobilisation der Beine	Kann ich eins oder beide Beine gar nicht bewegen, ist es eingegipst oder bandagiert – oder bis vor einigen Wochen eingegipst oder bandagiert gewesen?	1	☐ (1) Ja / ☐ Nein
Große Chirurgie vor weniger als 12 Wochen Oder: Bettruhe länger als 3 Tage	Hatte ich in den letzten 12 Wochen einen großen Eingriff, dazu zählen Bauchoperationen mit großer Schnittführung, Hüft- und Kniegelenksersatz, Dauer der OP in der Regel länger als 1,5 Stunden? Oder hatte ich eine Erkrankung, die mich zum Liegen im Bett gezwungen hat, wie Grippe/Erkältung, Magen-Darm-Infekt oder ähnliches?	1	☐ (1) Ja / ☐ Nein
Schmerz, Verhärtung entlang der tiefen Venen	Habe ich neue Schmerzen, die entlang der Kniekehle und Oberschenkelinnenseite ziehen, und ist dieser Bereich beim Tasten gleichzeitig verhärtet im Vergleich zum anderen Bein? Achtung: Wenn der Schmerz kribbelnd bis in die Hüfte/Leiste oder die Zehen ausstrahlt, der Bereich sich taub anfühlt und nicht verhärtet ist, dann ist ein eingeklemmter Nerv wahrscheinlicher, ▸ Abschn. 4.4	1	☐ (1) Ja / ☐ Nein
Schwellung Unterschenkel >3 cm dicker als Gegenseite	Messe ich mit einem normalen Haushaltsmaßband den Umfang meiner Waden – auf derselben Höhe an beiden Seiten – und vergleiche sie, ist ein Bein mehr als 3 cm dicker als das andere	1	☐ (1) Ja / ☐ Nein
Eindrückbares Ödem am symptomatischen Bein	Wenn ich an beiden Beinen mit dem Daumen fest gegen die Schienbeinkante drücke, hinterlasse ich nur am betroffenen, schmerzenden Bein eine Delle	1	☐ (1) Ja / ☐ Nein
Kollateralvenen	Habe ich neue, vor einer Woche sicher noch nicht sichtbare Venen an der Hautoberfläche, die hervorstehen und kräftiger sind als die anderen?	1	☐ (1) Ja / ☐ Nein
Frühere, dokumentierte, tiefe Venenthrombose	Hatte ich früher schon einmal eine Thrombose, die ein Arzt mittels Ultraschall oder Röntgen festgestellt hat und in deren Folge ich 3–6 Monate ein Medikament zur Gerinnungshemmung erhielt? (als Tabletten oder Heparin-Spritzen – Achtung: ASS oder Aspirin zählen hier nicht!)	1	☐ (1) Ja / ☐ Nein
Alternative Diagnose genauso wahrscheinlich wie Thrombose	Habe ich eine andere Krankheit, die ähnliche Schmerzen verursacht, etwa einen bekannten Bandscheibenvorfall, eine Wundrose, einen Schleimbeutel in der Kniekehle etc.?	–2	☐ (–2) Ja / ☐ Nein
Gesamtpunktzahl			

◘ **Abb. 3.4**   Wells Score: Beantworten Sie jede Frage einzeln und errechnen Sie dann die Summe der Punkte. Liegt sie über 4, ist eine Thrombose wahrscheinlich

Blutuntersuchung

Wie in ▸ Abschn. 3.2.1 erklärt, arbeitet das Gerinnungssystem auf Hochtouren, wenn eine Thrombose vorliegt. Der Körper versucht, sich dagegen zu wehren und baut den Kleber „Fibrin" ab. Dadurch entstehen im Blut „Fibrinogen-Spaltprodukte", die sogenannten D-Dimere. Man kann sie im Blut messen. Am besten geht das in einem Labor, dort kann deren Zahl exakt bestimmt werden. Ist der Wert nur leicht erhöht, gibt es dafür viele Ursachen: Es kann an jeglicher Entzündung im Körper liegen, an einem Bluterguss (Hämatom), an einer aktiven Krebserkrankung oder sogar an einer Schwangerschaft. Ist der Wert stark erhöht, ist eine Thrombose wahrscheinlich.

Da leider nicht immer die Möglichkeit besteht, das Blut aus einer Praxis in ein Labor zu schicken – und die Beantwortung dieser Frage am nächsten Tag schon zu spät sein kann –, gibt es den Blutstropfentest, den man direkt in der Praxis durchführen kann.. Ein Piekser in die Fingerspitze genügt, ein Tropfen Blut wird entnommen und auf einem Teststreifen untersucht. Ist der D-Dimer-Test negativ, kann eine Thrombose in der Regel ausgeschlossen werden. Ist er positiv, können alle oben genannten Ursachen vorliegen. Sollte auch der Wells Score erhöht sein, so ist eine weitere Untersuchung sinnvoll.

Diagnosesicherung

Die Diagnosesicherung erfolgt heutzutage in der Regel durch eine Ultraschalluntersuchung der Beinvenen. Dabei geht es im Wesentlichen darum zu prüfen, ob die Venen im Bein „weggedrückt" werden können. Sind sie nur mit Blut gefüllt, geht das recht leicht. Ist in ihnen aber ein Gerinnsel vorhanden, kann man dies nicht wegdrücken, die Vene lässt sich dann also nicht mit Druck von außen verschließen. Ist gerade kein Arzt mit Erfahrung in der Ultraschalluntersuchung in der Nähe, kann zur Not eine Röntgenkontrastmittel-Untersuchung (Phlebographie) durchgeführt werden. Allerdings ist sie schmerzhaft und birgt zudem das Risiko der Kontrastmittelallergie.

Denkbar ist auch der Einsatz einer Kernspinuntersuchung zum Ausschluss einer Thrombose. Noch wird diese Methode im Vergleich zur Ultraschalluntersuchung zu selten angeboten und ist zu kostenintensiv. Möglicherweise wird sie in Zukunft aber eine Rolle bei dieser Fragestellung spielen.

> Man kann nur dann sicher davon ausgehen, dass eine Thrombose vorliegt, wenn sie mit Ultraschall tatsächlich gesehen wurde

3.6.3 Behandlung

Eine Thrombose muss unbedingt vom Arzt behandelt werden. Ziel der Behandlung ist es, sobald wie möglich die Durchgängigkeit der tiefen Beinvenen wiederherzustellen und ein Wachsen der Gerinnsel, das Zugrundegehen der Klappen im tiefen Venensystem und Krampfaderbildung zu vermeiden. Je früher die Thrombose behandelt wird, desto geringer ist außerdem das Risiko einer Lungenembolie. Bleiben nach einer Thrombose Schäden an den Klappen der tiefen Beinvenen zurück, muss der Patient mit dauerhaften Hautveränderungen und auch mit dem Risiko des offenen Beines rechnen. Er sollte dann Zeit seines Lebens Kompressionsstrümpfe tragen, um dem vorzubeugen.

Die wichtigsten Eckpfeiler einer Thrombosebehandlung sind Kompressionstherapie und gerinnungshemmende Medikamente. Sie müssen solange genommen werden, bis das Gerinnsel vom Körper abgebaut wurde.

Frühzeitig und korrekt behandelt heilen die Thrombosen meist ohne dauerhafte Schäden ab. Besonders wichtig ist das konsequente Tragen von Kompressionsstrümpfen, mindestens für ein halbes Jahr. Ist das Bein danach beschwerdefrei, die Haut unauffällig, können die Kompressionsstrümpfe dann wieder weggelassen werden.

Es gibt die Möglichkeit, ein Gerinnsel direkt durch ein Medikament aufzulösen. Dieses Verfahren heißt „Thrombolyse". Man kann es jedoch nur in den ersten 8 Stunden nach Entstehung eines Gerinnsels einsetzen. Ist es erfolgreich, so ist die Thrombose vollständig geheilt. Allerdings hat diese Behandlungsform auch schwere Nebenwirkungen und wird daher nur zum Auflösen von Gerinnseln im Herzen (Herzinfarkt) oder im Gehirn (Schlaganfall) eingesetzt. Zur Behandlung der Beinvenenthrombose wird es nicht verwendet.

> Früher wurden die Gerinnsel direkt aus der Vene herausoperiert. Da ein solcher Eingriff jedoch risikoreich ist und die heutigen Medikamente schnell wirken, wurde davon Abstand genommen

Ambulante oder stationäre Behandlung?

Bis etwa zum Jahr 2000 wurden alle Thrombosen stationär behandelt. Man hatte die Erfahrung gemacht, dass Thrombosen nach operativen Eingriffen erst dann zur Lungenembolie führten, wenn der Patient aufstand und herumlief. Daher mussten die Patienten strenge Bettruhe einhalten – und zwar für 10 Tage.

Etliche große Studien konnten aber beweisen, dass dies so nur zutrifft bei Thrombosen, die tatsächlich „im Liegen" entstanden sind. Sprich: Wird ein Patient operiert, liegt danach noch ein paar Tage, bekommt ein geschwollenes Bein und die Diagnose einer Thrombose, dann ist das Risiko, dass diese sich löst, wenn der Patient aufsteht, sehr hoch. In diesem Fall sollte sofort mit gerinnungshemmenden Medikamenten und Kompression begonnen werden, der Patient muss aber strengste Bettruhe einhalten.

Thrombosen hingegen, die bei den Patienten zuhause oder unterwegs entstanden sind und die bis zur Diagnosestellung und Einleitung der Therapie noch nicht zur Embolie geführt haben, können auch weiterhin ambulant behandelt werden. Es ist sogar besser für die Rückbildung der Thrombose, wenn der Patient viel läuft (nachdem er einmal mit Kompression und Gerinnungshemmern versorgt ist).

Der einzige Grund, einen Patienten dennoch stationär aufzunehmen, ist nicht das Einhalten der Bettruhe, sondern die sofortige komplette Durchuntersuchung zur Ermittlung eines womöglich vorhandenen, die Thrombose auslösenden Tumors (Magen- und Darmspiegelung, Röntgen der Brust, Ultraschall der Bauchorgane, frauenärztliche bzw. urologische Untersuchung). Das ist für den Patienten „auf einen Rutsch" manchmal bequemer – allerdings können diese Untersuchungen im Ermessen des Hausarztes auch alle ambulant in den Wochen und Monaten nach der Diagnosestellung erfolgen.

> Thrombosen können Frühwarnzeichen für bösartige Erkrankungen sein, besonders dann, wenn sie ohne erkennbare Ursache aufgetreten sind. Lassen Sie Thrombosen daher immer abklären!

Kompressionsbehandlung

Der Druck von außen auf das Bein verringert den Rückstau in den Venen und in das Gewebe hinein und damit die Schwellung und die Schmerzen. Ist das Bein sehr kräftig geschwollen im Vergleich zum anderen Bein, kann es zunächst gewickelt werden. Damit der Patient besser laufen kann, ist es sinnvoll, nur die Wade zu wickeln. Bandagen bis zum Oberschenkel verrutschen bei Bewegung meist. Sobald das Bein abgeschwollen ist, kann auf Kompressionsstrümpfe umgestiegen werden. In der Regel reicht ein knielanger Strumpf aus. Neueste Studien weisen sogar darauf hin, dass es besser ist, bei einer Thrombose in der Kniekehle in den ersten Tagen keinen direkten Druck auf diese Vene auszuüben. Das spricht besonders für einen „Kniestrumpf", der ja unterhalb der Kniekehle endet.

Beim Laufen unterstützt der Kompressionsstrumpf außerdem das Beschleunigen des Blutes in den Venen. Dadurch wird vermieden, dass das Gerinnsel weiterwächst. Der Kompressionsstrumpf sollte mindestens so lange getragen werden, wie der Gerinnungshemmer genommen wird. Zeigt sich bei der Abschlussuntersuchung vor Absetzen des Medikaments, dass das Gerinnsel sich folgenlos abgebaut hat und liegen keinerlei Zeichen oder Beschwerden im Bein mehr vor (etwa Schwellung oder Schweregefühl, Hautverfärbung oder Jucken), dann kann der Strumpf auch weggelassen werden. In Risikosituationen (▶ Abschn. 3.7) sollte er jedoch wieder getragen werden.

> Kompressionsstrümpfe verringern die Schwellung und damit den Schmerz. Außerdem beugen sie einem Wachstum des Gerinnsels vor

Gerinnungshemmende Medikamente

Wie ihr Name schon sagt, hemmen diese Medikamente die Gerinnung, also die Bildung von (neuen) Gerinnseln oder das Wachstum eines vorhandenen Gerinnsels. Es ist unser Blut, das die Gerinnsel wieder abbaut, diese Arbeit wird uns nicht abgenommen, sie wird nur dadurch unterstützt, dass das Gerinnsel wenigstens nicht immer weiterwächst.

Bis vor einigen Jahren wurden nur Heparine und Marcumar zur Behandlung von Thrombosen verwendet. Im ersten Jahrzehnt des neuen Jahrtausends wurden dann weitere Tabletten, sogenannte neue orale Gerinnungshemmer oder Antikoagulanzien (NOAKs), eingeführt, die heute – weil sie nicht mehr neu sind – DOAKs (direkte orale Antikoagulanzien) genannt werden sollen.

▪ Heparine

Das Heparin ist eine Substanz, die aus Schweine- oder Schafdarm gewonnen wird. Seine Wirkung beruht auf der Hemmung eines Gerinnungsfaktors. Die Substanz wirkt nur, wenn sie gespritzt wird und ist daher nur als Spritze erhältlich. Eine Sonderform ist das Fondaparinux, es handelt sich um synthetisches Mittel (sprich, nicht aus einem Tier gewonnen, sondern im Labor hergestellt). Heparin-Spritzen werden unter die Haut gegeben, sie sind altbekannt und haben ein überschaubares Nebenwirkungsspektrum. Sie werden vom Körper binnen 12–24 Stunden abgebaut, und ihre Wirkung auf die Gerinnung kann im Blut leicht gemessen werden. Sie übertreten nicht die Blutschranke

◘ Tab. 3.2 Gängige Heparin-Sorten und ihre Eigenschaften

Substanz	Handelsname	Dosierung	Besonderheiten
Tinzaparin	Innohep	1× täglich	Keine renale Kumulation[1], auch bei eingeschränkter Nierenfunktion möglich
Reviparin	Clivarodi	1× täglich	Nur minimale renale Kumulation[1]
Fondaparinux	Arixtra	1× täglich	Ist zur Dauerbehandlung von Thrombosen nicht zugelassen, verursacht jedoch keine Kreuzallergien bei bekannter Heparin-Allergie, da es sich um ein synthetisches Produkt handelt
Nadroparin	Fraxodi	1× täglich	Renale Kumulation[1] Doppelte Dosierung wie bei Fraxiparin, daher nur einmal täglich nötig
Dalteparin	Fragmin P forte	1× täglich	Renale Kumulation[1]
Enoxaparin	Clexane	2× täglich	Renale Kumulation[1] Einmal täglich spritzen reicht bei Risikopatienten (schwangere Frauen, Tumorpatienten) nicht aus! [2]
Certoparin	Mono Embolex	2× täglich	Nur minimale renale Kumulation[1]
Nadroparin	Fraxiparin	2× täglich	Renale Kumulation Einmal täglich spritzen reicht bei Risikopatienten (schwangere Frauen, Tumorpatienten) nicht aus! [2]

[1] Renale Kumulation: Es gibt Medikamente, die ausschließlich über die Nieren ausgeschieden werden. Ist die Nierenfunktion eingeschränkt, was bei den meisten Menschen über 70 Jahren der Fall ist, kann das Medikament nicht ausreichend ausgeschwemmt werden. Dann wird jeden Tag ein wenig davon zurückbehalten, und irgendwann erreicht die Dosis im Blut gefährliche Bereiche, die auch Blutungen verursachen können.

[2] Informationen zur halbtherapeutischen Dosis siehe Text.

Die Wirkung von Heparinen kann man im Blut messen, hierfür gibt es den sogenannten PTT-Test (PPT: partielle Thromboplastinzeit)

im Mutterkuchen, so dass sie als einzige gerinnungshemmende Medikamente auch in einer Schwangerschaft und während der Stillzeit verabreicht werden können. Im Fall eines Krebsleidens werden sie ebenfalls bevorzugt. Patienten mit Krebserkrankungen müssen sich häufig Untersuchungen oder kleinen Eingriffen unterziehen, die Blutungsgefahr während einer Chemotherapie ist immer leicht erhöht. Daher ist es wichtig, ein Medikament zu wählen, das schnell kontrollierbar ist und dessen Wirkdauer kurz ist.

Es gibt Heparin-Sorten, die nur einmal täglich verabreicht werden, und solche, die zweimal täglich gespritzt werden müssen. Besonders bei längerfristigen Behandlungen (Schwangerschaft, Tumorleiden) sieht die Autorin es als deutlich angenehmer für die Patienten an, wenn die Variante mit einer Dosis pro Tag gewählt wird (◘ Tab. 3.2). Heutzutage ist die Behandlung der Thrombose mit Tabletten so komfortabel geworden, dass sicher nur noch selten längerfristig Heparine verabreicht werden. Dies ist eigentlich nur bei Schwangeren oder Patienten mit schweren Erkrankungen – wie zum Beispiel bei aktivem Krebs – der Fall. Die Hersteller der Heparin-Spritzen, die zweimal täglich verabreicht werden, werben mit der Gabe einer sogenannten „halbtherapeutischen Dosis".

Das bedeutet, dass nach einer Einleitungszeit von einigen Wochen mit zweimal täglicher Gabe die Dosis auf einmal täglich verringert werden soll. Dies wurde zur Behandlung von Thrombosen bei sonst gesunden Menschen getestet, ohne dass es einen Unterschied auf die Wirksamkeit bezüglich der Thrombose ausmachte. Eindeutig wird in der Studie jedoch darauf hingewiesen, dass das Ergebnis nicht auf Patienten anwendbar ist, die ein erhöhtes Thromboserisiko haben, etwa Patienten mit bösartigen Tumoren oder schwangere Frauen. Bei ihnen reicht die einmalige Gabe der Heparin-Sorten, die zweimal täglich gespritzt werden müssen, also nicht aus! Es sind aber gerade diese Patienten, bei denen die anderen Medikamente (Marcoumar und DOAKs) nicht in Frage kommen! Aus Sicht der Autorin sollte daher auf die halbtherapeutische Gabe komplett verzichtet werden.

- **Marcumar**

Marcumar war bis vor wenigen Jahren das Standardmedikament für die Behandlung einer Thrombose. Es beinhaltet den Wirkstoff Phenprocoumon und wird auch unter dem Handelsnamen Falithrom vertrieben. Es handelt sich um ein Medikament, das die Wirkung von Vitamin K in der Leber hemmt und damit die Entstehung der Gerinnungsfaktoren einschränkt. Die Gerinnungsfaktoren, die durch Phenprocoumon beeinflusst werden, verändern den sogenannten Quick-Test – dessen Ergebnis heute als INR-Wert dargestellt wird. Der INR-Wert muss zwischen 2 und 3,5 liegen, um die Gerinnung effektiv zu beeinflussen. Dabei zählt nicht die Anzahl der notwendigen Tabletten pro Tag, sondern der im Blut gemessene Wert. Dieser kann nämlich in Abhängigkeit von vielen Faktoren schwanken:

- Nahrungsmittelaufnahme von Vitamin K (in vielen Gemüsesorten enthalten),
- Medikamente, die den Stoffwechsel der Leber verlangsamen oder beschleunigen (unter anderen einige Antibiotika, viele Psychopharmaka),
- Medikamente, die im Blut mit dem Wirkstoff in Konkurrenz treten und mehr davon freisetzen (unter anderen viele Antibiotika sowie die allermeisten Schmerzmittel).

Früher hat man das Essen gewisser Gemüsesorten daher verboten. Heute sagt man, dass der INR-Wert bei einer ausgewogenen Menge an Kohlgemüse oder Salaten, die pro Tag nicht schwankt, nicht beeinflusst wird. Als Faustregel gilt: Wenn jeden Tag eine Handvoll Kohl oder Salat verzehrt wird, schwankt der INR-Wert nicht wesentlich.

> **Hilfreiche Tipps zur Ernährung bei Marcumar:**
> ▶ www.herzstiftung.de/pdf/Vitamin-K-in-Gemuese.pdf

Nimmt der Patient Schmerzmittel ein, so ist es ganz wichtig, dass dies regelmäßig geschieht. Kurz nach Start der Einnahme des neuen Medikaments muss der INR-Wert neu kontrolliert werden. Insbesondere

Opiate – auch diejenigen, die ohne Betäubungsmittelrezept erhältlich sind, wie Tilidin und Tramadol – beeinflussen den INR-Wert dramatisch, so dass von einer Einnahme „nach Bedarf" in schwankenden Dosen dringend abgeraten werden muss, es sei denn unter fast täglicher INR-Wert-Kontrolle. Sollten neue Medikamente angesetzt werden, ist dringend auf eine Wechselwirkung mit Phenprocoumon zu achten und ggf. die Dosierung des Marcumar nach INR-Wert-Kontrollen neu einzustellen.

Dem Patienten wird ein sogenannter Marcumar-Ausweis ausgehändigt, in dem die tägliche Dosierung und der aktuelle INR-Wert eingetragen sind

Liegt der INR-Wert über 3,5, steigt das Blutungsrisiko, liegt er unter 2,0, steigt das Thromboserisiko, und zwar über den Wert ohne Behandlung. Deswegen muss auch in der Zeit, bis der Zielwert erreicht ist, überlappend Heparin gespritzt werden. Ebenso ist Heparin zu verabreichen, wenn bei laufender Marcumar-Einnahme der INR-Wert einmal unter 2 rutscht – und zwar so lange, bis er wieder über 2 liegt.

> — Wird aus Angst vor Blutungen der INR-Wert knapp unter 2 gehalten, so wird das Thromboserisiko gesteigert.
> — Liegt der INR-Wert zwischen 1,5 und 2, so ist das Thromboserisiko höher, als wenn gar kein Marcumar genommen würde.
> — Marcumar muss richtig eingenommen werden – so dass der INR-Wert zwischen 2 und 3,5 liegt – oder es ist ein anderes Medikament zu wählen.

Zu Anfang müssen mehr Tabletten eingenommen werden, bis der Wert sich eingestellt hat, das wird auch kurzfristig im Blut nachgemessen. Nach einigen Wochen ist in der Regel eine Dosierung ermittelt, bei der der Wert ähnlich hoch bleibt. Dann sind Kontrollen nur noch alle 4 Wochen nötig.

Lässt sich der INR-Wert partout nicht einstellen, sind die Essensgewohnheiten zu hinterfragen (eine sehr hilfreiche Tabelle hierzu finden Sie unter www.herzstiftung.de/pdf/Vitamin-K-in-Gemuese.pdf) oder sporadisch genommene Medikamente zu prüfen, insbesondere Antibiotika und Schmerzmittel.

■ **Neue oder direkte orale Antikoagulanzien**

Seit etwa 2010 sind neue orale Antikoagulanzien auf dem Markt, bei denen keine regelmäßigen Blutwertkontrollen notwendig sind. Sie sind daher bequemer in der Handhabung als Marcumar. Eine feste Dosis ist vorgegeben und braucht nicht kontrolliert zu werden, zudem muss nicht auf die Ernährung geachtet werden. Allerdings kann die Wirkung der Medikamente auch nicht einfach kontrolliert werden, was im Fall von Risikopatienten für Blutungen nicht sehr hilfreich ist. Für die Behandlung der Venenthrombose zugelassen sind Xarelto (Rivaroxaban), Pradaxa (Dabigatran), Eliquis (Apixaban) und neuerdings auch Lixiana (Edoxaban). Die Dosierungen finden Sie in ◘ Tab. 3.3. Diese Medikamente haben diverse Nebenwirkungen:

Wirkstoff	Handelsname	Dosierung
Rivaroxaban	Xarelto	Einleitungsdosis: 3 Wochen 2×15 mg Erhaltungsdosis: täglich 1×20 mg
Dabigatran	Pradaxa	150 mg 2× täglich
Apixaban	Eliquis	Einleitungsdosis: 7 Tage 2×10 mg Erhaltungsdosis: täglich 2×5 mg Rezidivprophylaxe[2]: täglich 2×2,5 mg
Edoxaban	Lixiana	Einleitungsphase mit Heparin, dann 1× täglich 60 mg

◘ **Tab. 3.3** Dosierung der neuen/direkten oralen Antikoagulanzien[1]

[1] Beachte: Bei Nierenerkrankung Dosis reduzieren oder ganz verboten!
[2] ► Abschn. 3.7.1.
Aufpassen, wenn Medikamente genommen werden, die den Leberstoffwechsel beeinflussen!

relativ häufig auf den Verdauungstrakt und möglicherweise noch weitere Wirkungen, die jedoch noch nicht bekannt sind, weil die Medikamente relativ neu sind.

Auch diese Medikamente haben Wechselwirkungen mit anderen Medikamenten, vor allem mit jenen, die den Leberstoffwechsel beeinflussen, etwa Psychopharmaka. Achten Sie bei den Medikamenten im Beipackzettel auf die Worte „P-Glykoproteinhemmer" oder „P-Glykoproteininhibitoren". Es handelt sich dabei um Medikamente gegen Rhythmusstörungen, Medikamente gegen Pilzinfekte, Immunsuppressoren, Medikamente bei AIDS, Medikamente gegen Epilepsie, einige Antibiotika – aber auch das „einfache" Johanniskraut! Das Ausmaß der Wechselwirkungen beim einzelnen Patienten kann (noch) nicht gemessen werden, daher ist hier besondere Vorsicht geboten!

In diesen Fällen ist es besser, auf eine einfach messbare Variante für die Gerinnungshemmung zurückzugreifen (Heparin oder Marcumar), besonders wenn das andere Medikament wechselnd dosiert wird.

Die Wirkung der neueren oralen Antikoagulanzien auf die Gerinnung kann man noch nicht ohne Weiteres messen. Daher ist es besonders wichtig, bei Gegenanzeigen oder Wechselwirkungen lieber ein anderes Medikament zu wählen

■ **Was tun, wenn eine OP unter Antikoagulation nötig wird?**

Ist eine Operation während der Zeit der Behandlung einer Thrombose unumgänglich, muss davor das gerinnungshemmende Medikament abgesetzt werden. Dabei gibt es für jedes Medikament spezielle Standards, die sich zudem auch nach der Art des Eingriffs richten. Am besten besprechen Sie dies mit dem Operateur und mit Ihrem Hausarzt. ◘ Tab. 3.4 gibt die orientierenden Werte an.

Tab. 3.4 Wie lange vor einem geplanten chirurgischen Eingriff müssen die Medikamente abgesetzt werden?[1]			
Medikament	Zeitraum vor dem Eingriff	Erneutes Ansetzen nach dem Eingriff	Besonderheiten
Heparin	Absetzen 12–24 Stunden vor dem Eingriff	Der Chirurg legt fest, wann begonnen wird. Wiederaufnahme in der Regel 12 Stunden nach OP möglich	Beachte: Unter Heparinen, die fast nur über die Niere ausgeschieden werden, kann es besonders bei älteren Menschen trotz Absetzens 24 Stunden vorher zu Blutungen kommen! (s. renale Kumulation in ▪ Tab. 3.2)
Phenprocoumon	10 Tage vor dem Eingriff wird mit der Einnahme aufgehört. Sobald der INR-Wert unter 2 fällt, beginnt die Heparin-Gabe, die dann 12–24 Stunden vor dem Eingriff ebenfalls abgesetzt wird	Nach dem Eingriff Heparin weitergeben, bis der Chirurg die Einstellung auf Phenprocoumon wieder freigibt, dann unter Heparin wieder neu dosieren, bis der INR-Wert über 2 gestiegen ist	Während der INR-Wert zwischen 1 und 2 liegt, ist das Thromboserisiko besonders hoch. Daher darf in dieser Zeit nicht „zur Sicherheit" auf Heparin verzichtet werden, denn immerhin stellt die OP ja auch ein Thromboserisiko dar. Neue Leitlinien jedoch empfehlen, auf das Heparin in dieser Überbrückungszeit zu verzichten, um das Blutungsrisiko zu verringern
Neue oder direkte orale Antikoagulanzien (NOAK oder DOAK)	Je nach Eingriff 1–4 Tage vorher absetzen	Nach dem Eingriff je nach Angabe des Chirurgen in der Regel nach einigen Stunden wieder mit der Einnahme starten, und zwar in derselben Dosis wie vor dem Eingriff	Bei blutungsträchtigen Eingriffen scheint sich unter frisch abgesetzten DOAKs häufiger eine Blutung zu zeigen als unter anderen Gerinnungshemmern. Es gibt Ärzte, die daher empfehlen, das Medikament schon 5 Tage vorher abzusetzen und die letzten Tage Heparin zu spritzen. Studien hierzu stehen noch aus

[1] Diese Tabelle gibt nur eine grobe Orientierung, der Chirurg, vielleicht zusammen mit Ihrem Hausarzt, ist derjenige, der die genauen Angaben machen muss, denn er kennt das OP-Risiko der geplanten OP und das Thromboserisiko aus Ihrer Krankengeschichte.

Dauer der Behandlung

Je nach Lage und Ausdehnung des Gerinnsels muss die Gerinnung für 3 bis 12 Monate medikamentös eingeschränkt werden, um einem neuen Gerinnsel möglichst vorzubeugen:

Thrombose nur an der Wade	3 Monate
Thrombose bis Oberschenkel	6 Monate
Thrombose bis ins kleine Becken	12 Monate
Lungenembolie	12 Monate

Denken Sie daran: Bevor das Medikament abgesetzt wird, muss sichergestellt sein, ob das Gerinnsel abgebaut wurde. So weiß man bei einem neuen Verdacht, ob noch Reste der alten Thrombose vorhanden waren oder alles restlos abgeheilt war

Optimal ist es, wenn einige Wochen nach Start der Behandlung eine Kontrolle erfolgt und geprüft wird, ob das Gerinnsel sich zurückbildet. Je später die Behandlung eingeleitet wird, desto schlechter das Ergebnis, einige Thrombosen sind nach 4 Wochen ganz aufgelöst, andere werden sich nie komplett zurückbilden. Vor Absetzen des Medikamentes sollte noch eine Kontrolle erfolgen, sofern bei der ersten Kontrolle noch ein Rest des Gerinnsels vorhanden war. Gelegentlich entscheidet der Arzt dann gemeinsam mit dem Patienten über eine weitere Einnahme, in der Hoffnung, dass das Gerinnsel sich noch weiter auflöst. Wichtig ist auf jeden Fall, dass erfasst wurde, wie der Zustand der Thrombose vor Absetzen der Medikation war. So kann bei zukünftigem neuen Thromboseverdacht die neue Thrombose leichter von der Narbe der alten Thrombose unterschieden werden.

Es gibt Situationen, in denen es sich empfiehlt, die gerinnungshemmenden Medikamente (ebenso wie die Kompressionsstrümpfe) dauerhaft zu nehmen. Dann dienen die Medikamente nicht mehr dem Abbau der alten Thrombose, sondern der Vorbeugung einer neuen Thrombose (▶ Abschn. 3.7).

3.6.4 Folgen

Wir unterscheiden frühe und späte Folgen einer Thrombose. Um die frühen Folgen zu vermeiden – und auch die Chance zu verbessern, dass keine Spätfolgen auftreten –, ist es wichtig, eine Thrombose frühzeitig zu behandeln. Am Bein verursacht die Thrombose Schmerzen, Schwellung und Verfärbung. Die Komplikation, vor der aber die meisten Menschen zu Recht Angst haben, ist die Lungenembolie.

Insgesamt müssen wir davon ausgehen, dass wir im Lauf des Lebens häufiger kleine Gerinnsel im Körper entwickeln, die ohne Folgen oder nur mit kleinen, eventuell bei einer späteren Venenuntersuchung auffallenden Klappenschäden abheilen. Einige davon werden auch kleine Lungenembolien verursachen, die wir vielleicht als kleinen Stich bemerken, die aber komplett folgenlos abheilen.

Eine Thrombose muss schnell behandelt werden: 1. zur Vermeidung einer Lungenembolie, die mitunter auch tödlich enden kann, 2. zur Verringerung von Spätfolgen am Bein

Lungenembolie

Die Lungenembolie (◻ Abb. 3.5) ist eine Folge der Thrombose und kann gelegentlich ihr erstes Symptom sein! Bei der Lungenembolie lösen sich Teile eines Gerinnsels aus dem Bein und werden mit dem Blutstrom in das Herz und dann in die Lunge getragen, wo sie sich festsetzen und den Blutfluss teilweise oder ganz verlegen. Auch hier ist die Palette der Beschwerden groß, ihre Ausprägung sehr unterschiedlich – und auch hier gilt, lieber einmal zu häufig den Arzt zu bemühen als die Thrombose und die Embolie unbehandelt bestehen zu lassen!

Symptome der Lungenembolie sind plötzlich auftretende Kurzatmigkeit, Luftnot, Husten (auch Bluthusten), Stiche im Brustbereich, Schweißausbruch, Herzrasen, Beklemmungsgefühl, bei einer massiven Lungenembolie Bewusstlosigkeit oder sofortiger Tod. Das Ausmaß hängt davon ab, wie groß das Gerinnsel ist und in welchem Ausmaß es die Blutstrombahn in die Lungen versperrt hat.

Sind die Symptome ausgeprägt, zum Beispiel bei Bewusstlosigkeit, wird in der Regel ein Notarzt kommen. Ist das Bein plötzlich geschwollen und liegen außerdem neue einseitige Brustschmerzen vor – es kann auch die andere Seite als die des Beinschmerzes sein –, sollte umgehend der Hausarzt oder gleich das Krankenhaus aufgesucht werden.

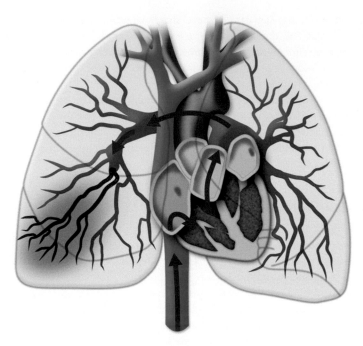

◻ Abb. 3.5   Lungenembolie: Ein Gerinnsel hat sich im Bein gelöst und ist über das Herz in eine Lungenarterie gelangt. (Mit freundlicher Genehmigung der Fa. Medi)

Die Lungenembolie wird im CT festgestellt oder aber im Szintigramm. Ist sie sehr ausgeprägt und damit lebensbedrohlich, wird das Gerinnsel aufgelöst. Das ist allerdings eine gefährliche Behandlung, weil dabei auch Blutungen auftreten können, darum wird sie nur im lebensbedrohlichen Notfall durchgeführt. Ansonsten wird die Lungenembolie genauso behandelt wie die Thrombose mit gerinnungshemmenden Mitteln.

Schäden an den tiefen Beinvenen

Wird eine Thrombose nicht zügig behandelt, setzt sie sich an der Venenwand und an den Klappen fest. Selten bleibt eine Beinvene tatsächlich dauerhaft verschlossen. Weitere Folgen sind der teilweise Verschluss der Vene mit einer oder mehreren kleinen Öffnungen, durch die das Blut abfließen kann, oder ein Klappenschaden, so dass die Klappen nicht mehr schließen und das Blut, das durch die Muskelpumpe nach oben befördert wurde, teilweise immer wieder zu den Füßen zurückströmt.

Wenn Krampfadern nach einer Thrombose entstanden und der einzige Abflussweg für das Blut sind – als Ersatz für die tiefen Beinvenen –, so dürfen sie nicht verödet oder entfernt werden

■   **Verschluss der tiefen Beinvenen**

Ein kompletter dauerhafter Verschluss der tiefen Beinvenen ist selten. In diesen Fällen sucht das Blut sich einen Umweg über weiter oberflächlich verlaufende Venen, vornehmlich die Verbindungsvenen und die Stammvenen, oft aber auch Seitenäste unter der Haut. Das äußere Erscheinungsbild ist das einer Krampfader. Im Gegensatz zur Situation bei der Krampfader läuft das Blut aber in diesen gedehnten und oft geschlängelten Venen „richtig herum". Diese Venen dürfen daher nur behandelt werden, wenn ganz sicher nachgewiesen wurde, dass die tiefen Beinvenen wieder frei durchgängig sind. Ein besonders auffälliges Bild ist eine Krampfader, die quer über das Schambein verläuft. Hier fließt das gesamte Blut aus dem Bein mit der Thrombose zum anderen Bein. Behandeln (sprich entfernen oder verschließen) darf man diese Vene nur dann, wenn die Thrombose sicher wieder komplett eröffnet ist und dieser Abflussweg nicht für das Bein benötigt wird.

- **Verlust der Klappenfunktion in der tiefen Beinvene**

Die häufigste Folge einer Thrombose ist ein Defekt in der Klappenfunktion einer tiefen Beinvene. Das Blut fließt während der Muskelpumpe aufwärts, Richtung Herz, und in der Entspannungsphase wieder zurück zum Fuß. Dadurch wird das Bein nicht mehr effektiv leergepumpt, Venenerweiterungen und Krampfadern im Waden-/Knöchelbereich sind die Folge und nach einiger Zeit auch Hautveränderungen mit Verhärtungen (▶ Kap. 6) bis hin zur Bildung von Wunden, sogenannten „offenen Beinen", fachsprachlich als „Ulcus cruris" bezeichnet (▶ Kap. 5).

- **Teilverschluss der tiefen Beinvene**

Baut sich ein Teil des Gerinnsels ab, wird das Venensegment vernarbt oder nur teilweise durchgängig sein. Meist ist diese Situation mit dem Verlust der Klappenfunktion an dieser Stelle vergesellschaftet. Nun fließt nicht nur ein Teil des Bluts wieder zum Fuß zurück, sondern während der Pumpphase kann das Bein auch nicht richtig leerlaufen, weil das Blut gegen einen Widerstand kämpfen muss, um das Bein verlassen zu können. Somit steigt der Druck in den Venen der Wade noch weiter an. Die Folgen sind die oben beschriebenen.

„Sekundäre" Krampfadern

Nach einer durchgemachten Thrombose entwickeln sich aus den oben genannten Gründen häufig Krampfadern. Die in der Folge von einer Thrombose entstandenen Krampfadern werden „sekundär" genannt.

Früher konnte man nicht genau untersuchen, inwiefern diese Venen dem Abfluss dienen oder ob sie das Krankheitsbild im Bein verschlechtern. Durch den Ultraschall ist dies in den Händen erfahrener Diagnostiker möglich geworden. Leider wird noch sehr oft der falsche Standpunkt vertreten: Ein Eingriff an diesen Krampfadern sei schädlich – oft ist nämlich genau das Gegenteil der Fall. Dann entlastet das Behandeln der Krampfadern das durch die Thrombose ohnehin schon belastete Bein und vermeidet oder verzögert das Auftreten von den Folgeschäden.

Nur ganz selten bleiben nach einer Thrombose die tiefen Beinvenen dauerhaft verschlossen (s oben). Dann dienen die verdickt sichtbaren oberflächlichen Venen dem Abfluss aus dem Bein und sind unentbehrlich, sie dürfen weder operiert noch verödet werden. Wenn beim Hochlagern der Beine die Krampfadern sich nicht prompt entleeren, besteht der dringende Verdacht, dass die tiefen Beinvenen verschlossen sind – diese Venen dürfen nicht operiert werden.

3.7   Vorbeugung einer neuen Thrombose

Um einer neuen Thrombose vorzubeugen, sollten möglichst viele Risikofaktoren ausgeschaltet werden

Hat man einmal eine Thrombose erlitten, bleibt immer die Angst, dass eine neue folgen könnte. Daher sollte man auch die Risikofaktoren ernst nehmen und möglichst viele davon ausschalten: Das Aufhören mit dem Rauchen, die Umstellung auf eine orale Kontrazeption („Pille"), die kein Thromboserisiko birgt (▶ Tabelle im Serviceteil) und die Gewichtsreduktion liegen in unserer Hand, ebenso wie das Steigern der körperlichen Aktivitäten und das Tragen von Kompressionskniestrümpfen in Risikosituationen.

Nur anhand von Statistiken und Studien kann errechnet werden, welche Faktoren das Risiko mehr oder weniger beeinflussen. In einer großen Registerstudie aus Österreich wurde analysiert, welche Krankheiten oder Bedingungen wie stark das Risiko beeinflussen; dabei konnten folgende Aussagen herausgearbeitet werden:

— Trat die Thrombose unter einer Risikosituation auf (hohes Fieber und Bettlägerigkeit, Gipsverband, große Operation, lange Flugreise), nennt man sie „motivierte" Thrombose. In diesen Fällen ist das Risiko einer neuen Thrombose relativ gering. Hier ist in Risikosituationen natürlich besonders vorzubeugen, aber es müssen nicht dauerhaft Tabletten genommen werden.

— Trat die Thrombose unter weiblichen Hormonen auf (Pille, Schwangerschaft), so muss die Gerinnungshemmung so lange fortgesetzt werden, bis das Risiko endet – also im Falle einer Schwangerschaft bis zu deren Ende. Bei neuen Schwangerschaften sollte mit Heparin-Spritzen vorgebeugt werden. Hormone sollten nur noch sehr ausgewählt genommen werden und außerdem nur dann, wenn es sich nicht vermeiden lässt.

— Trat die Thrombose unter einer aktiven Tumorerkrankung auf, sollte dauerhaft weiterbehandelt werden, bis der Tumor seine Aktivität reduziert hat.

— Trat die Thrombose ohne Auslöser auf, sozusagen „aus heiterem Himmel", so ist eine Veranlagung dazu wahrscheinlicher. Dennoch kann nach der ersten Thrombose, sofern der Auslöser (wie Schwangerschaft oder Tumorleiden) nicht noch vorliegt, nach einer gewissen Zeit die Therapie abgesetzt werden; nur in Risikosituationen ist dann eine Vorbeugung notwendig. Hier sind Statistiken hilfreich, die uns sagen, welches Risiko ein Mensch hat, eine neue Thrombose zu erleiden, und die das Risiko dagegenhalten, das aus der Therapie hervorgeht, nämlich eine Blutung. Ist das Risiko der Therapie – nämlich eine Blutung zu erleiden – größer als das Risiko einer neuen Thrombose, sollte die Therapie abgesetzt werden. Nach der zweiten nicht-motivierten Thrombose liegt jedoch das Risiko einer weiteren

Thrombose deutlich über dem Risiko, das von gerinnungshemmenden Medikamenten ausgeht. Daher sollte nach der zweiten unmotivierten Thrombose dauerhaft medikamentös vorgebeugt werden.Erstaunlicherweise spielt die Tatsache, ob ein angeborener Gerinnungsfaktor vorlag oder nicht, in dieser Statistik eine so geringe Rolle, dass die Autoren der Studie empfehlen, diese Faktoren zu vernachlässigen.

3.7.1 Wie beugt man bei hohem Rezidivrisiko vor?

Haben schon zwei Thrombosen aus heiterem Himmel vorgelegen, wurde bisher das gerinnungshemmende Medikament über die zur Behandlung der Thrombose notwendigen Zeit hinaus einfach weitergenommen. In vielen Fällen lebenslang.

Eine neue Studie hat ergeben, dass der Wirkstoff Apixaban (Eliquis) in der Dosis, die man zur Vorbeugung von Thrombosen verwendet, auch zur Dauereinnahme als Vorbeugung gegen Rezidivthrombosen – also erneute Thrombosen – ausreichend wäre. Somit muss der Patient nach der Behandlung der Thrombose nicht dauerhaft Medikamente nehmen, die ihn zum „Bluter" machen, sondern kann die Dosis dann reduzieren. Unter der niedrigen Dosis können sogar operative Eingriffe durchgeführt werden, und es treten keine lebensbedrohlichen Blutungen mehr auf. Zum Zeitpunkt der Drucklegung des Buches ist dies nur für Apixaban nachgewiesen, Studien zu den anderen neuen Antikoagulanzien in dieser Dosierung laufen jedoch.

> Ist das Risiko für eine neue Thrombose hoch („Rezidivthrombose"), dann sollte dauerhaft mit Medikamenten vorgebeugt werden. Das nennt man „Rezidivprophylaxe"

3.7.2 Wie beugt man in besonderen Risikosituationen vor?

Auch wenn der Patient keine Dauer-Rezidivprophylaxe benötigt, so liegt dennoch nach einer stattgefundenen Thrombose immer ein leicht erhöhtes Risiko vor.

In jeder Risikosituation sollten daher Kompressionsstrümpfe getragen werden. Bei Operationen oder im Falle von Krankheit mit Bettlägerigkeit oder Einschränkung der Beinbeweglichkeit sollte besonders auf die Gabe von prophylaktischen Medikamenten (Heparin-Spritzen) geachtet werden.

Bei Flugreisen, die länger als 4–5 Stunden dauern, sollte zusätzlich zum Tragen des Kompressionsstrumpfes vor Abflug eine Heparin-Spritze verabreicht werden.

Wo finde ich Hilfe?
► Aktionsbündnis Thrombose (nähere Informationen s. Serviceteil am Ende des Buches)

Beinschwellungen

© Springer-Verlag Berlin Heidelberg 2016
E. Mendoza, *Ratgeber Krampfadern, Beinschwellung und Thrombose*,
DOI 10.1007/978-3-662-49738-8_4

Die Schwellung der Beine zeigt viele Erscheinungsbilder und hat sehr unterschiedliche Ursachen. Klassisch betrifft sie eher die Knöchel und die Wadenpartie, beim Lymphödem ist auch der Fuß betroffen, beim Lipödem hingegen niemals, hier kann ausschließlich eine Schwellung am Oberschenkel auftreten. Eine Schwellung kann angeboren sein, wie im Fall des Lipödems oder mancher Lymphödeme, oder sie wird durch andere Krankheiten verursacht wie Krampfadern, Infektionen, Abflussstörungen der Lymphbahnen, Verletzungen, Nieren-, Leber- oder Herzinsuffizienz. Sie kann aber auch ganz banal durch mangelnde Bewegung, Übergewicht oder Wärme ausgelöst sein, daher treten Schwellungen oft nach Flugreisen oder im Sommer auf. Die Behandlung der Schwellung ist immer die Kompression: als Bandage in der Anfangsphase und später als Kompressionsstrumpf – sei es als Rund- oder Flachstrickstrumpf. In einigen Fällen ist vorübergehend oder dauerhaft eine manuelle Lymphmassage nötig, zusätzlich oder alternativ zur apparativen Entstauung.

Die Schwellung der Beine – auch als Ödem bezeichnet – ist ein komplexes Bild, das viele Ursachen haben kann. Sie kann ganz harmlos sein, aber auch das Symptom einer schweren Krankheit darstellen. Sie kann plötzlich oder schleichend auftreten, beidseits oder einseitig. Es gibt das Lymphödem, das Lipödem oder die Schwellung infolge von Thrombose oder Venenerkrankungen. Schwellungen können aber auch durch viele Medikamente bedingt sein, wie z. B. Blutdrucksenker oder Magenmittel, Schmerzmittel und viele andere mehr. Sie können Zeichen einer allgemeinen Erkrankung z. B. der Nieren, der Leber oder des Herzens sein. Sie können auch ganz harmlos sein und daher kommen, dass wir zu lange stehen oder sitzen, ohne uns zu bewegen (besonders ausgeprägt etwa im Flugzeug).

In diesem Kapitel gehen wir auf die Ursachen, die Folgen und die Behandlung dieser Ödeme ein. Ebenso soll das Kapitel Ihnen helfen, selbst ein wenig Orientierung zu finden, an wen Sie sich wenden müssen bzw. was Sie auch selbst unternehmen können. Anhand von Tabellen soll es erleichtert werden, herauszufinden, um welche Art des Ödems es sich handeln könnte.

> Schwellungen, ganz gleich welcher Ursache, soll man frühzeitig behandeln, damit sich ihre Spätfolgen gar nicht erst entwickeln können!

4.1 Was ist eine Schwellung?

Ein Ödem oder eine Schwellung ist eine Wassereinlagerung im Gewebe. Sie kann sowohl die Haut und das Unterhautfettgewebe betreffen oder die Muskelschicht – oder beides.

4.1.1 Einlagerungen in der Muskelloge

Ödeme in der Muskelschicht sind typisch bei Schilddrüsenkrankheiten oder infolge einer Muskel- oder Gelenkverletzung, manchmal sind sie auch vermischt mit einem Hämatom (Bluterguss). Sie sind „im

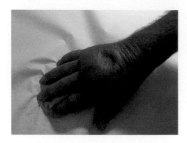

◘ **Abb. 4.1**   Frisches Lymphödem auf einem Handrücken mit eindeutiger tiefer Delle, die sich lange hält. Die Schwellung ist ganz weich

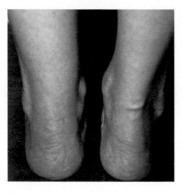

◘ **Abb. 4.2**   Ansicht von zwei Knöchelrückseiten. Am rechten Knöchel ist die Achillessehne eindeutig sichtbar, links ist der Knöchel deutlich verdickter, weil sich seitlich Wasser eingelagert hat. Beginnendes Ödem. (Aus Mendoza u. Berger 2003)

Bein drinnen" stark druckschmerzhaft. Die Haut und das Unterhautfettgewebe fassen sich aber normal an. Diese Schwellung tut besonders weh, wenn man losläuft – also etwa, wenn man morgens aufsteht oder nach längerem Sitzen wieder umhergeht –, so als müssten die Muskeln erst die Flüssigkeit zwischen ihnen „sortieren"; nach einer gewissen Zeit lässt der Schmerz nach. Diese Form von Ödemen ist aber eher selten.

4.1.2   Schwellungen im Unterhautfettgewebe

Schwellungen im hautnahen Bereich kann man leicht ertasten, sie sind anfangs teigig weich und hinterlassen eine Delle (◘ Abb. 4.1). Am Knöchel fällt auf, dass die „Aushöhlungen" neben der Achillessehne (hinter dem Innen- und Außenknöchel) gefüllt aussehen (◘ Abb. 4.2). Zu Anfang bilden sich diese „Wassereinlagerungen" auch über Nacht zurück, sie sind „reversibel". Im Verlauf von Wochen werden die Einlagerungen dann härter und bilden sich über Nacht nicht mehr zurück. Sie bestehen aus Lymphe, „Gewebewasser". In diesem Wasser sind auch Eiweiße enthalten. Nur bei schwerer Herz- oder Niereninsuffizienz kann man davon ausgehen, dass sich wirklich vermehrt eiweißfreies Wasser im Gewebe ansammelt. Diese Beine fassen sich aber eher an wie wassergefüllte Luftballons, die Schwellung ist nicht „teigig", die Patienten ohnehin schwer krank und sicherlich in Behandlung.

Auf die unterschiedlichen Formen der Entwicklung von Beinschwellungen wird je nach Ursache weiter unten eingegangen. Für alle Ödeme im Unterhautfettgewebe, insbesondere für das Lymphödem, das Lipödem, das venös bedingte und das übergewichtbedingte Ödem trifft aber zu, dass bei weiterer Entwicklung so viel eiweißreiche Lymphe eingelagert wird, dass die kleinsten Kapillaren nicht mehr mit sauerstoffreichem Blut gefüllt werden können. Dieser Vorgang wird noch besonders beschleunigt, wenn zur Behandlung „Wassertabletten" ohne Kompression verabreicht werden: Die Wassertabletten ziehen nämlich nur das Wasser aus dem Gewebe, sie belassen das Eiweiß, das dann immer härter wird und die Lymphspalten zusätzlich verklumpt.

Zunächst verändert sich die Farbe, das Gewebe wird dunkelrot bis bräunlich verfärbt, derbe hart, und es zeigt sich eine Schuppenbildung (◘ Abb. 4.3). Wird in diesem Stadium immer noch nicht mit Kompression behandelt, wird das Unterhautfettgewebe schließlich so schlecht durchblutet, dass es sich komplett in eine bindegewebige Narbe umwandelt, vom Knöchel aufsteigend sind nur noch Knochen und Sehnen da, kein Fett – das Aussehen ist wie das eines „Holzbeins" und fühlt sich auch ähnlich derbe hart an. In diesem Zustand ist es nur noch ein kurzer Schritt hin zum „offenen Bein", wo diese Haut einfach aufplatzt und nicht mehr heilen möchte (◘ Abb. 4.4). Zur Veranschaulichung des Vorgangs im Unterhautfettgewebe sind die Stadien des Ödems in ◘ Abb. 4.5 dargestellt.

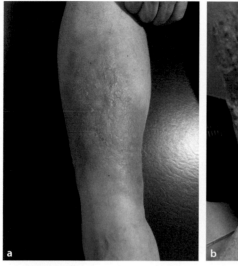
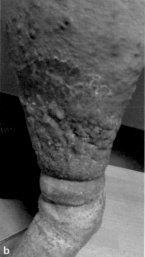
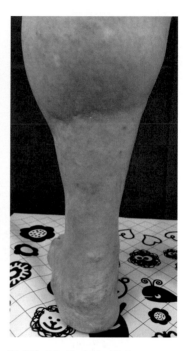

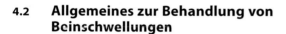

● **Abb. 4.3** **a** Fortgeschrittenes Ödem mit Verfärbung der Haut und beginnender Schuppenbildung, **b** ausgeprägte Schuppen- und Furchenbildung

4.2 Allgemeines zur Behandlung von Beinschwellungen

Die oben beschriebenen Entwicklungen einer Beinschwellung sind der Grund, weswegen Ödeme immer frühzeitig behandelt werden sollten, denn die ersten Phasen sind immer noch leicht reversibel.

Es gibt zwei Ansatzpunkte zur Behandlung von Schwellungen: Die Behandlung der Ursache (sie wird in den folgenden Abschnitten besprochen) und die Behandlung der Schwellung selbst. Benötigt die Ursachensuche oft etwas Zeit und vielleicht den Besuch bei einem weiteren Arzt, so kann die Folge, die Schwellung an sich, doch immer kurzfristig therapiert werden:

Die beste Form, ein Ödem wirksam zu behandeln, ist die Kompression, der Druck von außen. Dieser Druck bedingt, dass das Wasser nicht ins Gewebe austreten kann und dass bereits ausgetretenes Wasser wieder in die Lymphbahnen aufgenommen und abtransportiert wird. Der Druck bietet eine sofortige Linderung der Beschwerden! Er kann von jedem Arzt verordnet und von seinen Arzthelferinnen (bei Bandagierung) auch angelegt werden. Die einzigen, sehr seltenen Ausnahmen sind die infektbedingten Ödeme und die schwere arterielle Verschlusskrankheit (s. unten).

Ist das Ödem sehr ausgeprägt, so dass das Bein schon lange nicht mehr seine ursprüngliche Form hat, wird zunächst gewickelt (▶ Abschn. 9.4). Sobald die erste Umfangverringerung erreicht ist, wird der Patient mit Kompressionsstrümpfen versorgt, die deutlich angenehmer sind als die Bandagen, da sie nicht verrutschen und vom Patienten selbst angelegt werden können (▶ Abschn. 9.5).

● **Abb. 4.4** Nach langfristig vorliegendem Ödem bildet sich von unten das Gewebe zurück, es entsteht ein sehr schlanker unterer Wadenbereich, an einer fast waagerechten Linie startet dann nach oben die „normal geschwollene" Wade. Im unteren Bereich ist das Gewebe derbe hart

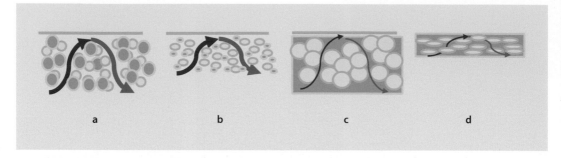

Abb. 4.5 a–d   Schematische Darstellung der Hautstrukturen. **a** normale Struktur der Haut (*orange Linie*) und des Unterhautfettgewebes: Die Arterien bringen sauerstoffreiches Blut in die Haut (*roter Pfeil*), die Venen transportieren es heraus (*blauer Pfeil*), das Unterhautfettgewebe besteht aus lockeren Zusammenschlüssen von Fettzellen (*gelbe Bälle*), die von Gewebeflüssigkeit (Lymphe, *blaue Bälle*) umgeben sind. **b** Anfänglich vermehrt sich beim Ödem die freie Flüssigkeit im Gewebe. **c** Anschließend füllen sich auch die Fettzellen mit Flüssigkeit und drücken die Blutgefäße zusammen. **d** Das Gewebe zieht sich immer weiter zurück, weil es nicht gut durchblutet wird

Wassertabletten („Diuretika") ohne Kompressionsstrumpf sind in den meisten Fällen zur Behandlung einer Beinschwellung eher schädlich als hilfreich

Wassertabletten (sogenannte Diuretika) sind nur dann sinnvoll, wenn sie die Ursache der Schwellung behandeln. Das heißt im Wesentlichen in drei Fällen:

1. Bei einer Störung des Nierenabflusses: Die Wassertabletten aktivieren die Ausscheidung von Wasser über die Nieren.
2. Bei einer schweren Herzinsuffizienz: Die Wassertabletten entlasten den Kreislauf, indem die Nieren mehr ausscheiden. Somit hat es das Herz leichter, das „Restblut" zu bewegen und wird entlastet. Das verringert natürlich auch den Rückstau in die Beine.
3. Bei einem Bluthochdruck bedingen die eingenommenen Medikamente oft selbst Schwellungen (► Abschn. 4.8.6). Sie können um Wassertabletten ergänzt werden: Die Wassertabletten senken auch den Blutdruck und beugen der Nebenwirkung oft mit vor.

Weitere Informationen zur Behandlung der Schwellung: ► Abschn. 9.2.1., 9.4 und 9.5.

4.3   Lipödem

4.3.1   Beschreibung

Beim Lipödem handelt es sich um eine Fettverteilungsstörung mit Wassereinlagerung im Unterhautfettgewebe an den Beinen oder auch an den Armen. Die Krankheit tritt familiär gehäuft auf und betrifft fast ausschließlich Frauen. In der Regel nimmt die Krankheit unbehandelt im Lauf des Lebens zu. Das Gewebe wird berührungsempfindlich, und es treten häufiger Hämatome (blaue Flecken) auf.

Das Lipödem kann zu verschiedenen Zeitpunkten im Leben auftreten, wird meist aber durch Hormonumstellungen ausgelöst: Start der Regelblutung, Einnahme der Antibabypille, Schwangerschaft, Wechseljahre.

4.3.2 Erscheinungsbild

Typischerweise werden in den ersten Stadien die Knöchel und die Füße ausgespart, die komplett schlank sind (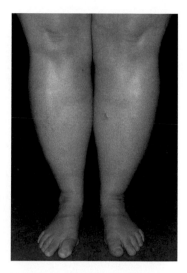 Abb. 4.6, ◘ Abb. 4.7). Daher wird die Erkrankung auch „schmerzhaftes Säulenbein" genannt. Es können ausschließlich die Oberschenkel oder die Waden betroffen sein oder aber Oberschenkel und Waden gleichzeitig, immer unter Aussparung der Füße. Ebenso kann das Lipödem die Oberarme oder die Unterarme betreffen, aber auch den gesamten Arm, immer unter Aussparung der Hände.

Ein weiteres Erkennungsmerkmal: Diese Frauen benötigen schon früh für Hosen eine höhere Kleidergröße als für Pullover. Je nach Typus versuchen sie, viel Sport zu treiben, was sicherlich die Zunahme etwas aufhält, aber das Problem nicht behebt – oder sie ziehen sich zurück, weil sie sich schämen. Das bedingt dann weniger Bewegung und meist eine allgemeine Gewichtszunahme (▶ Abschn. 4.7), die das Problem natürlich verschlimmert.

Die Krankheit beginnt mit einer glatten Hautoberfläche (Stadium I, ◘ Abb. 4.6, ◘ Abb. 4.7). Im Stadium I liegt auch schon Berührungsempfindlichkeit vor. Bei fortschreitender Krankheit bilden sich Knötchen unter der Haut, der Druckschmerz nimmt zu. Außerdem treten Ausbeulungen auf, typischerweise sind sie über dem Knie oder dem Knöchel (Stadium II, ◘ Abb. 4.8). Unbehandelt schreitet die Krankheit dann weiter fort zu unförmigen Ausmaßen mit tiefen Furchen und hängendem Gewebe und Verfärbung bzw. Verhärtungen des Gewebes (Stadium III, ◘ Abb. 4.9, ◘ Abb. 4.10).

Im weiteren Krankheitsverlauf kommt dann oft eine Schwellung im Fuß hinzu, weil das Unterhautfettgewebe an der Wade so unter Druck steht, dass auch die Lymphe im Fußbereich nicht mehr gut abfließen kann (◘ Abb. 4.8, ◘ Abb. 4.9). Unbehandelt schreitet dieser Zustand zu einem Lymphödem fort. Diese Mischform heißt dann Lipo-Lymph-Ödem.

Die Diagnose wird durch die körperliche Untersuchung gestellt. Die Abgrenzung zum Lymphödem und zur Schwellung anderer Ursachen beruht auf vielen Beobachtungen (◘ Tab. 4.1).

4.3.3 Behandlung

Kompression

Bei kaum einer Erkrankung mit Beinschwellung ist es so wichtig wie hier, schon frühzeitig mit dem regelmäßigen und konsequenten Tragen von Kompressionsstrümpfen zu beginnen (s. auch ▶ Abschn. 9.5). Die Zunahme des Lipödems wird dadurch effektiv verzögert bzw. unterbrochen. Die Rückbildung eines bereits ausgebildeten Lipödems ist viel, viel schwerer zur erreichen! Im Stadium I reicht eigentlich immer der Rundstrickstrumpf aus, der aussieht wie ein normaler Strumpf. Er kann als Kniestrumpf, Schenkelstrumpf oder Strumpfhose getragen werden. Auch wenn das Lipödem Wade und Oberschenkel betrifft, wird

◘ **Abb. 4.6** Lipödem Grad I: Die klassische Beinform mit Schwellung der Wade und schlankem Knöchel ist eindeutig vorhanden, die Haut ist glatt

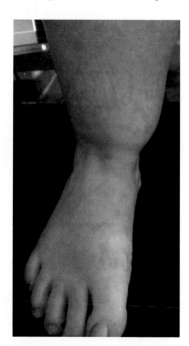

◘ **Abb. 4.7** Lipödem Grad I mit Detailbild am Knöchel: Der Fuß ist schlank, am unteren Ende der Wade bildet sich der sogenannte „Fettmuff", darunter sieht der Knöchel wie eingeschnürt aus

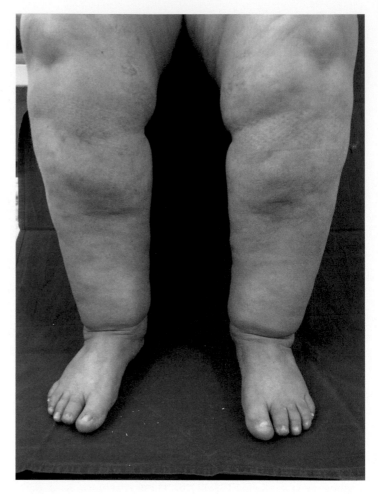

◨ **Abb. 4.8**   Lipödem Grad II: Der Knöchel zeigt die klassische Furche, das Gewebe an der Wade ist aber dellig, und im Vorfuß sind bereits Wassereinlagerungen durch einen zusätzlichen Lymphrückstau

die Lymphe durch Tragen von Kniestrümpfen zum Abfließen angeregt, so dass im Sommer der Kniestrumpf sicher besser ist als gar nichts! Alternativ ist Patientinnen, die im Sommer in frühen Stadien keinen Kompressionsstrumpf tragen möchten, zu raten, über die gesamten Monate im Herbst, Winter und Frühling Kompression zu tragen und im Sommer an den kalten Tagen ebenso. Das ist allemal hilfreicher, als die Kompression komplett wegzulassen, weil man sie bei Hitze nicht anlegen möchte! Auch beim Sport können dann die Sportsocken verschiedener Hersteller nur als „Tubes", also als „Leggins für die Wade" gewählt werden (▶ Kap. 9, ◨ Abb. 9.39).

Liegt das Lipödem nur am Oberschenkel vor, können in den ersten Stadien – besonders im Sommer bei Hitze – auch nur Stützradlerhosen getragen werden. Reicht diese Form der Kompression nicht mehr aus, um die Beschwerden zu lindern, muss auch im Stadium I schon testweise ein Flachstrickstrumpf verwendet werden.

Befindet sich das Lipödem an den Oberarmen, bleibt nur die Möglichkeit einer sogenannten „Bolerojacke" in Flachstrickweise, da normale Armstrümpfe bei dieser Konstellation leicht rutschen.

Ist das Lipödem bereits weiter ausgeprägt mit einer tiefen Furche am Knöchel (◘ Abb. 4.8, ◘ Abb. 4.9) oder mit Deformierungen der Beinkontur (◘ Abb. 4.10), wird ein Rundstrickstrumpf einschnüren. Dann muss auf einen Flachstrickstrumpf zurückgegriffen werden.

Komplexe physikalische Entstauung

Gelegentlich reicht die Kompression nicht (mehr) aus, um die Schmerzen oder die Spannung im Bein bei einem Lipödem zu lindern. Manchmal wird die Behandlung aber auch erst begonnen, wenn der Zustand schon zu fortgeschritten ist. Dann muss zunächst mit Bandagen gewickelt werden (▶ Abschn. 9.4.4), zudem muss eine Lymphmassage (▶ Abschn. 9.6.1) erfolgen, damit der Umfang der Waden oder der Beine sich so weit verringert, dass Kompressionsstrümpfe angelegt werden können. In fortgeschrittenen Stadien ist die Lymphmassage ein dauerhafter Bestandteil der Behandlung, ohne die die Patientin Schmerzen hätte. Alternativ oder ergänzend zur Lymphmassage kann auch die apparative intermittierende Entstauung mit Stiefeln hilfreich sein bei den Beschwerden vom Lipödem: Sie startet am Knöchel und bläst sich zum Oberschenkel auf, um so die Beine zu entleeren (▶ Abschn. 9.6.2).

◘ **Abb. 4.9** Lipödem Grad III: Verhärtung und Rötung am unteren Wadenbereich und beginnende Vorfußschwellung, aber ohne Schwellung der Zehen, wie es beim Lymphödem typisch wäre

Allgemeine Maßnahmen

Beim Lipödem ist es besonders wichtig, darauf zu achten, dass keine Gewichtszunahme stattfindet. Leitspruch der Autorin für Patientinnen: „Für jedes Gramm, das Sie zunehmen, gehen zwei in die Beine!". Eine Kombination aus Ernährung und Sport ist dabei sinnvoll. Ausgleichsportarten wie Cross-Trainer, Radfahren, Walken, Joggen (alles immer mit Kompression!) sind hilfreich, weil sie den Lymphfluss anregen und Kalorien verbrauchen. Königin der Sportarten bei Lipödem ist aber Aqua-Jogging oder alles, was Sie im Wasser tun! Umfangreiche Informationen hierzu finden Sie auch in ▶ Abschn. 10.7.4.

Oft meiden Frauen mit Lipödem die Sonne, weil sie sich nicht gern zeigen. Selbstverständlich ist das Sonnenbaden in Mittagsstunden im Sommer zum Schutz vor Hautkrebs nicht empfehlenswert, aber die Sonne ist unsere beste Quelle für Vitamin D. Und Vitamin D ist nicht nur für unsere Knochen wichtig, sondern auch für unsere Stimmung, unsere Immunabwehr und möglicherweise auch für den Fettabbau. Eventuell ist eine Kontrolle des Vitamin-D-Spiegels sinnvoll, die indes oftmals keine Kassenleistung darstellt (▶ Abschn. 10.7).

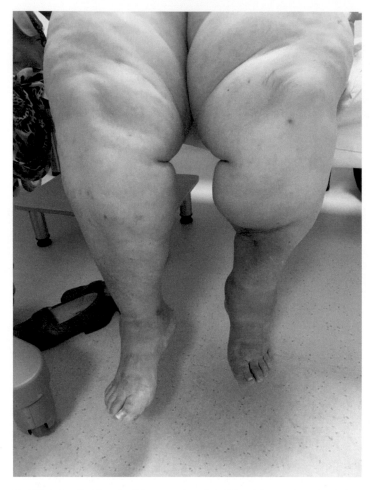

Abb. 4.10   Lipödem Grad III: ausgeprägte Beindeformitäten und am Knöchel bereits Hautveränderungen durch verminderte Sauerstoffzufuhr im geschwollenen Gewebe. (Mit freundlicher Genehmigung von Dr. Adrian Stachowitz, Klinikum Gütersloh, Klinik für GCH)

Gewichtsreduktion

Beim Lipödem scheinen der Verzicht oder die Reduzierung der Kohlehydrate der Schlüssel zum Erfolg bei der Gewichtsreduktion zu sein

Auf das Übergewicht wird noch in anderen Abschnitten eingegangen (▶ Abschn. 4.7 und ▶ Abschn. 10.9). An dieser Stelle soll daher nur hervorgehoben werden, dass es kaum eine Form der Schwellung gibt, wo das Kontrollieren des Übergewichts wichtiger wäre als beim Lipödem. Nach unseren Erfahrungen kann gesagt werden, dass die Patientinnen, die glücklich über ein gutes Behandlungsergebnis waren, immer die waren, die auf Kohlehydrate verzichteten – sei es ein Verzicht nach 18 Uhr oder eine allgemeine Reduzierung mit dauerhafter Ernährungsumstellung – und zudem gleichzeitig Sport trieben.

Fettabsaugung

Eine Möglichkeit, die unproportionierte Verteilung des Fettes bei Lipödem zu beheben, ist die Fettabsaugung. Durch verschiedene Techniken werden die Fettzellen gelöst und dann mit Hilfe von Unterdruck über ein Endoskop abgesaugt. Es handelt sich um eine Möglichkeit, die Anzahl der Fettzellen gezielt zu verringern. Bei sehr ausgeprägten Befunden mit Behinderung des Gangbildes (z. B., weil die Oberschenkel aneinander scheuern) ist dies inzwischen auch eine Kassenleistung geworden. Die Fettabsaugung setzt voraus, dass der Patient operationsfähig ist und sollte nur bei Personen mit einem Gewicht unter 120 kg angewendet werden. Sie dient nicht zur Gewichtsreduktion, sondern nur dazu, die unproportionierte Körperfettverteilung zu korrigieren. Daher sollten Personen mit einem Gewicht über 120 kg zunächst das Gewicht reduzieren, um dann eine bestehende Ungleichverteilung zwischen Oberkörper und Beinen ggf. durch Fettabsaugung zu korrigieren.

Der Eingriff löst das Problem des Lipödems auch sicher nicht für alle Zeit. Nach dem Eingriff muss zunächst mit Kompressionsstrümpfen und oft auch noch mit Lymphmassage weiter entstaut werden. Ein Drittel der Patienten sind dann beschwerdefrei, ein Drittel benötigt weiterhin Kompression und ein weiteres Drittel sogar Kompression und Lymphmassage. In der Folgezeit muss auch weiterhin darauf geachtet werden, dass die restlichen Fettzellen nicht erneut übermäßig gefüllt werden. Das Körpergewicht im Auge zu behalten, wird auch nach der Fettabsaugung ein Leben lang ein Thema bleiben!

4.4 Lymphödem

4.4.1 Ursachen

Das Lymphsystem transportiert die Gewebeflüssigkeit aus dem Bein. Ist dieser lymphatische Fluss durch irgendetwas behindert, wird das betroffene Bein anschwellen. Anders als beim Lipödem tritt das Lymphödem oftmals einseitig vor.

Die Abflussfunktion der Lymphbahnen kann insgesamt beeinträchtigt sein, dies ist der Fall bei einer angeborenen Lymphabflussstörung – die auch erst im Erwachsenenalter auffällig werden kann – oder bei Medikamenteneinnahme oder einer Infektion. In diesen Fällen werden eher beide Beine gleichzeitig betroffen sein (▶ Abschn. 4.8).

Auch die Zerstörung der Lymphbahnen durch eine Verletzung, etwa ein chirurgischer Eingriff, oder eine Bestrahlung im Rahmen einer Krebsbehandlung ist eine häufige Ursache für ein Lymphödem. Sogar Jahre nach der Bestrahlung kann das Lymphödem noch auftreten. Die Lymphbahnen können aber auch durch Entzündungen der Lymphbahnen selbst zerstört werden, wie bei einer Wundrose (▶ Abschn. 4.5).

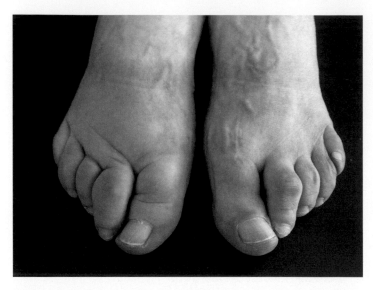

☐ Abb. 4.11   Lymphödem im Vorfuß rechts: Querfalten an den Zehenwurzeln und verdickte Zehen

Werden die Lymphbahnen von außen zugedrückt, wie bei einem Tumor, fließt die Lymphe ebenfalls nicht mehr ab. Bei übergewichtigen Personen, besonders, wenn es sich um ein bauchbetontes Übergewicht handelt, werden die Lymphbahnen im Sitzen in der Leiste abgedrückt. Ohne jegliche andere Ursache entsteht so ein Lymphödem durch Übergewicht.

Ursachen des Lymphödems
- Angeboren (auch wenn die Krankheit manchmal erst spät zum Vorschein tritt)
- Beeinträchtigung des Lymphflusses durch Medikamente oder Infektionskrankheiten
- Zerstörung der Lymphbahnen durch Verletzung (OP oder Bestrahlung)
- Kompression der Lymphbahnen durch einen Tumor oder durch Übergewicht

---

4.4.2   Erscheinungsbild

Das Lymphödem hat verschiedene Stadien. Zunächst ist es weich, lässt sich mit dem Finger eindrücken und hinterlässt eine Delle, die sich langsam wieder füllt (☐ Abb. 4.1). Über Nacht bildet es sich in der Regel zurück (Stadium I). Schreitet die Krankheit fort, so entstehen an den Füßen sogenannte Kastenzehen und Querfalten an der Zehenwurzel (☐ Abb. 4.11). Das Lymphödem kann nur den Fuß oder das gesamte Bein betreffen (☐ Abb. 4.12) In diesem Zustand bildet sich das Ödem über

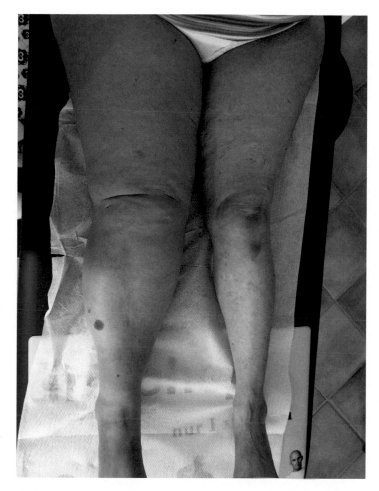

◩ Abb. 4.12 Lymphödem im gesamten rechten Bein nach Bestrahlung des rechten Unterleibes

Nacht meist nicht mehr zurück. Unbehandelt schreitet es fort bis zur Beindeformität und Hautveränderung (◩ Abb. 4.3b) und kann schließlich zum offenen Bein führen. Im weiteren Verlauf entwickeln sich Mischformen zwischen Lymphödem und Lipödem oder Übergewicht.

4.4.3 Diagnostik

Wie beim Lipödem beruht die Diagnose des Lymphödems auf der körperlichen Untersuchung. Die Ursachen des Lymphödems müssen – anders als beim Lipödem – geklärt werden, da sie manchmal auch behandelt werden können. Daher gehört eine allgemeine Untersuchung des Patienten zum Ausschluss eines Abflusshindernisses unbedingt dazu, ebenso wie eventuell eine Blutuntersuchung zum Ausschluss einer Infektion und das Befragen nach eingenommenen Medikamenten für den Fall, dass durch Ändern der Medikation die Schwellung gebessert werden könnte. Sehr selten sind bildgebende Verfahren wie die Lymphszintigraphie für die Diagnostik notwendig.

4.4.4 Behandlung

Wie bei allen Schwellungen ist das oberste Gebot der Behandlung die Kompression. Oft ist es zunächst nötig, zu wickeln, später werden Kompressionsstrümpfe angelegt. Je nach Beinform und Ausprägung des Ödems werden entweder sogenannte Rundstrick- oder Flachstrickstrümpfe verwendet (▶ Abschn. 9.5.4). Außerdem regt die Lymphmassage den Abfluss über die Lymphbahnen an und ist einleitend oftmals sinnvoll (▶ Abschn. 9.6). Kann man die Ursache nicht beheben, ist eine dauerhafte Behandlung notwendig: Sie besteht in einer Kombination aus Kompression und Lymphmassage.

4.5   Wundrose (Fieber und schmerzhafte Rötung)

4.5.1 Beschreibung

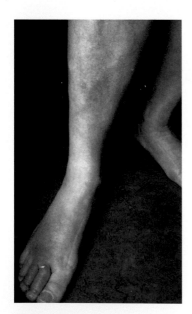

◘ Abb. 4.13 Eitrige Infektion des Vorfußes, ausgehend von einer Verletzung zwischen dem 2. und 3. Zeh (Vorfußphlegmone). Die Zehen Nr. 2 und 3 sind geschwollen, der Vorfuß ist rötlich und geschwollen, entlang der Lymphbahnen an der Wadeninnenseite zieht sich die Rötung schon am Schienbein entlang (Lymphangitis)

Wir alle haben an unserer Haut einen Schutzfilm aus Keimen, die unsere Haut eigentlich vor aggressiveren Keimen und auch vor Pilzinfekten schützen. Im Normalfall werden uns diese Keime nicht bedrohen. Manchmal liegen aber ungünstige Faktoren vor, die uns anfälliger werden lassen gegen Infektionen:

— Erkrankungen wie Diabetes begünstigen Infektionen.
— Medikamente wie Kortison senken die Abwehrkraft.
— Lymphödeme mit Faltenbildung zwischen den Zehen bilden Nischen, in denen Keime besser wachsen können.
— Auch Übergewicht verursacht tiefe Falten, in denen sich Schweiß sammelt und Hautkeime besonders wachsen können.
— Ausgeprägte Krampfadern oder Lymphödem und Lipödem im Stadium II oder III bedingen eine schlechte Hautdurchblutung mit Verhärtung, Rissen, Schuppung und erhöhter Durchlässigkeit für Keime sowie erniedrigter Infektionsabwehr.

Entstehen dann noch kleine Hautverletzungen in den Falten zwischen den Zehen oder an den Schuppungen der Waden, können unsere „harmlosen" Hautkeime in das Unterhautfettgewebe gelangen und zu einer Infektion des Unterhautfettgewebes führen. Dies kann zur Eiterbildung im Vorfußbereich („Vorfußphlegmone") führen. Der Vorfuß ist warm, schmerzhaft und geschwollen, oft ist auch noch die entzündete Wunde sichtbar, über die die Keime eingetreten sind (◘ Abb. 4.13). Eine häufigere Form ist die Wundrose an der Wade (◘ Abb. 4.14), bei der das gesamte Unterhautfettgewebe der Wade flammend rot und schmerzhaft ist. Der Fachbegriff für Wundrose ist

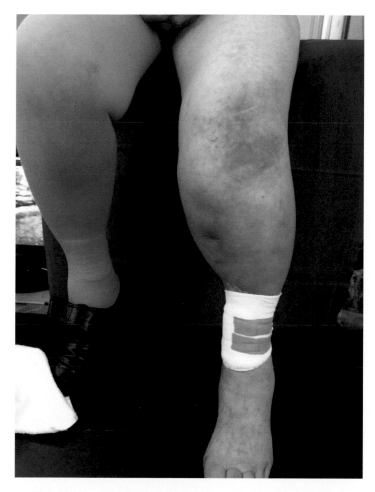

☑ **Abb. 4.14** Wundrose der Wade: Die Patientin hatte bereits länger schon ein ausgeprägtes Lymphödem, nun hat sie eine Verletzung an der Wadeninnenseite erlitten, darauf folgte eine Wundrose mit Rötung der gesamten Wade bis knapp unter das Knie

„Erysipel". Manchmal zieht die Entzündung entlang der Lymphbahnen an der Beininnenseite zur Leiste hin („begleitende Lymphangitis", ☑ Abb. 4.13, ☑ Abb. 4.15).

Sowohl die Wundrose als auch die Vereiterung des Vorfußes bergen die Gefahr der Blutvergiftung durch Bakterien und stellen daher eine Notfallsituation dar. Der Arztbesuch muss bei dem leisesten Verdacht erfolgen.

4.5.2 Diagnose

Eigentlich ist die Wundrose eine sogenannte „Blickdiagnose". Das Bein ist rot, warm, geschwollen, der Patient ist angeschlagen, man findet eine sogenannte „Eintrittspforte" (sprich eine Öffnung in der Haut).

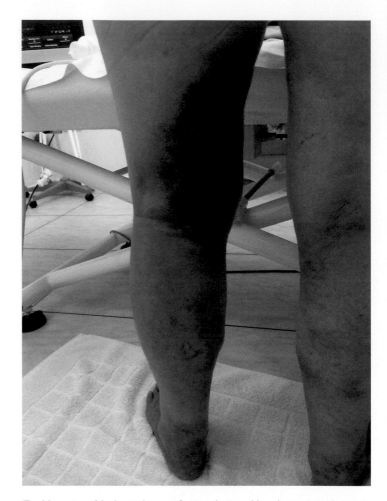

Abb. 4.15   Infekt der Wade mit aufsteigender Lymphbeteiligung (Lymphangitis): Diese Patientin hatte eine Wundrose an der Wade und Fieber und war damit nicht zum Arzt gegangen. Nach einigen Wochen dann Aufsteigen des Infekts über die Lymphbahnen, die sich an der Beininnenseite flammend rot darstellen

Dennoch sollte zur Sicherheit – und auch zur Verlaufskontrolle – eine Blutuntersuchung durchgeführt werden. Hier wird im Blutbild untersucht, ob die weißen Blutkörperchen erhöht sind, und der sogenannte „CRP-Wert" wird erhoben. Dieser ist bei bakteriellen Infekten besonders erhöht.

4.5.3 Therapie

Die Selbstbehandlung mit Antibiotika oder Entzündungshemmern kann schwerwiegende Folgen haben!

Bei einer akuten Wundrose ist die wichtigste Behandlung die Einnahme von Antibiotika. Besonders geeignet sind Penicilline, bei Allergie wird der Arzt Ihnen eine passende Alternative aufschreiben. Während der akuten Phase darf keine Kompressionsbandagierung auf das Bein! Damit würden die Keime in die Blutbahn und darüber in den gesamten Körper gelangen!

Sobald dann die akute Rötung nachlässt, darf das Bein auch wieder gewickelt bzw. ein Kompressionsstrumpf angelegt werden, das ist in dieser zweiten Phase sehr wichtig. Ebenso kann bei starker Schwellung auch mit einer Lymphmassage begonnen werden, damit keine Folgeschäden am Lymphsystem auftreten. Die Langzeittherapie beginnt sofort nach dem Abklingen der Wundrose, denn sie tritt leicht immer wieder auf.

Risikofaktoren müssen verringert werden
- Abbau von Übergewicht
- Behandlung von Haut- und Nagelpilz
- Optimierung von Diabetes
- Verringerung von Schwellungen durch konsequentes Tragen von Kompressionsstrümpfen
- Abbau von Schuppungen der Haut und Falten durch Pflegemittel
- Vermeiden von Einschnürungen der Strümpfe, ggf. anderes Material oder Unterpolsterung

---

Denn: Jede Wundrose verschlechtert die Situation der Lymphbahnen! Es muss unbedingt vermieden werden, dass neue Wundrosen auftreten!

4.6 Schwellung bei Venenerkrankungen

4.6.1 Krampfadern

Infolge von Krampfadern können auch Schwellungen auftreten. Sie entstehen meist schleichend, über Jahre. Das Bein zeigt nicht nur sichtbare Krampfadern, sondern auch Verfärbungen. Der Patient weiß dann eigentlich, dass er eine Krampfader hat und lernt die Symptome einzuordnen – versteht vielleicht auch, warum er den in dieser Situation sehr hilfreichen Kompressionsstrumpf tragen soll. Zu Anfang ist die Schwellung weich, im Lauf der Zeit wird das Bein hart (◘ Abb. 2.7). Krampfadern werden im ► Kap. 2 erläutert, für die Diagnose und Therapie sei auch auf ► Kap. 7–9 verwiesen.

Bei Hitze neigen alle Menschen zu leichten Schwellungen. Liegt eine Krampfader vor, kann es durchaus sein, dass im Sommer plötzlich ausgeprägte Schwellungen auftreten, insbesondere, wenn es schwülwarm ist. Oft sind diese plötzlichen Schwellungen dadurch bedingt, dass der verordnete Strumpf aufgrund der Hitze weggelassen und die Schwellung besonders ausgeprägt empfunden wird.

Führen Krampfadern zu Schwellungen, ist es wichtig, die Krampfadern zu behandeln, um die Ursache der Schwellung zu beseitigen. Außerdem sollten bis zur Behandlung Kompressionsstrümpfe getragen werden

◨ **Tab. 4.1** Unterscheidung der Beinödeme

Symptome	Lymphödem	Lipödem	Phlebödem
Wie tritt es auf?	Einseitig oder mit Seitenunterschieden	Immer beidseitig symmetrisch; fast nur bei Frauen	Gleichzeitig mit Zeichen einer Venenerkrankung (Krampfader), ein- oder beidseitig, unterschiedlich ausgeprägt
Ort der Schwellung	Fußrücken und Knöchel, ggf. auch Oberschenkel „Kastenzehen" und Querfalte durch die Schwellung am Zehenansatz	Unter-, Oberschenkel, Hüfte (Fuß typischerweise ausgespart)	Knöchelbetontes Ödem
Form der Schwellung	Praller Fußrücken (Bombierung); später säulenartige Deformation des Unterschenkels	Supramalleolärer Fettkragen	Hinter den Knöcheln beginnend, aufsteigend je nach Ausprägung, der Fuß wird meist erst spät betroffen
Farbe, Tönung	Körperfarbe, ggf. etwas heller, im Verlauf Hautveränderungen	Körperfarbe, im Verlauf kann rötliche Verfärbung auftreten	Sichtbare Krampfadern und Besenreiser, bräunliche Verfärbung der Haut im Verlauf
Wie fühlt sich die Schwellung an?	Zunächst teigig weich, im Verlauf Verhärtung bis hin zur sehr derben Haut mit schuppiger Veränderung	Zunächst weich, im Verlauf hart; Haut der Zehen unauffällig	Weich bis hart, später hölzerne Konsistenz
Hauttemperatur	Eher kühl	Körperwarm bis kühl	Eher warm
Empfindung	Meist schmerzlos	In späten Stadien stark druckschmerzhaft	Schmerzhaft, Juckreiz („Berstungsschmerz")
Belastungsschmerz	Oft abendliches Schweregefühl	Abendliches Schweregefühl	Abendliches Schweregefühl
Komplikationen	Wundrose, schuppende Hautveränderungen Unbehandelt kann das Lymphödem zum offenen Bein führen	Bei ausgeprägtem Befund Pilzbefall in den Hautfalten Unbehandelt kann das Lipödem zum offenem Bein führen	Offenes Bein

4.6.2 Thrombose

Die Schwellung bei einer Thrombose tritt schlagartig auf. Sie kann nur die Wade betreffen, wenn das Gerinnsel den Abfluss der Wade verschließt. Ist die tiefe Beinvene bis zur Leiste oder darüber hinaus verschlossen, wird das gesamte Bein geschwollen sein. Typischerweise ist auch die Farbe des betroffenen Beins etwas dunkler als die des anderen Beins (▶ Kap. 5, ◨ Abb. 5.4). In diesen Fällen ist das sofortige Aufsuchen des Hausarztes angezeigt, am Wochenende oder abends die Notfallsprechstunde oder ein Krankenhaus, damit die weiteren Schritte eingeleitet werden.

Die Unterscheidungsmerkmale zwischen Lymphödem, Lipödem und venenbedingtem Phlebödem sind in der ◘ Tab. 4.1 aufgezeigt.

4.7 Beinschwellung bei Übergewicht

Das Übergewicht nimmt in unserer Gesellschaft immer weiter zu. Daher sind auch die Folgekrankheiten wie Diabetes, Bluthochdruck oder Gelenkerkrankungen immer häufiger. Aber auch die Beinschwellung ist eine Folge des Übergewichts. Dies hat mehrere Gründe:

- Der Lymphabfluss aus dem Bein erfolgt über die Leiste. Hier wird die Lymphe entlang der Venen aus dem Bein geleitet. Sowohl die Venen als auch die Lymphbahnen werden beim Sitzen in der Leiste eingeengt. Besonders ausgeprägt ist dies, wenn zudem noch der Bauch auf dem Oberschenkel ruht und der Druck in der Leistenbeuge durch das Gewicht des Bauches erhöht ist. Außerdem wird der Abfluss auch im sogenannten „Retroperitoneum" behindert, wenn hier durch Fettansammlungen im Bauchbereich die Lymphbahnen eingeengt werden.
- Das Übergewicht bedingt meist, dass man sich weniger bewegt. Damit wird auch die Muskelpumpe, die für Venen und Lymphbahnen so wichtig ist, weniger aktiviert.
- Viele Blutdrucksenker, die bei Übergewicht notwendig werden, verursachen Beinschwellungen.

Immer häufiger stellen wir in der Sprechstunde fest, dass bei Patienten mit Beinschwellungen keine andere Ursache vorliegt als das Übergewicht an sich. Dies ist nicht zu banalisieren, denn wenn die Waden immer praller mit Wasser gefüllt werden, können leicht Verletzungen an der Haut auftreten und hierüber Keime einwandern und Wundrosen verursachen. Damit beginnt zusätzlich der Kreislauf aus Lymphödem und neuen Wundrosen als Ergänzung zur Schwellung.

Abgesehen von intensivierten Maßnahmen zur Gewichtsreduktion ist das Tragen von Kompression ein sehr wichtiger Schritt. Bei schon ausgeprägten Schwellungen muss ggf. die Bandagierung am Anfang stehen und mit Lymphmassage oder maschineller Entstauung ergänzt werden. Eine Studie hat gezeigt, dass körperliche Bewegung der wichtigste Faktor ist, um Hautveränderungen bei übergewichtbedingten Beinschwellungen vorzubeugen.

> Das Übergewicht ist ein immer häufiger auftretender Grund für Beinschwellungen

4.8 Beinschwellung bei allgemeinen Erkrankungen

Es gibt viele Krankheiten, in deren Folge Ödeme entstehen können. Daher ist es wichtig, dass Sie beim Arztbesuch alle Unterlagen, die Sie haben – insbesondere auch über Operationen in der Vorgeschichte – mitnehmen, und ebenso die Medikamente, die Sie einnehmen.

◘ Tab. 4.2 Übersicht zu allgemeinen Ursachen für Schwellungen mit Hinweis auf Einseitigkeit oder Beidseitigkeit

Krankheit	Einseitig oder beidseitig?
Niereninsuffizienz	Immer beidseitig
Herzinsuffizienz	Immer beidseitig
Leberinsuffizienz	Immer beidseitig
Schilddrüsenüberfunktion, Schilddrüsenunterfunktion	Immer beidseitig
Medikamentenbedingt	Immer beidseitig
Ernährungsbedingt	Immer beidseitig
Allgemeine Infektionen	Meist beidseitig
Hormone	Immer beidseitig
Schwangerschaft	Meist beidseitig
Arterienverschluss oder Bypassoperation	An dem betroffenen Bein
Venenerkrankung	An der betroffenen Seite
Verletzung (Operation, Bestrahlung)	An der betroffenen Seite

Je nach Erkrankung sind die Schwellungen einseitig oder beidseitig – und oft hilft dies auch dem Arzt, zu erkennen, um welche Art der Schwellung es sich handelt (◘ Tab. 4.2).

4.8.1   Nierenerkrankungen

Ein Versagen der Nierenfunktion erschwert das Ausleiten von Flüssigkeit aus dem Körper. Ist dies der Fall, treten Schwellungen am gesamten Körper auf, bevorzugt aber an den Beinen. Die Schwellungen sind weich und die Hautfarbe eher hell. Betroffen sind immer beide Beine gleich. Da es sich bei diesem Ödem um die Folge mangelnder Wasserausscheidung handelt, besteht die Behandlung in der Gabe von „Diuretika" – das sind harntreibende Mittel – sowie im Anlegen von Kompressionskniestrümpfen. Eine Lymphmassage kann zwar die Akutsituation verbessern, sie ist aber auf Dauer nicht hilfreich, da die Funktion der Lymphbahnen nicht beeinträchtigt ist.

4.8.2   Herzinsuffizienz

Ist die Funktion unseres Herzmuskels beeinträchtigt, kann das Blut nicht mehr richtig durch unseren Körper gepumpt werden. Dies ist bei fortgeschrittener Herzinsuffizienz der Fall, eine Erkrankung, bei der das Herz nicht mehr so leistungsfähig ist wie ein gesundes Herz. Das häufigste Symptom in dieser Situation ist die Luftnot, weil sich in der

Lunge Wasser einlagert. Bei der sogenannten „Rechtsherzinsuffizienz" kann es aber auch geschehen, dass das Blut sich über die Hohlvene in die Leber und in die Beine zurückstaut. Wie bei der Niereninsuffizienz schwellen dann beide Beine an, sie sind eher hell gefärbt, die Konsistenz ist nicht teigig wie beim Lymphödem, sondern fühlt sich eher wie ein mit Wasser gefüllter Luftballon an.

Bei der Behandlung dieses Ödems sind ebenfalls die Diuretika von zentraler Bedeutung, weil sie die Ursache behandeln, nämlich den Überschluss an Flüssigkeit im Körper.

Die Kompression ist in diesen Fällen hilfreich, darf aber nicht ohne Weiteres angewendet werden. Presst man zu viel Wasser aus dem Bein, kann die Herzinsuffizienz verstärkt werden. Daher sollte zunächst nur an einem Bein ein Kompressionskniestrumpf angelegt werden, immer unter Zugabe von Diuretika. Nach einigen Tagen konsequenter Kompressionsversorgung wird dieses Bein entstaut sein, dann können beide Beine mit Strumpf versorgt werden. Dies hat den Hintergrund, dass der Strumpf die Flüssigkeit aus dem Bein in den Kreislauf schiebt, so dass das Herz hierdurch möglicherweise zusätzlich belastet wird. Trotz dieses Risikos ist die Kompression sinnvoll, denn bei Verringerung der Schwellung im Bein kann sich der Patient besser bewegen, was dem Heilungsverlauf immer zuträglich ist.

> Tritt die Schwellung nur links auf („Herzseite"), so spricht das gegen eine Herzschwäche, anders als landläufig oft angenommen

4.8.3 Leberzirrhose, Eiweißmangel

Bei ausgeprägter Erkrankung der Leber ist diese ist vergrößert, und die Hohlvene, die durch die Leber läuft, wird zusammengedrückt, so dass das Blut nicht gut durchlaufen kann. Außerdem ist das Blut anders zusammengesetzt als üblich, weil die Leber nicht mehr alle Proteine herstellen kann. Durch die Kompression der Vene in der Leber ergibt sich ein Rückstau. Außerdem ist das Blut durch die fehlenden Eiweiße „dünner", ein Übertritt von Flüssigkeit in das Unterhautfettgewebe ist leichter.

Die Schwellung ist auch in diesem Fall immer beidseitig. Oft ist sie begleitet von einem ausgeprägtem Bauchödem (Schwellung des Bauches durch Wasser zwischen den Darmschlingen), auch „Aszites" genannt.

Bei schwerer Leberstörung tritt ein ausgeprägter Eiweißmangel im Blut auf. Der Körper versucht dies auszugleichen, indem er Flüssigkeit aus dem Blut abschiebt, um das Gleichgewicht wieder annähernd herzustellen. Dann treten Ödeme im gesamten Körper auf.

4.8.4 Arteriosklerose

Sehr selten verschließt sich die Schlagader des Beines durch ein Gerinnsel. Dies ist ein sehr schmerzhaftes Ereignis, das Bein wird weiß bis dunkelblau, die Zehen können schwarz aussehen. Hierbei tritt oft eine durch das akute Ereignis bedingte Schwellung auf. Sie steht aber sicher nicht im Vordergrund, die umgehende Vorstellung im Krankenhaus kann den Verlust des Fußes vermeiden.

Häufiger ist die ausgeprägte Schwellung nach Operationen bei Arterienerkrankungen:

— Wird eine Vene aus dem Bein entnommen, um sie dann als Bypass (s. unten) für Schlagadern am Herzen oder in der Leiste zu verwenden, so muss sie durch einen großen Schnitt entlang der Beininnenseite entfernt werden. Dabei werden auch die neben der Vene verlaufenden Lymphbahnen verletzt. Sehr häufig entsteht hier vorübergehend eine Schwellung, die mit Kompressionskniestrümpfen und – bei sehr ausgeprägtem Ödem – mit Lymphmassage behandelt werden sollte.

— Wurde die Arterie an einem Bein geweitet (sog. Ballondilatation oder Stenteinlage) oder wurde operativ ein Bypass für eine verschlossene Arterie angelegt – das heißt, dass ein kranker Blutgefäßabschnitt (Schlagader) durch ein Ersatzgefäß (eine an der Wade entnommene Vene oder ein künstliches Implantat) überbrückt wurde –, so ist in den Wochen nach der Operation oft ein sehr ausgeprägtes Lymphödem vorhanden. Ursache ist zum einen, dass plötzlich deutlich mehr Blut in das Bein gelangt und die Kapillaren „überlastet" sind. Ist der Bypass durch eine Operation eingesetzt worden, sind in der Leiste auch ausgeprägt die Lymphbahnen verletzt worden. Bis zum Abheilen und Wiederherstellen des Flusses über diese Lymphbahnen ist das Bein dann geschwollen.

Nach operativen Eingriffen am Bein (Bypasschirurgie, aber auch Knie- oder Hüftprothesen) treten oft vorübergehend Schwellungen auf. Kompression und Lymphmassage lindern sehr gut!

Patienten mit Arterienverkalkung wissen aus der Zeit vor der Operation, dass das Tragen von Kompressionsstrümpfen problematisch sein kann. Nach erfolgter Operation zur Wiederherstellung des Flusses in der Schlagader ist das Problem aber behoben, so dass sofort nach dem Eingriff z. B. in der Leiste oder am Oberschenkel das Tragen von Kompressionskniestrümpfen möglich ist und der Schwellung als Komplikation sehr effektiv vorbeugt.

Ist die Schwellung aufgetreten, muss spätestens dann der Kompressionsstrumpf getragen und ggf. auch mit Lymphmassage begonnen werden.

4.8.5 Schilddrüsenerkrankungen

Eine Schilddrüsenüberfunktion, aber auch eine -unterfunktion und selten auch die Schilddrüsenhormone, die ein Patient einnimmt, können Beinschwellungen verursachen. Typischerweise liegt diese Schwellung nicht unter der Haut, sondern zwischen den Muskeln, so dass sie besonders morgens nach dem Aufstehen auffällt. Sobald dann die Wadenmuskeln durch das Herumgehen bewegt werden, wird die Flüssigkeit wieder gut aus dem Bein gepumpt. Hilfreich ist hier die Kompression, aber meist lässt das Ödem nach, sobald die Schilddrüsenfunktion korrigiert wurde.

4.8.6 Medikamentennebenwirkung

Viele Medikamente verursachen Beinschwellungen: allen voran die Blutdrucksenker, aber auch viele Schmerzmittel (sogenannte nicht-steroidale Antiphlogistika wie Ibuprofen, Diclofenac etc.), Medikamente gegen Magenübersäuerung (sogenannte Protonenpumpenhemmer), Hormone, Kortison, Ciclosporin sowie Immuntherapeutika. Die Schwellung tritt beidseits und typischerweise einige Tage bis Wochen nach Beginn der Medikamenteneinnahme auf. Ist eine neue Schwellung aufgetreten und sind gleichzeitig neue Medikamente genommen worden, so sollte immer auf dem Beipackzettel nachgesehen und dann der Arzt angesprochen werden.

Die Blutdrucksenker nehmen eine besondere Rolle ein. Das Gefäßsystem ist ein geschlossenes System mit einer Pumpe (das Herz), einer gewissen Menge an Flüssigkeit (Blut) und einer Reihe an „Rohren" (Arterien und Venen), in denen die Flüssigkeit fließt. Um den Blutdruck in diesen „Rohren" zu senken, kann man auf drei Ebenen einwirken:

- die Pumpe (das Herz) verlangsamen, z. B. mit Betablockern,
- einen Teil der Flüssigkeit aus dem System nehmen, z. B. indem die Nierenfunktion aktiviert und mehr Flüssigkeit ausgeschieden wird (Wassermittel, „Diuretika"),
- das „Rohrsystem" erweitern, was besonders über die Venen funktioniert. Dies ist die Wirkweise der meisten Blutdrucksenker.

Bei Erweiterung der Venen tritt aber auch mehr Flüssigkeit über die Venenwand in das Gewebe über. Deswegen haben die meisten Blutdrucksenker eine Beinschwellung als Nebenwirkung. Dieser Nebenwirkung kann begegnet werden, indem ein Diuretikum oder ein anderes Mittel ergänzt wird. Oft aber ist der Blutdruck gut eingestellt, und die Schwellung verschwindet nicht. Die Blutdrucksenkung ist dann definitiv wichtiger als das Vermeiden von Wadenschwellungen. Diese müssen in dem Fall in Kauf genommen und Kompressionsstrümpfe getragen werden; in der Regel reichen dazu auch leichte Kompressionsstrümpfe der Klasse I aus.

Tritt eine Schwellung der Beine nach einer Medikamentenumstellung auf, muss immer an eine Medikamentennebenwirkung gedacht werden!

4.8.7 Infektionskrankheiten

Mehrere Infektionskrankheiten haben Schwellungen der Beine zur Folge. Die lokalen Infekte, wie Wundrose oder Infektion des Unterhautfettgewebes mit Phlegmone, wurden schon erklärt. Diese Schwellungen sind natürlich nur am betroffenen Bein zu sehen.

Bei einer beidseitigen Schwellung muss man aber noch an weitere Infektionskrankheiten denken: Ein Darminfekt bedingt mehr Arbeit für die Lymphe am Darm, dies kann einen Rückstau bis in die Beine verursachen. Auch verborgene Infekte, wie ein Zahnwurzelabszess oder andere Infektionskrankheiten, etwa die Borreliose, verursachen als Nebenwirkung Schwellungen der Beine. Ein kleiner Hinweis: Eine Infektion im Bauchbereich kann auch eine einseitig betonte Schwellung bedingen, wenn die Lymphbahnen einer Seite davon mehr betroffen sind.

Eine Tropenkrankheit, die Filariose, verstopft die Lymphbahnen und bedingt dadurch sehr ausgeprägte Schwellungen am betroffenen Bein.

4.8.8 Schwellungen durch weibliche Hormone

Es gibt viele Situationen, in denen weibliche Hormone Schwellungen verursachen können. Solche Schwellungen treten immer beidseitig auf. Allein der Regelzyklus verursacht bei vielen Frauen in der sogenannten „Gestagenphase", also in der zweiten Zyklushälfte, vermehrte Wassereinlagerungen.

Klassisch ist die Schwellung in der Schwangerschaft, zunächst durch den Anstieg der Hormone, später aber auch durch den Druck, den das Kind auf die Lymphbahnen und die Venen ausübt. Wird das Ödem in einer Schwangerschaft besonders ausgeprägt, muss an eine schwere Schwangerschaftskomplikation gedacht werden, die Eklampsie: Hier treffen Bluthochdruck und Nierenversagen zusammen und bedingen eine schwere Erkrankung bei Mutter und Kind, die bis zu Krampfanfällen führen kann. Eine kurzfristige Vorstellung beim Frauenarzt, Hausarzt oder im Krankenhaus ist hier unbedingt notwendig!

Hormonersatzprodukte wie die Pille oder auch Wechseljahreshormone können ebenfalls Schwellungen bedingen, dies ist jedoch eher selten der Fall.

4.8.9 Schwellungen durch Verletzungen

Verletzungen zerstören die Lymphbahnen: Sei es ein chirurgischer Eingriff, bei dem die Haut und das Gewebe durchschnitten werden müssen oder aber ein Unfall mit Quetschung und Gewebeverletzung – in allen diesen Fällen leiden auch die Lymphbahnen. Eine besondere Belastung für die Lymphbahnen stellen Bestrahlungen dar, wie sie bei der Behandlung von Tumorkrankheiten eingesetzt werden.

Diese Schwellungen können sofort nach der Verletzung/Bestrahlung auftreten, aber auch erst Jahre später. Nach der Verletzung schafft es der Körper oft noch über viele Jahre, die fehlenden Lymphbahnen auszugleichen. Wenn später aber noch weitere Faktoren dazukommen, etwa ein neues Medikament, Übergewicht oder weniger Beweglichkeit, dann ist das buchstäblich der Tropfen, der das Fass zum Überlaufen bringt – und die Schwellung stellt sich ein. Bei Bestrahlungspatienten wirkt sich der schädliche Einfluss auf die Lymphbahnen durch „Fibrose" (eine Form von Narbenbildung) manchmal erst Jahre später aus. Deswegen ist es wichtig, beim Arztbesuch immer alle Angaben zur Vorgeschichte parat zu haben.

Nach Knöchelverletzungen, besonders nach Bänderrissen, aber auch bei Arthrose des Knöchels, treten typische „Säckchen" an Innen- und Außenknöchel auf (▶ Kap. 5, ◘ Abb. 5.4). Sie sind immer ein unverkennbares Zeichen für eine Gelenkursache bei der Schwellung (s. auch ▶ Abschn. 5.3.3).

4.8.10 Schwellungen durch eingeschränkte Knöchelbeweglichkeit

Jegliche Bewegungseinschränkung am Knöchel bis hin zur Knöchelversteifung hat eine eingeschränkte Muskelpumpe der Wade zur Folge. Diese Patienten sind nicht nur vermehrt thrombosegefährdet (▶ Abschn. 3.2.2), sondern bei ihnen entstehen auch oft Ödeme am betroffenen Bein.

4.9 Wann ist die Beinschwellung ein Notfall?

Tritt eine Schwellung ohne erkennbare Ursache innerhalb eines relativ kurzen Zeitraums auf („über Nacht" oder binnen weniger Tage), sollte der Hausarzt aufgesucht werden. Gemeinsam wird dann überlegt, ob sich diese Schwellung auf eine plausible Ursache zurückführen lässt (neue Medikamente?), oder ob es sich zum Beispiel um eine Thrombose handeln könnte (◘ Tab. 4.3).

In der ◘ Abb. 3.4 werden Hinweise auf das Vorliegen einer Thrombose aufgeführt. Besonders wahrscheinlich ist sie bei plötzlicher Schwellung mit Blauverfärbung (◘ Abb. 4.16). Weitere Einzelheiten können im ▶ Kap. 3 nachgelesen werden. Der Verdacht auf eine Thrombose sollte als Notfall betrachtet und vom Hausarzt noch am selben Tag ausgeschlossen werden – entweder indem er selber die Ultraschalluntersuchung durchführt oder über die Vorstellung bei einem Facharzt oder im Krankenhaus.

4.10 Was kann ich selber tun?

Bei Schwellungen ist der wichtigste erste Schritt die Abklärung der Ursachen, da man diese manchmal behandeln kann und die Schwellungen dann wieder komplett verschwinden. Dies kann zum Beispiel bei einer Schilddrüsenerkrankung der Fall sein – indem diese behandelt wird – oder auch bei einer Medikamentennebenwirkung – nachdem das Medikament dann wieder abgesetzt ist.

Bei kurzfristig neu aufgetretenen Schwellungen, besonders, wenn sie nur auf einer Seite vorliegen, suchen Sie unbedingt Ihren Hausarzt auf und klären die Ursache

▣ Tab. 4.3 Differenzialdiagnose des akuten Ödems

Diagnose	Erscheinungsbild	Schmerz	Vorgeschichte, die die Diagnose wahrscheinlich macht	Was soll ich tun?
Thrombose	Hart, prallelastisch, Farbe diskret oder eindeutig bläulich/bräunlicher im Seitenvergleich ▶ Kap. 3 ▣ Abb. 4.16	In der gesamten Wade, besonders beim Auftreten	Bettlägerigkeit oder Bewegungseinschränkung am Bein, vor weniger als 3 Monaten neu eingeleitete oder umgestellte Antibabypille oder Hormone, Übergewicht, Raucher, Z. n. Narkose oder Flugreise, Tumorpatient	Noch heute zum Hausarzt gehen bzw. im Urlaub oder am Wochenende zum Notarzt/ins Krankenhaus Besitze ich einen Kompressionsstrumpf, dann gleich anlegen
Schleimbeutel am Knie, der gerissen ist „Rupturierte Baker-Zyste"	Hart, prallelastisch, gelegentlich nach ein paar Tagen Blauverfärbung am Knöchel (Hämatom) ▶ Abschn. 5.3.2 ▣ Abb. 5.3	In der gesamten Wade, besonders beim Auftreten, lässt nach einigen Schritten etwas nach. Zuvor bestanden oftmals schon Knieschmerzen	Schon länger Knieprobleme, möglicherweise Vorhandensein einer Baker-Zyste bekannt. Am Anfang stand ein akuter Schmerz bei Treppen(herunter) steigen, oder Knie war „verknackst", danach wurden die Schmerzen immer schlimmer	Kompressionsstrümpfe anlegen, wenn vorhanden. Da oft einer Thrombose sehr ähnlich, kurzfristig zur Abklärung zum Hausarzt oder zum Orthopäden gehen. Gegen die Schmerzen hilft Ibuprofen oder Diclofenac. Bein hochlagern
Hämatom	Umschriebene Schwellung oder „schwimmend", wie ein mit Wasser gefüllter Luftballon. Nach Tagen Verfärbung weiter unten sichtbar (z. B. am Innenknöchel) ▶ Abschn. 4.1.1, ▶ Abschn. 7.1.5	Punktueller Schmerz im Hämatombereich	Verletzung, Sturz, danach trat die Schwellung auf, manchmal sogar auch mit Hautschürfungen. Besonders ausgeprägt unter gerinnungshemmenden Medikamenten (Marcumar, ASS, Clopidrogel, Rivaroxaban, Apixaban, Dabigatran etc.)	Im Rahmen der Erstverletzung ohnehin beim Hausarzt/Unfallchirurgen vorgestellt. Kompressionsstrumpf zum Abschwellen, ggf. Bandagen bei zu großem Ausmaß

▫ Tab. 4.3 Fortsetzung

Diagnose	Erscheinungsbild	Schmerz	Vorgeschichte, die die Diagnose wahrscheinlich macht	Was soll ich tun?
Lymphödem oder Ödem	Farbe wie das andere Bein oder heller, Ödem teigig (es fasst sich an wie gekneteter Kuchenteig), Delle im Gewebe nach Druckausübung mit dem Finger ▶ Kap. 4 ▫ Abb. 4.11	Im Verhältnis zum Ausmaß der Schwellung meist wenig Schmerz	**Beidseitige Schwellung:** neue Medikamente (am häufigsten Blutdrucksenker, Magentabletten) oder große Eingriffe am Bauch vor ein paar Wochen, extreme Abmagerung kann Wassereinlagerungen bedingen, außerdem Herz-, Leber oder Nierenkrankheit **Einseitige Schwellung:** Operation am Bein (Lymphknotenentfernung, Ziehen von Krampfadern oder Bypassoperation) oder am Bauch in der Vorgeschichte, Bestrahlung (auch wenn schon Jahre her). Nicht ganz selten: sogenanntes primäres Lymphödem (tritt meist eher schleichend als akut auf).	Hausarzt aufsuchen, damit er aufgrund seiner Erfahrung und Kenntnis meiner Medikamente (Neuerungen?), meiner Vorgeschichte (Operationen? Bestrahlung?) entscheiden kann, welche Schritte unternommen werden. Sollte ich einen neuen Arzt aufsuchen (Urlaubsort, Vertretung), Vorgeschichte und derzeitige Medikamente unbedingt mitnehmen Auf jeden Fall Kompression tragen
Wundrose (Erysipel)	Hellrot bis mittelrot, warme Haut, glänzend, harte Schwellung, kaum Delle möglich (wäre auch sehr schmerzhaft), teilweise Austritt von Flüssigkeit über die Haut ▶ Abschn. 4.5 ▫ Abb. 4.14	Starker konstanter Schmerz, besonders auf Berührung oder Bewegung	Am Fuß oder an der Wade kleine Verletzungen als Eintrittspforte für Keime vorhanden oder bekanntes Lymphödem mit rezidivierenden Erysipelen. Diabetes?	Umgehende Vorstellung beim Hausarzt oder im Krankenhaus, Blutentnahme, Antibiose – bei akutem Erysipel zunächst nicht wickeln oder Kompression anlegen!
Knöchelbruch oder Bänderdehnung	Schwellung nur am Knöchel, eher ein Beutel innen oder außen. Bläulich bei Hämatom, sonst keine Farbveränderung ▶ Abschn. 5.3.3 ▫ Abb. 5.4	Druckschmerz unter der Schwellung, belastungsabhängiger, sehr punktueller Schmerz	Alte Menschen. Bei Osteoporose keine Verletzung notwendig	Vorstellung beim Orthopäden/ Unfallchirurgen. Komprimierende Knöchelbandagen entlasten

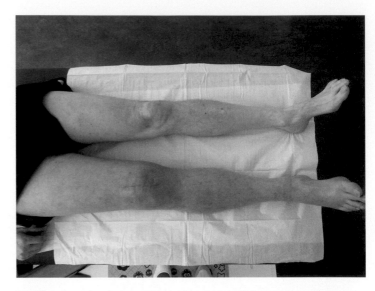

▣ **Abb. 4.16**   Schwellung bei frischer Thrombose in der Leistenvene am rechten Bein: Das gesamte Bein ist geschwollen und im Seitenvergleich leicht bläulich

Viele Schwellungen lassen sich jedoch nicht einfach vermeiden, etwa bei Vorliegen von Krampfadern, Übergewicht oder Medikamentennebenwirkungen, sofern auf das entsprechende Medikament nicht verzichtet werden kann. Solange die Schwellung vorhanden ist, ist es absolut hilfreich, Kompressionsstrümpfe zu tragen, Kniestrümpfe reichen meist. Kompression lindert nicht nur sofort die Schmerzen und das Spannungsgefühl, sondern sie beugt auch der Gewebeschädigung vor, die die Folge von länger andauerndem Ödem ist. Natürlich ist das Ausschalten von Risiken, insbesondere Bewegungsmangel und Übergewicht, auch etwas, das wir besonders gut selbst tun können!

Wo finde ich Hilfe?
— Heimatnahe Selbsthilfegruppen „Lipödem" im Internet suchen
— Deutsche Gesellschaft für Lymphologie (www.dglymph.de)

Weitere Erkrankungen an den Beinen

© Springer-Verlag Berlin Heidelberg 2016
E. Mendoza, *Ratgeber Krampfadern, Beinschwellung und Thrombose*,
DOI 10.1007/978-3-662-49738-8_5

Äußerlich sichtbar sind unsere Krampfadern und Besenreiser – und viele Menschen sind davon betroffen! Aber bei weitem nicht alle Beinbeschwerden werden durch sie verursacht. Der komplexe Nerven–Knochen–Muskelapparat, der die Bewegung der Beine bedingt und alles leitet, was wir fühlen, ist für die meisten Schmerzen in den Beinen verantwortlich, besonders für die, die körperhaltungs- und belastungsabhängig sind und auch im Liegen auftreten. Längs ausstrahlende Schmerzen mit Kribbeln oder Taubheitsgefühl sprechen für einen eingeklemmten Nerv im Becken- oder Wirbelsäulenbereich. Erkrankungen der Schlagadern, wie die Verengung oder der Verschluss der Arterien, bedingen Schmerzen beim Laufen, die sofort nachlassen, wenn wir wieder ruhen. Die Erklärungen und Tabellen in diesem Kapitel möchten Ihnen bei einer ersten Einschätzung Ihrer Beschwerden helfen.

Nicht nur die Venen und die Lymphbahnen können für Beschwerden in den Beinen sorgen. Um die möglichen Ursachen für Beinbeschwerden besser zu verstehen, sollen nachfolgend die weiteren Strukturen des Beins erklärt und ihre Erkrankungen kurz vorgestellt werden. Im Wesentlichen handelt es sich dabei um die Schlagadern, die Nerven, die Gelenke und die Knochen sowie die Muskeln.

5.1　Erkrankungen der Schlagadern

Die häufigste Erkrankung der Schlagadern an den Beinen ist durch Arteriosklerose bedingt. Das bedeutet, dass die Arterien eingeengt sind, weil an ihrer Wand Ablagerungen stattfinden. Man nennt die Krankheit auch „Raucherbein" oder „Schaufensterkrankheit": Raucherbein, weil diese Krankheit häufiger ist bei Rauchern; Schaufensterkrankheit, weil die betroffenen gern jedes Schaufenster ansehen, um ihren Beinen Pausen zu ermöglichen.

5.1.1　Beschwerden im Bein bei Arterienverengung

Die Schlagadern werden durch Ablagerungen an ihrer Innenwand verengt. Dies führt dazu, dass das Blut nicht mehr ungehindert durchströmen kann. In Ruhe ist das meist nicht zu bemerken. Treibt man aber Sport oder strengt sich an – etwa beim schnellen Laufen oder Treppensteigen –, kann es passieren, dass die Muskeln nicht mehr ausreichend Sauerstoff für diese Anstrengung erhalten. Es tritt ein Schmerz in den Waden auf, der zum Anhalten zwingt. Nach einigen Minuten hat sich der Muskel wieder erholt, man kann weitergehen.

In späteren Stadien der Erkrankung schmerzt das Bein auch in Ruhe, und zwar besonders, wenn man es hochlegt. Die Zehen werden kalt, weiß und manchmal sogar bläulich. Im schlimmsten Fall fangen sie an, an den Spitzen wunde Stellen oder schwarze Areale zu entwickeln, sogenannte Nekrosen, weil sie nicht mehr durchblutet werden. Dann stößt der Körper die nicht mehr durchbluteten Bereiche wie einen Schorf ab.

> **Bezeichnungen für die Arterienverengung und die daraus folgende Erkrankung**
> — Arteriosklerose
> — Arterielle Verschlusskrankheit (AVK)
> — Periphere arterielle Verschlusskrankheit (PAVK)
> — Raucherbein
> — Schaufensterkrankheit
> — Claudicatio intermittens

5.1.2 Ursachen der Arterienverengung

Es ist noch nicht endgültig geklärt, welche Mechanismen genau die Arteriosklerose bedingen. Eindeutig ist, dass es hier Risikofaktoren gibt. Viele dieser Risikofaktoren kann man selbst beeinflussen:
— genetische Vorbelastung (nicht beeinflussbar),
— Übergewicht (Gewichtsreduktion!),
— hoher Blutdruck (indirekt beeinflussbar durch Senkung von Übergewicht und durch gutes Einstellen mit Medikamenten),
— Blutzuckererhöhung (Diabetes mellitus, ebenso indirekt beeinflussbar durch Gewichtsreduktion und gutes Einstellen mit Medikamenten),
— Erhöhung der Blutfettwerte (Ernährungsumstellung! Medikamente),
— wenig Bewegung (jede Woche 2-mal eine Stunde Spazierengehen senkt das Risiko schon!),
— Nikotinabusus, also Rauchen (Rauchen einstellen!).

Viele Risikofaktoren der Arteriosklerose kann man selbst beeinflussen: Rauchen und Bewegungsmangel sowie ungesunde Ernährung

Ein gesunder Lebensstil mit viel Bewegung und ausgewogener Ernährung ist sicher eine gute Hilfe gegen Arterienverengung! Das können Sie auch in ◘ Tab. 5.1 ersehen. Ebenso können Sie dieser Tabelle entnehmen, dass bei Vorliegen von 3 der 4 Risikofaktoren Rauchen, Bluthochdruck, Diabetes und hohe Blutfette gleich noch ein Zuschlag von 3 weiteren Risikopunkten addiert werden muss, weil sich diese Risikofaktoren gegenseitig verstärken.

5.1.3 Folgen der Arterienverengung

Die Arterienverkalkung bedingt eine schlechte Sauerstoffversorgung des Gewebes. An den Muskeln bedeutet das Schmerzen bei Anstrengung – und zwar so ausgeprägte Schmerzen, dass man nicht weiterlaufen

◻ Tab. 5.1 Wie kann ich das Risiko einer Verschlimmerung der arteriellen Erkrankung im gesamten Körper in den nächsten 2 Jahren vorhersagen?

Datum		Männer	Frauen	Punkte
Lebensalter in Jahren	>60	2	–	
	>65	2	2	
	≥70	3	3	
ABI[1]	0,7–0,9	1	1	
	0,5–0,7	2	2	
	<0,5	3	3	
Lokalisation der peripheren Arteriopathie	**Kombiniert oder proximal**	3	3	
	Isoliert oder distal	0	0	
Risikofaktoren	Hohe Blutfette	3	2	
	Blutzuckererkrankung	2	3	
	Hoher Blutdruck	2	2	
	Rauchen	1	1	
	Wenn 3 der Risikofaktoren zutreffen, zusätzlich:	3	3	
Homozysteinkonzentration (μmol/l) im Plasma	>15	3	3	
	9–15	2	2	
Körperliches Training (Sport)	4× pro Woche 60 Min.	–4	–4	
Summe				

Berechnen Sie Ihr Risiko durch Ausfüllen der Kästen. Die fett gedruckten Bereiche sind nach einer ärztlichen Untersuchung bekannt, die übrigen kennen Sie meistens selbst. Das Progressionsrisiko errechnet sich aus der Gesamtzahl der Punkte. Dabei gilt für das Progressionsrisiko innerhalb der nächsten 2 Jahre:
– niedrig: <5 Punkte,
– mittel: 6–10 Punkte,
– hoch: 11–15 Punkte,
– sehr hoch: 16–23 Punkte.

[1] *ABI:* Index aus Blutdruck am Knöchel geteilt durch Blutdruck am Arm – sollte über 1 liegen.

Anders als bei wirbelsäulenbedingten Beinschmerzen, die nur manchmal oder nur bei gewissen Bewegungen auftreten, sind Wadenschmerzen bei Arterienverkalkung immer nach derselben Strecke da kann! Die Schmerzen treten immer wieder bei derselben Streckenlänge auf. Das ist unabhängig von der Tagesform. Anhand dieser Merkmale lassen sich die Schmerzen beim Laufen von den Schmerzen bei Wirbelsäulenerkrankung unterscheiden (▶ Abschn. 5.2.2 und ◻ Tab. 5.2). Dieses Erscheinungsbild heißt „Gehstreckenverkürzung" und wird in Metern oder Kilometern angegeben. Kann der Betroffene immer nur 1 km gehen und muss dann schmerzbedingt anhalten, hat er eine Gehstrecke von 1 km. In der Medizinersprache nennt man dieses Phänomen „Claudicatio intermittens".

An der Haut bedingt der Sauerstoffmangel allgemein eine schlechtere Wundheilung. Außerdem treten in fortgeschrittenen Stadien Veränderungen der Farbe und Temperatur an den Zehen und dann an den

⬛ Tab. 5.2 Wie unterscheide ich die Gehstreckenverkürzung durch Sauerstoffmangel („Claudicatio intermittens") von der Gehstreckenverkürzung durch Wirbelsäulenerkrankung („Claudicatio spinalis")?		
Anzeichen	Schmerzen bei Sauerstoffmangel	Wirbelsäulenkrankheit
Die schmerzfreie Gehstrecke ist immer gleich, unabhängig von der Jahreszeit oder der Tagesform	Eher ja	Möglich
Ich kann die schmerzfreie Strecke durch die Neigung meines Rückens beeinflussen[1]	Niemals	Sicher
Ich kann uneingeschränkt Fahrrad fahren, aber beim Gehen schmerzt die Wade	Eher nicht	Eher ja
Meine Füße sind kalt und bläulich	Meistens	Kann sein, weil die Nerven auch die Durchblutung regeln
Die Schmerzen strahlen von der Hüfte oder Leiste bis zum Fuß aus	Unwahrscheinlich	Sehr wahrscheinlich

[1] Beispiel: Gehe ich aufrecht, habe ich Schmerzen. Stütze ich mich auf den Rollator, lassen sie nach. Dabei ändere ich den Winkel meiner Wirbelsäule und entlaste vielleicht den Nerven, der mir die Schmerzen verursacht. Das hat aber mit einer Arterienkrankheit nichts zu tun.

Füßen auf: zunächst weißlich, dann bläulich, und schließlich stirbt das Gewebe ab, so dass sich schwarze Areale abzeichnen. Dann ist eine Amputation nicht mehr zu vermeiden.

Die schlimmste Folge der Arterienverkalkung ist der Verlust des Fußes oder Beines. Reicht die Durchblutung nicht mehr aus, um das Gewebe zu versorgen, tritt der Gewebetod ein. Dann bleiben dem Arzt nicht mehr viele andere Optionen als das Bein zu amputieren, um eine Blutvergiftung und den Tod des Betroffenen zu vermeiden. Alle Bemühungen sollen darangesetzt werden, diese Stufe gar nicht erst zu erreichen.

5.1.4 Wo finde ich Hilfe?

Sollten Sie Beschwerden der Art feststellen, wie sie oben beschrieben sind, so sollten Sie zunächst Ihren Hausarzt aufsuchen. Er kann allein durch das Tasten der Fußpulse schon wichtige Informationen herausfinden. Sind die Pulse nicht tastbar, ist von einer Arterienverkalkung auszugehen.

Eine weitere hilfreiche und leichte Untersuchung ist das Messen des Blutdrucks am Knöchel, der sogenannte Verschlussdruck. Er vergleicht den Druck am Knöchel mit dem Druck am Arm. Normal ist es, dass der Druck am Knöchel im Liegen höher ist als am Arm (▶ Abschn. 8.3.7).

Der Hausarzt wird entscheiden, ob er eine Blutuntersuchung durchführen muss – etwa zum Ausschließen einer Blutzuckererhöhung oder einer Krankheit der Blutfette, die die Arterien beeinträchtigen können. Er wird Sie ggf. in Bezug auf das Rauchen und das Übergewicht beraten.

Die Fachärzte, die sich um die Schlagadern kümmern, sind Internisten mit Spezialisierung auf Angiologie sowie Gefäßchirurgen.

Schlagadern können mit Ultraschall untersucht werden (so ähnlich wie die Venen, ▸ Abschn. 8.3.6). Soll ein Eingriff erfolgen, wird eine Untersuchung mit Kontrastmittel nötig.

Internetinformationen zu den Arterienerkrankungen
Die Fachgesellschaften der Ärzte bieten Informationen für Patienten:
- www.dga-gefaessmedizin.de/startseite.html
- www.gefaesschirurgie.de/patienten.html

Ebenso gibt es Ärztevereinigungen, die den Patienten Informationen bereitstellen, ein Beispiel sei genannt:
- www.deutsche-gefaessliga.de/index.php/ gefaesserkrankungen/risikocheck

---

5.1.5 Was kann ich selber tun?

Eine gesunde Lebensführung ist der Grundstock gegen den Fortschritt der Arterienverkalkung. Das heißt: Bewegung, gute Ernährung, Rauchen einstellen!

Die Liste der Risikofaktoren zeigt ganz klar an, wo Sie selbst eingreifen können. Die wichtigste Maßnahme ist, das Rauchen einzustellen, für den Fall, dass Sie rauchen.

Der nächste Schritt wäre eine Gewichtsreduktion, falls Sie übergewichtig wären. Hierzu finden Sie nähere Angaben im ▸ Abschn. 4.7 – meist können Sie dadurch auch einen eventuell vorhandenen Diabetes und/oder Bluthochdruck oder erhöhte Blutfette verbessern. Auf jeden Fall ist es wichtig, dass sowohl Blutdruck als auch Diabetes gut eingestellt sind, um die Gefäße nicht unnötig zu belasten.

Die Regulierung der Blutfette erfordert manchmal auch Tabletten. Interessant ist, dass der Verzicht auf Kohlehydrate die Blutfette deutlich mehr senkt als das fettarme Essen. Weitere hilfreiche Informationen finden Sie in ▸ Abschn. 4.7, ▸ Abschn. 5.4 und in der weiterführenden Literatur (▸ Serviceteil am Ende des Buches).

5.1.6 Raynaud-Phänomen

Ganz wichtig ist es, vor der Einnahme von Medikamenten immer den Beipackzettel zu lesen, da einige Medikamente das Raynaud-Phänomen verstärken (darunter auch einige Blutdrucksenker!)

Das Raynaud-Phänomen ist eine arterielle Erkrankung, die nicht durch eine dauerhafte Verengung der Arterien bedingt ist. Ihr liegt eine Kälteallergie zugrunde. Die kleinsten Gefäße werden bei Kälte verengt. Sobald es kalt wird, werden die Fingerspitzen, die Zehen und/oder die Nasenspitze kalt, gelegentlich richtig weiß bis bläulich verfärbt.

Typischerweise wird die Haut dann rau und rissig.

Hiergegen kann man wenig unternehmen, abgesehen vom Tragen warmer Handschuhe und Schuhe, um die Beschwerden zu verringern, und vom Auftragen von Fettcremes, damit die Haut wieder geschmeidiger wird.

Meist sind Frauen betroffen, die außerdem einen niedrigen Blutdruck haben. Das ist deswegen besonders misslich, weil das einzige Medikament, das gegen die Kälteallergie hilft, auch den Blutdruck senkt. Sollte eine Patientin mit Raynaud-Phänomen aber einen hohen Blutdruck entwickeln, wäre es sinnvoll, sie mit Nifedipin zu behandeln. Das Medikament senkt nicht nur den Blutdruck, sondern lindert das Raynaud-Phänomen.

5.1.7 Compartment-Syndrom

Bei einem sehr ausgeprägten Bluterguss oder bei einer massiven plötzlichen Schwellung, zum Beispiel nach einem Unfall, kann ein sogenanntes Compartment-Syndrom auftreten. Obwohl dieser akute Notfall extrem selten vorkommt, ist das Wissen darum doch sehr wichtig, weil dadurch verheerende Konsequenzen vermieden werden können.

Die Arterien des Beines sind in Bindegewebshüllen eingelagert. Laufen diese Hüllen zum Beispiel mit Blut oder Lymphe voll, kann ein so hoher Druck entstehen, dass die Schlagader selbst zugedrückt wird. Das Bein ist dann nicht nur sehr stark geschwollen, sondern plötzlich kommt ein ganz akuter, schlimmster Schmerz dazu, der Fuß wird weiß oder bläulich, weil kein sauerstoffreiches Blut mehr ankommt. In diesem Fall muss sofort ein Krankenhaus aufgesucht werden. Wird die Bindegewebsschicht um die Arterie nicht eröffnet, muss schlimmstenfalls der Fuß abgenommen werden.

5.2 Beschädigung der Nervenleitbahnen am Bein

5.2.1 Nervenbedingte Symptome

Alle Gefühle, die wir im Bein wahrnehmen, werden über Nervenleitbahnen zum Gehirn geleitet. Sind diese Leitbahnen in irgendeiner Weise beeinträchtigt, so können wir alle Empfindungen spüren, auch wenn sie gar nicht „echt" sind. Besonders augenfällig ist dies bei Brennen in den Beinen, vornehmlich im Liegen: Der Patient spürt ein Brennen, zum Beispiel im Fuß. Berührt er den Fuß aber mit der Hand, merkt er: Der Fuß ist gar nicht heiß! Der „Hitzenerv", der Nerv, der dafür zuständig ist, die Hauttemperatur zu melden, ist aber gereizt und meldet daher dem Hirn das Gefühl, für das er angelegt ist.

So kann jedes einzelne Gefühl, das im Bein auftreten kann, durch eine Beschädigung des Nervs in dessen Verlauf vorgetäuscht werden. Die häufigsten durch Nervenschäden hervorgerufenen Gefühle sind Taubheitsgefühl, längs ausstrahlende Schmerzen und Kribbeln. Wenn die Nerven, die die Durchblutung der Haut regulieren, betroffen sind, kann die Haut auch ganz blass und kalt werden – auch wenn der Raum warm ist – oder ganz rot und heiß.

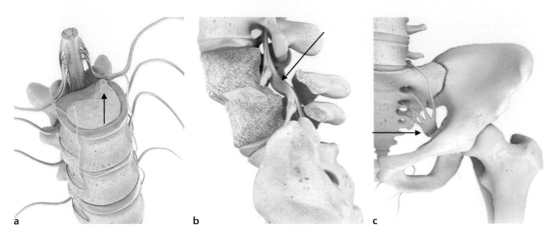

a   b   c

◘ Abb. 5.1   a Bandscheibenvorfall: Die Bandscheibe ist seitlich in den Wirbelkanal gerutscht (*Pfeil*) und drückt auf die Nervenwurzel (*gelb*). **b** Durch eine Arthrose des Wirbelkörpers wird der Nerv am Austritt aus dem Wirbelkanal angegriffen (*Pfeil*) **c** Die Nerven bündeln sich nach ihrem Austritt aus der Wirbelsäule zu dem sogenannten „Plexus", der in Form von großen Nerven in das Bein zieht. Hier können sie durch einen Beckenschiefstand, eine Änderung am Kreuzdarmbein oder Muskelverspannungen im Verlauf „geärgert" werden, besonders bei konkreten Körperhaltungen (sitzen, liegen). (Mit freundlicher Genehmigung der Fa. Bauerfeind)

5.2.2   Wirbelsäulenbedingte Beinbeschwerden

Die Nervenbahnen können an der Wirbelsäule eingeengt werden, wenn hier eine Erkrankung vorliegt. Zum Beispiel bedingt ein Bandscheibenvorfall (◘ Abb. 5.1a) einen Druck auf einen Bereich des Spinalkanals oder auf das gesamte Rückenmark, wenn sich die Bandscheibe komplett in den Kanal eindrückt. Auch am Austritt der Nervenwurzeln aus der Wirbelsäule können die Knochen sich zum Beispiel durch Arthrose verändern und den Verlauf des Nervs „ärgern" (◘ Abb. 5.1b, c).

Bandscheibenvorfälle und Nervenaustrittsprobleme im Lendenwirbelsäulenbereich bedingen meist einseitige Beschwerden, die entlang des betroffenen Dermatoms längs ausstrahlen (◘ Abb. 1.9). Manchmal können die Schmerzen auch mit der Schaufensterkrankheit verwechselt werden: wenn nämlich die Bandscheibe oder der Knochen beim Laufen auf den Nerv drückt, der die Wade versorgt. Nach einer gewissen Strecke tritt dann ein starker Schmerz auf, der zum Anhalten zwingt – genauso wie bei der Arterienerkrankung (▶ Abschn. 5.1.1)!

Befindet sich der Bandscheibenvorfall weiter oben in der Wirbelsäule, besonders in der Halswirbelsäule, werden auch Armbeschwerden wie Kribbeln und Taubheitsgefühl in den Fingern auftreten. Typische Beinbeschwerden bei Halswirbelsäulenproblemen treten beidseitig an den Füßen und Zehen auf.

5.2.3   Beckenschiefstand

Auch ein sogenannter Beckenschiefstand oder eine Verspannung im Muskelbereich des Beckenbodens kann die Nerven zwischen ihrem Austritt aus der Wirbelsäule und dem Eintritt in das Bein beeinträchtigen (◘ Abb. 5.1c). In diesem Fall sind die Beschwerden typischerweise an der Beinrückseite, entlang des Ischiasnervs, entlang der Beininnenseite (hier sieht man oft auch Krampfadern, die man dann als Ursache für die Beschwerden verwechseln kann) oder entlang der Beinaußenseite.

Eine leichte Übung, um festzustellen, ob eine eingeschränkte Beweglichkeit im Becken vorliegt, sehen Sie in ◘ Abb. 5.2.

5.2.4 Polyneuropathie

Manchmal werden mehrere Nerven im Körper angegriffen, so dass sie ihre Aufgabe nicht mehr korrekt erfüllen. Das fällt oft zuerst an den Füßen auf. Die Patienten berichten, sie gingen „wie auf Watte", sie merken die Unebenheiten im Boden nicht und neigen daher zu Stürzen. Diese Erkrankung nennt man Polyneuropathie. Die Nerven werden meist toxisch, das heißt durch Gifte, geschädigt. Die häufigste Ursache dafür ist eine dauerhafte Blutzuckererhöhung. Der hohe Blutzuckerwert wirkt wie ein Gift auf die Nerven. Es gibt aber auch Medikamente, die die Funktion von Nerven verändern und eine Polyneuropathie verursachen. Oft sind es Medikamente, die im Rahmen einer Chemotherapie eingesetzt werden, aber auch Antibiotika, Blutdrucksenker und viele andere Medikamente können auf die Nerven einwirken.

> Sollten Sie plötzlich Kribbeln oder Taubheit empfinden, ohne die Ursache zu kennen, lesen Sie auf jeden Fall die Beipackzettel aller Ihrer Medikamente!

5.2.5 Verletzung von Nerven

Nerven können auch durch Verletzungen ihre Funktion verlieren. Verletzungen können durch Unfälle, aber auch im Rahmen von Operationen auftreten. Dann wird der Bereich, den dieser Nerv versorgt, taub sein oder kribbeln, oder aber er wird schmerzhaft empfunden. Es ist wichtig, diese Probleme früh zu beachten, da der Nerv nach einer Verletzung bei rechtzeitiger Behandlung wieder befreit und ein dauerhafter Schaden vermieden werden kann.

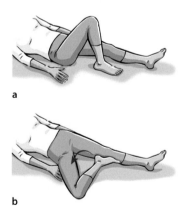

a

b

5.3 Gelenke, Knochen und Muskeln

Die Knochen und Muskeln in den Beinen sind, zusammen mit den Gelenken, dafür da, dass unsere Beine uns tragen, dass wir sie bewegen können – und dass die Venen leer gepumpt werden können.

Ist ein Gelenk versteift, führt das automatisch zu Erschlaffungen einiger Muskeln, die also nicht mehr richtig arbeiten können, und damit zu einer schlechteren Pumpfunktion der Venen. Das hat oft eine Wassereinlagerung zur Folge (▶ Abschn. 4.8.10).

Gelenke können aber auch Schmerzen oder Veränderungen im Bein hervorrufen, deren Ursache erst einmal nicht eindeutig ist.

◘ **Abb. 5.2** Übung zum Testen der Beweglichkeit des kleinen Beckens und der Hüfte. Legen Sie sich dafür auf eine weiche, warme Unterlage, geeignet ist auch das Bett. **a** Liegen Sie entspannt auf dem Rücken und stellen Sie ein Bein auf, so dass der Fuß neben dem Knie zu liegen kommt. **b** Lassen Sie das Knie nach außen fallen. Üblicherweise kann der Oberschenkel gut auf dem Boden aufliegen, die andere Hüfte hebt nicht vom Boden ab. Wiederholen Sie die Übung mit dem anderen Bein und beobachten Sie, ob es Unterschiede zwischen den Seiten gibt. (Grafik: Christiane Solbach, Hamburg)

5.3.1 Hüftschmerzen

Ist die Hüfte erkrankt, kann dies Schmerzen beim Laufen verursachen, die an der Beinaußen- oder Innenseite nach unten ziehen. In der Folge dieser Schmerzen können wir eine Schonhaltung einnehmen und dadurch einen sogenannten Beckenschiefstand verursachen (▶ Abschn. 5.2.3).

5.3.2 Knieschmerzen

Infolge von Knieschmerzen ergeben sich oft Schwellungen im benachbarten Unterhautfettgewebe. Übt man mit dem Finger einen Druck auf die Gelenkkapsel aus, wird eindeutig, dass nicht das Fettgewebe, sondern das darunterliegende Gelenk die Ursache darstellt.

Eine Sonderform stellen die sogenannten „Baker-Zysten" dar: Es handelt sich um eine Ausstülpung in der Kniebeuge, die mit Kniegelenksschmiere gefüllt ist. Wenn das Knie nicht rund läuft (bei Arthrose, Meniskusschäden unter anderem), entstehen hohe Drücke, und die Flüssigkeit im Gelenk sucht sich einen Ausweg: Meist beult sich dann die Kniegelenkskapsel nach hinten aus, in die Kniebeuge hinein (◘ Abb. 5.3). Das lässt sich als Beule ertasten. Manchmal kann der Patient das Knie dann nicht komplett beugen. Bei Überbeanspruchung, z. B. nach Wanderungen oder Radtouren, aber auch nach einem „Knacks" im Knie, kann es Einblutungen in die Zyste geben, so dass die Kniekehle schmerzt. Häufiger aber reißt die Kapsel ein, und die saure Gelenkschmiere „rutscht" in der Wade zwischen den Muskelschichten bis zum Innenknöchel. Das schmerzt sehr stark und verursacht eine akute Schwellung, die auch mit einer Thrombose verwechselt werden kann.

5.3.3 Knöchelschmerzen

Knöchelschmerzen mit ausgeprägten Schwellungen am Knöchel (◘ Abb. 5.4) haben meistens eine orthopädische Ursache. Diese Schwellungen sehen aus wie kleine Beutel am Knöchel. Im Fall der ◘ Abb. 5.4 waren sie die Folge eines Bänderrisses. Auch eine Knöchelarthrose bedingt Schmerzen, ebenso sogenannte Sehnenscheidenentzündungen. Die Sehnen verlaufen hinter dem Knöchel zum Fuß und werden durch „Scheiden" geleitet. Wenn die Sehne oder der Muskel überlastet ist, entsteht hier eine Entzündung, und die Sehnenscheide füllt sich mit Flüssigkeit. Der Knöchel schwillt an, es liegt ein Druckschmerz vor.

5.3.4 Muskelfaserriss

Ein Muskelfaserriss tritt meist während einer sportlichen Betätigung oder durch einen Krampf auf. Durch die Überlastung reißen Muskelfasern – je nachdem, wie viele es sind, kann einfach nur ein kleiner

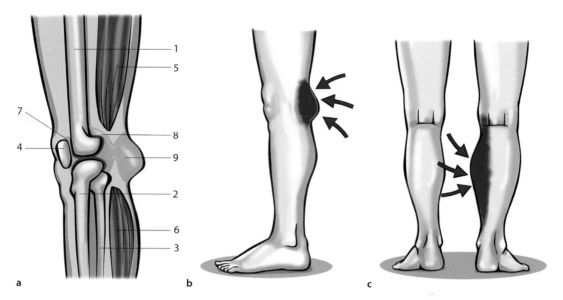

a   **b**   **c**

☐ Abb. 5.3 a–c   Baker-Zyste. **a** Seitenansicht eines Beines „von innen" (links ist vorn, rechts ist hinten). Knochen (*grau*): *1* Oberschenkelknochen, *2* Schienbein, *3* Wadenbein, *4* Kniescheibe; Muskeln (*rot*): *5* Oberschenkel-Rückseiten-Muskulatur, *6* Waden-Rückseiten-Muskulatur; Kniegelenk (*blau*): *7* Gelenkkapselbereich mit Schmiere zwischen Kniescheibe und Knievorderseite, *dunkelblau* (*ohne Nummer*) Gelenkknorpel, *8* Gelenkkapselbereich in der Kniekehle, *9* Baker-Zyste oder Schleimbeutel am Knie, wenn sich in der Gelenkkapsel eine Ausstülpung bildet und aus dem Kniegelenk Flüssigkeit nach hinten in einer weiteren, neu entstandenen Kapsel austritt. (Üblicherweise sind diese Zysten nicht so groß, der besseren Verständlichkeit halber sind sie hier etwas größer dargestellt) **b** Seitenansicht des Beines von außen: sehr große Baker-Zyste, die sich vorwölbt und schmerzt. *Rot* gekennzeichnet ist die „Problemzone": Das Knie kann kaum richtig gebeugt werden, weil die große Zyste das verhindert. **c** Die dünne Kapsel der Baker-Zyste ist eingerissen, die Kniegelenkschmiere ist an der Beininnenseite in der Muskulatur an der Wade entlang zum Fuß hin verteilt, hier könnte wegen der darauffolgenden Entzündung durchaus eine Rötung entstehen, vor allem aber ein sehr starker Schmerz!. (Grafik: Christiane Solbach, Hamburg; Bildrechte: Erika Mendoza)

Schmerz mit einer Einblutung auftreten oder der Muskel kann komplett abreißen. Auf jeden Fall ist die Bewegung danach schmerzhaft, oft schwillt der Bereich auch an. Der Patient erinnert sich aber daran, dass zu Anfang ein akuter Schmerz auftrat.

5.3.5   Wo finde ich Hilfe?

Bei Nervenverletzungen oder Polyneuropathien ist der zuständige Arzt der Neurologe oder der Neurochirurg. Oft helfen auch Osteopathen bei der Ursachensuche – und ebenfalls bei der Behandlung!

Bei knöchernen Problemen sind Orthopäden und Unfallchirurgen die Ansprechpartner.

Außerdem können Sportmediziner und Ärzte mit der Weiterbildung zur Chirotherapie gute Orientierung geben und häufig auch die Behandlung einleiten. Manchmal sind Röntgenbilder oder Schichtaufnahmen der Wirbelsäule nötig, um die Ursachen zu suchen.

Welcher Arzt in Ihrer Nähe der beste Ansprechpartner ist, wird Ihnen Ihr Hausarzt sagen.

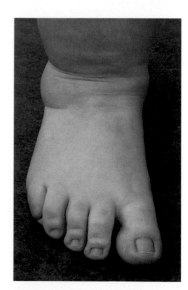

☐ Abb. 5.4   Knöchelschwellung bei Folgeschaden nach Bänderriss. Die Schwellung hängt wie ein Beutel seitlich am Knöchel

5.3.6   Was kann ich selber tun?

Üblicherweise kennt man seinen Körper und weiß die Symptome gut einzuschätzen. Sportliche Betätigung stärkt unsere Muskeln und lindert häufig bandscheibenbedingte Beschwerden oder auch Verspannungen.

Sollten Sie nicht ganz sicher sein, so können Sie mit einfachen Mitteln versuchen, sich Klarheit zu verschaffen:

— Wenn Sie bereits Kompressionsstrümpfe oder vielleicht selbst gekaufte Stützstrümpfe besitzen: Legen Sie diese Strümpfe an. Verschwindet der Schmerz dadurch nicht, ist er höchstwahrscheinlich eher durch Gelenke, Nerven oder Muskeln bedingt.
— Wenn der Schmerz im Liegen nicht aufhört, sondern eher schlimmer wird, ist er höchstwahrscheinlich durch ein Rückenproblem oder einen Beckenschiefstand verursacht.
— Führen Sie die in ◘ Abb. 5.2 beschriebene Übung durch!

Zur besseren Unterscheidung der Ursachen der verschiedenen Schmerzen im Bein hilft Ihnen auch ◘ Tab. 5.3.

5.4   Übergewicht und seine Folgen

Wer es schafft, Kohlehydrate im Speiseplan zu reduzieren (Brot, Zucker, Kartoffeln, Reis, Nudeln), hat gute Chancen, das Gewicht zu reduzieren!

Das Übergewicht ist eine Erkrankung, die in den letzten Jahrzehnten rasant zugenommen hat. Die Beobachtung, dass der Konsum an Weizen weltweit im selben Zeitraum dramatisch zugenommen hat, lässt annehmen, dass das Übergewicht möglicherweise mit einer erhöhten Zufuhr an Kohlehydraten zusammenhängt. Ebenso folgende Beobachtung: In meiner Praxis habe ich viele übergewichtige Patienten, die wegen der ausgeprägten Wadenschwellungen kommen. Wenn es jemandem gelingt, abzunehmen, frage ich immer, wie er das geschafft hat. Die Antwort ist stets dieselbe: „Verringerung der Kohlehydrate" – mit oder ohne sportliche Betätigung!

Sollte dies trotz strenger Diät nicht funktionieren, muss nach weiteren Ursachen gesucht werden, etwa nach Hormonstörungen (besonders der Schilddrüse) oder einer Insulinresistenz. Lassen Sie sich vom Hausarzt beraten und gehen Sie ggf. zum Endokrinologen.

Unbestritten sind jedenfalls die schädlichen Folgen des Übergewichts auf die Beine:

— Auch ohne Lymphödem oder Lipödem wird der Abfluss des Blutes und der Lymphe aus den Beinen durch den Druck im Bauchraum erschwert.
— Vorliegende Abflussstörungen (Lymphödem, Lipödem) werden verschlimmert.
— Übergewicht stellt ein Risikofaktor für Arterienerkrankungen dar: direkt und indirekt über die hohen Blutfettwerte, Diabetes und Bluthochdruck.

◻ **Tab. 5.3** Ursachen von Beinschmerzen und was Sie tun sollten

Symptom	Zusatzfrage und Kommentar	Ursache?			Was tun?
		Vene	Nerv	Gelenk	
Beidseitige Beinschwellung	Neue Medikamente? Gewichtzunahme?	Eher nein	Nein	Nein	Hausarzt aufsuchen, Medikamente besprechen, ggf. wieder abnehmen. Herz, Leber, Niere untersuchen lassen, Kompressionsstrumpf tragen
Einseitige Beinschwellung	Krampfader?	Eher ja	Nein	Möglich	Kompression tragen, Vene untersuchen lassen. Schmerz auch ein Gelenk, eher das Gelenk untersuchen lassen
Neu aufgetretene starke Schwellung eines Beines mit Schmerzen	Nach einer Reise? Nach einer Krankheit?	Thrombose möglich	Nein	Möglich	Kurzfristige Abklärung beim Hausarzt, der möglicherweise zur Venendiagnostik weiterschickt, wenn ein Verdacht auf Thrombose vorliegt. Es kann auch ein geplatzter Schleimbeutel am Knie vorliegen
Kribbeln an der Beinaußen- oder -innenseite	Schmerzen im Kreuz oder im Becken?	Nie	Sicher	Möglich	Orthopädisch/neurologisch abklären lassen
Ziehender Schmerz an der Beinaußen- oder -innenseite	Schmerzen im Kreuz oder im Becken?	Nie	Sicher	Möglich	Orthopädisch/neurologisch abklären lassen
Taubheitsgefühl längsausstrahlend	Schmerzen im Kreuz oder im Becken?	Nie	Sicher	Möglich	Orthopädisch/neurologisch abklären lassen
Taubheitsgefühl oder Brennen in den Füßen	Neue Medikamente? Diabetes?	Nie	Sicher	Möglich	Neurologisch abklären lassen, über neue Medikamente mit dem Hausarzt und dem Neurologen sprechen
Knieschmerzen	Besonders beim Anlaufen oder nach längerem Sitzen	Nie	Nein	Sicher	Orthopäden aufsuchen
Knöchelschwellung	Schmerzt der Knöchel beim Bewegen? Oder wenn ich draufdrücke?	Eher selten	Nein	Eher wahrscheinlich	Orthopäden oder Unfallchirurgen aufsuchen

- Die Gelenke leiden unter dem Übergewicht: Meniskusschäden und Arthrose stellen sich früher ein.
- Die Krankenkassen zahlen Ernährungsberatung vor Ort – ebenso wie Kuraufenthalte zum Fördern der Gewichtsreduktion. Aber umsetzen müssen Sie diese Vorgaben selbst.

Das offene Bein

Ich danke meiner Mitarbeiterin Frau Angelique Ferdynus für die kritische Durchsicht des Kapitels.

© Springer-Verlag Berlin Heidelberg 2016
E. Mendoza, *Ratgeber Krampfadern, Beinschwellung und Thrombose*,
DOI 10.1007/978-3-662-49738-8_6

Nicht heilende Wunden – meist am Knöchel – sind Folge eines fort-geschrittenen Krampfaderleidens oder treten nach Thrombosen auf. In der Regel geht dem sogenannten „offenen Bein" lange Zeit eine Ver-dunkelung der Hautfarbe und eine Verhärtung der Haut voraus. Deut-lich seltener sind der sogenannte diabetische Fuß oder die Nekrosen bei Arterienverkalkung, die vom Diabetologen oder Gefäßchirurgen behandelt werden. Die „offenen Beine" werden oft über viele Jahre „ge-pflegt", ohne dass sie heilen, denn es kursieren noch viele Fehlinfor-mationen darüber. Heute haben wir deutlich mehr Möglichkeiten: Die Ursache muss erkannt und, falls möglich, behandelt werden. Eventuell vorhandene Infekte des Wundgrundes sollen genau untersucht und antibiotisch behandelt werden. Dank der Entstauung des Beins mit Bandagen oder Kompressionsstrümpfen und manchmal Lymphmas-sage, dank der Verbesserung der Ernährung und modernen Wundauf-lagen gelingt es in den meisten Fällen, diese Wunden zu verschließen. Die Vorbeugung neuer offener Beine geschieht dann meist lebenslang mit Kompression.

6.1   Was ist ein „offenes Bein"?

Das sogenannte „offene Bein" (medizinisch „Ulcus cruris") ist ein Zustand, bei dem – meist am Knöchel – eine Wunde entsteht, die von selbst nicht heilen möchte.

Sie entsteht nicht „einfach so", sondern ist die Folge einer langjäh-rig immer weiter fortschreitenden Krampfader oder einer sehr aus-geprägten Schwellung. In der Regel geht dem offenen Bein lange Zeit vorher eine Veränderung der Hautfarbe (rötlich, bräunlich) und der Hautkonsistenz (verhärtet, schuppig) voraus. Manchmal beginnt ein „offenes Bein" aber auch mit einer harmlosen Verletzung an einem Bein mit einer Krampfader. Unbehandelt wird die Fläche im Laufe der Zeit immer größer und die Wunde immer tiefer (◘ Abb. 6.1). Bei ausge-prägter Varikose oder besonders bei Schädigung des tiefen Venensys-tems geht die Wunde irgendwann um den gesamten Knöchel herum. Das nennt man „Gamaschenulkus". Die Behandlung ist dann besonders langwierig! Daher ist es hilfreich, wenn man die Entwicklung gar nicht erst so weit kommen lässt!

Das offene Bein ist zu unterscheiden von einer „Nekrose" bei Schlagadererkrankung (▶ Abschn. 5.1). Diese tritt in der Regel an den Zehen oder an der Ferse auf, die Wunde hat schwarze Flächen (abster-bendes Gewebe), und die umliegende Haut ist weißlich und kalt oder hellrot bei Infektion (◘ Abb. 6.2). Diese Wunde ist ein Notfall, darf nicht mit Kompression behandelt werden und kann zum Verlust der Zehen oder des Fußes führen, wenn die Arterien nicht umgehend vom Gefäß-chirurgen behandelt werden.

Ebenso ist das offene Bein zu unterscheiden von einem soge-nannten „diabetischen Fußsyndrom". Das ist eine Sonderform der

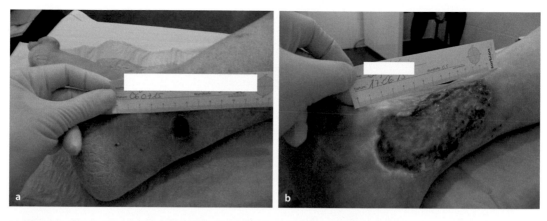

◻ Abb. 6.1   a Kleines Ulcus cruris am Innenknöchel auf rötlicher Haut mit zerklüftetem Wundgrund, keine Eiterbildung vorhanden. **b** Fortgeschrittenes Ulcus cruris, am Wundgrund sind Muskeln und Sehnen zu sehen. Am Wundrand Reste von Zinkpaste

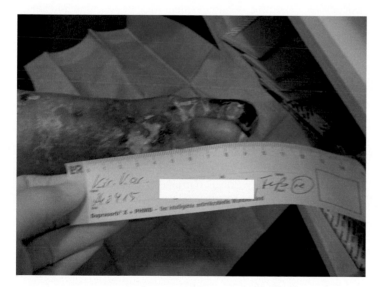

◻ Abb. 6.2   Zehennekrose bei arteriellem Ulkus mit Fußrückenphlegmone (eitrig belegter Bereich am Fußrücken mit rötlicher Umgebung, Tastbefund: heiße Haut aufgrund der Entzündung

Fußverletzungen bei Diabetikern. Bei ihnen ist nicht nur der Zuckergehalt im Blut erhöht – was die Infektionsanfälligkeit steigert –, im fortgeschrittenen Stadium ist auch die arterielle Durchblutung eingeschränkt. Außerdem sind die feinsten Nervenfasern in ihrer Funktionsweise beeinträchtigt, so dass Diabetiker es oft nicht merken, wenn Druckstellen am Fuß auftreten. Diese sehr spezielle Form der Fuß- und Beinwunde wird hier nicht thematisiert, auf entsprechende Literatur wird verwiesen (► Weiterführende Literatur im Serviceteil am Ende des Buches).

6.2   Wie entsteht ein „offenes Bein"?

Wie in ▶ Abschn. 4.1 und in ◘ Abb. 4.5 beschrieben, bedingt der Rückstau oder Überdruck in Venen und Lymphe eine Unterdrückung der Hautversorgung mit sauerstoffreichem Blut. Immer weniger Nährstoffe können nachfließen. Nicht nur die Haut verfärbt sich und wird derbe, sondern auch das gesamte Unterhautfettgewebe. Das bedingt, dass die Schicht an Gewebe, die nicht versorgt wird, immer dicker wird, bis hin zur Muskulatur. Und damit verringert sich die Beweglichkeit, die Restwirkung der Muskelpumpe. Irgendwann fängt das Gewebe an, sich zusammenzuziehen und abzusterben – es entsteht ein offenes Bein.

6.3   Warum heilt ein „offenes Bein" nicht von selbst?

Da die Ressourcen des Gewebes in diesen Fällen sehr gering sind, ist es sehr schwer, dass diese Wunden heilen. Keimbesiedelung und eitrige Beläge sind die Folge, die Wunden können tiefe, eitergefüllte Höhlen entwickeln.

Wenn eine Verletzung oder Wunde heilen soll, müssen sich neue Zellen bilden, die das „Loch" verschließen. Neue Zellen können aber nur gut nachwachsen, wenn ausreichend Sauerstoff vorhanden ist und auch Nährstoffe in die Zellen gelangen. Das ist bei den sehr belasteten Beinen aber nicht gewährleistet!

Im Mittelalter galt ein offenes Bein als Garant, dass die „schlechten Säfte" abfließen. Heilte eine Wunde ab, wurde sie vom „Barbier" wiedereröffnet

Außerdem gibt es viele Fehlinformationen zur Behandlung vom Ulcus cruris – im Volksmund, aber leider auch bei einigen Ärzten. So werden die Wunden nicht selten über Jahre mit Salben oder selbst angelegten Bandagen „gepflegt", ohne dass sie sich dauerhaft verschließen. Manchmal verursachen Farbtinkturen oder Salben aus pflanzlichen Stoffen auch Allergien, die die umgebende Haut mitverletzen und die Wundfläche vergrößern. Ebenso bedeuten aufgetragene Antibiotika eine deutliche Allergiegefahr, was dazu führt, dass sie dann auch nicht mehr genommen werden können, wenn sie zur Behandlung der Infektion benötigt würden. Daher sollte das Auftragen von Antibiotikacremes oder Salben auf offene Wunden vermieden werden!

6.4   Was tun bei einem „offenen Bein"?

Ein offenes Bein ist keine Schande. Es muss nicht versteckt werden. Eine Behandlung sollte kurzfristig eingeleitet werden, sobald die Wunde auftritt, um zu vermeiden, dass sie immer mehr Fläche am Bein einnimmt (◘ Abb. 6.1a, b) und sich immer tiefer ins Gewebe gräbt. Denn dann ist die Therapie immer aufwendiger.

Aber auch, wenn Sie dies heute lesen und bereits seit Monaten – oder Jahren – ein offenes Bein haben, sollen Sie wissen, dass das so nicht sein muss. Sprechen Sie mit dem behandelnden Arzt darüber, ein Wund-Team hinzuzuziehen. Oder machen Sie sich selbst auf die Suche nach einer zweiten Meinung, das steht Ihnen zu!

Es gibt nur ganz seltene Situationen, in denen ein offenes Bein nicht abheilt. Prüfen Sie, ob folgende Faktoren bei Ihnen zutreffen:

- Sie hatten mehrere Thrombosen.
- Sie haben eine eingeschränkte Beweglichkeit am Knöchel.
- Sollte eine Krampfader vorliegen, wurde diese operiert oder Ihnen verständlich erklärt, warum das nicht möglich ist.
- Es sind mehrere Ärzte im Team an der Behandlung beteiligt (auch ein Chirurg, der bereits entweder „Shaving" oder eine Hauttransplantation durchgeführt hat).
- Sie haben alle Anweisungen des Teams befolgt – insbesondere was Wundauflagen, Tragen von Kompression und Einnahme von Antibiotika betrifft!

Die Behandlung eines offenen Beines erfordert umfangreiche Kenntnisse. Zunächst muss die Ursache gefunden und dann kurzfristig eine Behandlung eingeleitet werden. Denn: Je länger ein offenes Bein besteht, desto langwieriger ist das Abheilen. Der Hausarzt wird schnell erfassen, ob die Ursache des offenen Beins arteriell oder venös bedingt ist. Meist wissen Sie das auch schon selbst, da das offene Bein, wie schon ausgeführt, am Ende des Leidenswegs liegt und nicht aus heiterem Himmel kommt.

An dieser Stelle besprechen wir die Behandlung des offenen Beines als Folge einer Krampfader, einer Thrombose oder einer Schwellung. Die Behandlung des offenen Beins bei einer Schaufensterkrankheit ist komplett anders.

Was spricht dafür, dass die Wunde eine arterielle Ursache hat?
Vorgeschichte

- Sie sind Raucher, Diabetiker oder haben einen hohen Blutdruck.
- Sie haben erhöhte Cholesterinwerte.
- Eine Arterienverkalkung ist bekannt, Sie hatten einen Herzinfarkt oder einen Schlaganfall.
- Sie können keine längeren Strecken laufen, Sie müssen anhalten, weil Sie Wadenschmerzen haben.
- Sie müssen Azetylsalizylsäure nehmen, damit die Arterien sich nicht verschließen.

Erscheinungsbild

- Die Wunde sitzt an den Zehen oder an der Ferse.
- Die Wunde ist schwärzlich.
- Die umgebende Haut ist ganz bleich und kalt.

Was schmerzt besonders?

- Kommt Druck auf die Wunde, ist es schier unerträglich.
- Die Wunde schmerzt, wenn Sie das Bein hochlegen.

6.4.1 Ursachensuche

Am Anfang der Behandlung einer chronischen Wunde am Bein („Ulcus cruris") steht die Ursachensuche. Darauf basiert die korrekte Therapie

An erster Stelle der Behandlung des offenen Beines steht die Ursachensuche. Sie erfolgt in spezialisierten Praxen nach der Erhebung der Daten zur Vorgeschichte und unter Anwendung von Ultraschall zur Untersuchung der Beinvenen. Es kann somit zweifelsfrei geklärt werden, ob es sich um eine arteriell oder venös oder lymphatisch bedingte Wunde handelt – oder um eine Mischform. Nur wenn die Ursache klar ist, kommt die Therapie schnell zum Ziel.

Die Behandlung der Mischformen mit arterieller Komponente ist komplexer: In diesen Fällen liegt eine Krampfader oder ein Lymphödem vor, aber gleichzeitig ist die arterielle Durchblutung grenzwertig. Dann muss besonders vorsichtig mit Bandagen umgegangen werden. Oft reicht es aber, die venöse Ursache zu beseitigen, um schon einen guten Schritt in der Wundheilung voranzukommen. Am besten ist in diesen Fällen die Absprache zwischen dem Team, das die Arterien behandelt, und dem Team, das die Wunde und die Venen behandelt.

6.4.2 Keimbesiedelung?

Bei der ersten Betrachtung der Wunde – und jedes Mal erneut, wenn die Wunde im Verlauf untersucht wird – muss immer die Frage kurz durchdacht werden, ob der Verdacht einer Infektion vorliegt.

Jede offene Wunde ist mit Keimen besiedelt. Das heißt noch lange nicht, dass diese auch an dem schlechten Verlauf der Wundheilung schuld sind. Einige Keime sind einfach „da", weil sie auch auf der Haut nebenan vorhanden sind und hier ihre Schutzfunktion entfalten. Andere Keime aber, meist Keime aus dem Darm, schädigen die Wundoberfläche, verursachen Eiter, Schmerz und oft auch einen unangenehmen Geruch.

In diesem Fall sollte vor dem ersten Reinigen der Wunde ein Wundabstrich genommen werden: Dieser wird ins Labor geschickt, um die Keime dort zu züchten. Es wird auch geprüft, welches Antibiotikum am besten gegen sie hilft.

6.5 Behandlung des offenen Beines

Für die Behandlung des offenen Beines benötigt der Patient und auch das behandelnde Team etwas Geduld, dies zahlt sich aber immer aus! Das Ziel der Behandlung ist es, dem sogenannten „Wundgrund" ein neues Zellwachstum zu ermöglichen. Der Wundgrund wird aus den Zellen gebildet, die noch durchblutet sind. Sie sind in der Lage, sich zu teilen und dadurch eine neue Haut zu bilden. Dafür müssen sie frei sein von totem Gewebe, sogenannten Nekrosen, von Fibrinbelägen und Eiter. Außerdem sollten sie möglichst warm und feucht gehalten werden. Das untenliegende Gewebe muss in der Lage sein, Nährstoffe zu liefern. Der

Venen- oder Lymphrückstau muss, soweit es möglich ist, verringert werden. Diese Vorgänge werden hier im Einzelnen beschrieben.

6.5.1 Wundreinigung und Entfernen von Nekrosen und Belägen

Totes Gewebe (Nekrosen), Schuppen, schleimige oder eitrige Beläge verhindern das Abheilen der Wunde. Sie müssen entfernt werden. Dies kann mechanisch mit einem scharfen Löffel, einem Tupfer oder einem Spatel erfolgen. Es können aber auch Wundauflagen oder Gels aufgetragen werden, die das tote Gewebe verdauen und weicher machen, damit das Abtragen leichter ist. Bei ausgeprägter Schuppung in umliegenden Gewebe einer Wunde kann das Areal mit angefeuchteten Kompressen (Kochsalzlösung, abgekochtes Wasser) über eine halbe Stunde „eingeweicht" werden, damit die Schuppen anschließend durch sanftes Abreiben leicht entfernt werden können.

Manchmal bilden sich unter der Haut sogar ganze Taschen mit Eiter, sie müssen eröffnet und entleert werden, dann müssen sogenannte „Tamponaden" eingeführt werden, damit der Eiter abfließen und sich nicht erneut verkapseln kann.

Zum Reinigen der Wunde sollten Lösungen verwendet werden, die die Zellen nicht am Wachstum hindern, also etwa Kochsalzlösungen. Desinfektionsmittel sind schädlich, höchstens sanfte Antiseptika dürfen zur Anwendung kommen, wie Polyhexanid (Lavasept) oder Octenidin (Octenisept).

Ob auf ein offenes Bein Leitungswasser aufgebracht werden darf, wird kontrovers diskutiert. In den Leitlinien unterschiedlicher Fachgesellschaften sind die Angaben hierzu widersprüchlich. Einhellig ist die Aussage, dass Menschen mit offenem Bein duschen dürfen, wenn sie die Wundauflagen auf der Wunde belassen. Außerdem gibt es keine Diskussion darüber, dass chronische Wunden mit sterilem oder gefiltertem Wasser gereinigt werden können. Diese Maßnahmen sollen sicherstellen, dass keine Keime aus dem Wasser in die Wunde eingebracht werden. Diejenigen, die für ein Abduschen der Wunden argumentieren, gehen von einer ausreichend sauberen Trinkwasserversorgung in Deutschland aus. Die Bedenkenträger vermuten Keimansiedlungen in den Rohrleitungen innerhalb der Gebäude.

Außerdem sollte das offene Bein nicht zusammen mit anderen Arealen des Körpers gebadet werden, die natürlicherweise keimbelastet sind, wie der Genitalbereich.

> Ein Ulcus cruris kann nur verheilen, wenn der Wundgrund sauber ist. Auch abgekochtes Wasser darf dabei zum Einsatz kommen

6.5.2 Wundauflagen

Die sogenannte „moderne Wundversorgung" bietet eine breite Palette an Materialien an, mit denen nichtheilende Wunden versorgt werden können. Je nach Aussehen der Wunde wird der erfahrene Therapeut

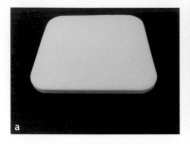
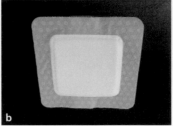
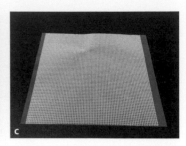

■ **Abb. 6.3 a–c**   Wundauflagen. **a** Schaumauflage ohne Haftrand, **b** Schaumauflage mit Haftrand: weiche, saugende Auflage, die eine Beschichtung hat, so dass sie nicht in der Wunde anklebt. Die Flüssigkeit aus der Wunde wird aufgenommen, aber nicht wieder zurückgegeben. Die Auflage polstert die Wunde. **c** Fettgaze: Sie dient zum Abdecken einer bereits in Heilung befindlichen, oberflächlichen Wunde und ist lediglich ein Schutz. Das Fett vermeidet ein Ankleben der Bandage an der Haut und ein Ablösen derselben beim Verbandwechsel

das Passende wählen. Wichtig ist dabei auch, dass das umgebende Gewebe nicht verletzt wird von zu viel Pflastern oder auch von zu viel Wundflüssigkeit (sogenanntes Sekret oder Exsudat). Immerhin ist diese Haut ja meistens schon ziemlich vorgeschädigt!

In der ersten Phase handelt es sich in der Regel um nässende Wunden: Es gibt saugende Wundauflagen für besonders feuchte oder nässende Wunden, sogenannte Superabsorber, die immer wieder auf die Wunde gelegt werden können, um die umgebende Haut vor Feuchtigkeit (Mazeration) zu schonen. Wenn die Wundauflage vollgesogen ist, sollte sie gewechselt werden!

In der zweiten Phase, der „Granulationsphase", fängt der Boden der Wunde wieder an, gesundes Gewebe zu entwickeln. Die Wundoberfläche soll leicht feucht gehalten werden. In dieser Phase können die Wundauflagen in der Regel 3–5 Tage auf der Wunde bleiben. So wird die zarte neue Haut, die sich gerade gebildet hat, beim Entfernen der Wundauflage nicht wieder abgelöst!

Außerdem besteht bei lokal infizierter Wunde die Möglichkeit, Wundauflagen mit Silberanteilen zu wählen, je nachdem, wie die Wunde sich entwickelt. Daher kann es sein, dass die Art der Wundauflagen sich häufig ändert.

Wundauflagen können selbsthaftend sein, sie können haftende Ränder haben oder mit leichten elastischen Verbänden fixiert werden. Sie können als Tamponade für tiefe Wunden verwendet werden (■ Abb. 6.3).

Üblicherweise wird die Wunde in den ersten Tagen durch das Team und die Wundauflagen gereinigt und von vielen Schichten Zellmaterial befreit, die die Wunde am Heilen hinderten. Das bedeutet automatisch, dass sie zunächst einmal etwas größer aussieht. Möglicherweise sieht der erste Verbandwechsel auch gelblich schleimig aus, weil die toten Zellen durch die Wundauflagen in einer Art Gelatine geborgen werden. Sobald die Wunde komplett von Zellresten gesäubert ist, wird dies aufhören und die Wundheilung einsetzen.

6.5.3 Bandagieren oder Kompressionsstrümpfe

Über die Wundauflagen wird beim offenen Bein eine Bandage gewickelt oder ein Kompressionsstrumpf gezogen. In der Regel handelt es sich beim offenen Bein um die Folge einer Krampfader, einer Thrombose oder eines Lymphödems. Das Gewebe ist mit Flüssigkeit überlastet und erlaubt dem sauerstoffreichen Blut keinen Nachschub. Oft läuft auch einfach Flüssigkeit aus jeder Pore der Wade oder zumindest aus der Wunde selbst. Das verhindert nicht nur ein Heilen der Wunde! Mit dieser Flüssigkeit verliert der Körper Eiweiß und Nährstoffe, die dringend zur Wundheilung gebraucht werden.

Der klassische Kompressionsstrumpf wird über die Wundauflagen schlecht anzulegen sein, oft rollen sich die Wundauflagen hoch, auch wenn sie vorher mit einem Verband fixiert waren (◘ Abb. 6.4). So darf der Strumpf natürlich nicht angelegt werden! Es gibt mehrere Lösungen dafür:

- Zunächst das Bein bandagieren mit einer Kurzzugbinde oder aber auch mit einem Zweikomponenten-Kompressionssystem (► Abschn. 9.4), bis die Schwellung ausreichend zurückgegangen und eine Versorgung mit Kompressionsstrumpf wieder sinnvoll ist!
- Anlegen eines sogenannten „Ulkus-Strumpfes" mit ganz geringer Kompressionsstörke, damit die Wundauflage bedeckt ist, bevor der eigentliche Kompressionsstrumpf angelegt wird (◘ Abb. 6.5 und ► Kap. 9, ◘ Abb. 9.35).
- Verwendung eigens für die Behandlung von Patienten mit Ulcus cruris entwickelten Bandage-Sets (z. B. Juxta-Cures) (► Kap. 9, ◘ Abb. 9.36).

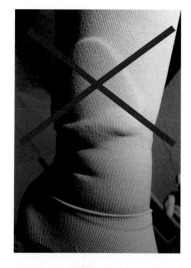

◘ **Abb. 6.4** Falsches Anlegen eines Kompressionsstrumpfes über eine Wundauflage (Schaum ohne Haftrand): Ohne Fixierung der Wundauflage mit einer elastischen Bandage oder einem Haftrand rollt sie sich ein – das ist unbedingt zu vermeiden!

Beim Anlegen des Strumpfes können Schmerzen in der Wunde auftreten, besonders die ersten Male, weil vorübergehend unkontrolliert Druck auf die Wunde entsteht. Daher ist es sinnvoll, den Strumpf mit Anziehhilfen anzulegen (► Abschn. 9.5.8). Aber auch in den ersten Minuten nach Anlegen des Strumpfes kann es in der Wunde noch schmerzen. Das ist ein Übergang, und es ist wichtig, den Strumpf nicht gleich wieder abzulegen!

Nur wenn eine arterielle Verschlusskrankheit mit von der Partie ist, könnte es sein, dass der Schmerz auf eine Verschlechterung des Bildes hinweist. Dann schmerzt nicht nur die Wunde, sondern das gesamte Bein, und die Zehen werden blau. In diesem Fall muss natürlich der Strumpf abgelegt und entweder eine leichtere Klasse gewählt oder ganz auf den Strumpf verzichtet werden.

Beim offenen Bein hat auch der Kompressionsstrumpf der Klasse I (eins) seine Wirksamkeit gezeigt. Er stellt immer eine Alternative dar, wenn der übliche Kompressionsstrumpf wirklich nicht toleriert wird.

Kompressionsbandagen am Bein sollten nur ein Übergang sein. Warum? Sie neigen dazu, zu verrutschen. Einige Patienten denken, sie können das auch selbst, und wickeln ihr Bein eigenmächtig an und ab. Das Ergebnis sind tiefe Einschnürungen. Selbst der bestgeschulte

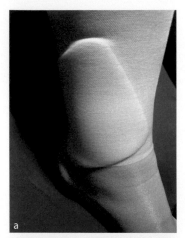

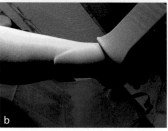

◘ Abb. 6.5 **a** Fixieren der Wundauflage mit einem leicht anzulegenden „Unterstrumpf". **b** Anlegen des eigentlichen Kompressionsstrumpfes, hier mit einer Anziehhilfe, was sehr leicht von der Hand geht!

Antibiotika sollen nur genommen werden, wenn sie notwendig sind. Dann allerdings immer korrekt nach Vorgabe des Arztes!

Therapeut kann bei sich selbst keine guten Bandagen anlegen. Außerdem beeinträchtigt eine Bandage üblicherweise die Beweglichkeit des Knöchels, die für die Wundheilung so wichtig ist! Bewegliche Knöchel fördern den Lymphabfluss und die Wadenmuskelpumpe! Ein bandagiertes Bein passt nicht so gut in Schuhe, so dass der Patient eher nicht spazieren gehen oder sich bewegen wird!

6.5.4 Antibiotika

Je nach Ergebnis des Wundabstrichs kann es sein, dass ein Antibiotikum eingenommen werden muss. Bei Antibiotika ist es ganz wichtig, die vorgeschriebene Dosis und die Dauer der Einnahme zu beachten, damit die Bakterien keine sogenannten Resistenzen entwickeln.

Die üblichen Hautkeime stellen kein Problem dar. Es sind meist Keime aus dem Stuhl, die die Wunden gefährlich angreifen. Oder bei Menschen mit Haustieren Keime aus der Umgebung der Tiere. Daher ist es absolut wichtig, vor einem Wundauflagenwechsel strenge Hygienemaßnahmen einzuhalten. Aber auch vorbeugend, also ehe das offene Bein vorhanden ist, sollten Patienten mit fortgeschrittenen Hautveränderungen ihre Hände waschen und gegebenenfalls desinfizieren, bevor sie ihre Beine eincremen.

Die schlimmsten Keime sind die sogenannten „multiresistenten" Keime (auch ORSA oder MRSA genannt). Es handelt sich um Keime, die oft mit Antibiotika in Kontakt waren und daher Resistenzen entwickelt haben: Sie schaffen es, den Wirkstoff der Antibiotika auszuschalten. Die Antibiotika sind daher unwirksam gegen sie. Das ist nicht nur für die betroffene Person gefährlich, denn es gibt dann keine Behandlungsmöglichkeit mehr gegen den Keim in der Wunde, sondern auch für das Umfeld: Mit diesen „unbehandelbaren" Keimen können auch andere Menschen angesteckt werden.

Wenn ein Antibiotikum angesetzt wurde, ist es daher besonders wichtig, dies immer bis zum Ende zu nehmen, meist sind das 8–10 Tage, beim offenen Bein manchmal länger. Nur bei Auftreten einer Allergie oder eines Durchfalls kann nach Rücksprache mit dem behandelnden Arzt das Medikament abgesetzt oder geändert werden!

Nach vielen Antibiotikabehandlungen kommt es nicht nur zu Pilzerkrankungen im Genitalbereich sowie im Mund und Rachen, sondern auch auf der Haut. Manchmal ist dann die Wunde nicht mehr eitrig, sie heilt aber nicht. Oder die umgebende Haut ist gerötet und schuppig (◘ Abb. 2.9). In diesem Fall kann es sinnvoll sein, ein Mittel gegen Hautpilz einzunehmen (z. B. Nystatin).

6.5.5 „Wundschwester"

Bei der modernen Wundversorgung müssen viele Aspekte beachtet werden, angefangen bei der Hygiene während des Verbandwechsels über das Abtragen von totem Gewebe, der Wahl der geeigneten

Wundauflage und dem Anlegen der Kompression. Viele Menschen sind damit zumindest in der Anfangsphase der Behandlung überlastet.

Daher haben sich Teams gebildet, die mit den Ärzten und Wundschwestern in den Praxen Hand in Hand arbeiten und die Patienten zu Hause besuchen, um die regelmäßige Wundversorgung entweder komplett zu übernehmen oder in regelmäßigen Abständen zu überwachen.

Sprechen Sie den Arzt darauf an! Er kann den Verbandwechsel verordnen. Und sollte der Arzt Ihnen das vorschlagen, lehnen Sie es nicht ab aus Scham, die Nachbarn könnten sehen, dass ein Pflegedienst vor Ihrer Haustür parkt … ! Denn wenn die Wunde endlich verheilt ist, können Sie auch wieder mit den Nachbarn spazierengehen und Kaffee trinken – Sie können wieder am normalen Leben teilnehmen! Und: Krankheit ist kein Makel!

6.5.6 Behandlung der Ursache

Nachdem nun die ersten Schritte eingeleitet wurden, damit die Wunde gut heilen kann, muss ein Gespräch zur Behandlung der Ursache geführt werden. Liegt ein Lymphödem vor, muss dieses intensiv mit manueller Lymphmassage behandelt werden, bis das Bein deutlich dünner wird. Dann reicht eine sogenannte Erhaltungsbehandlung entweder mit Kompression oder mit Lymphmassage 1–2 Mal pro Woche.

Liegt eine Krampfader vor, muss diese behandelt werden. Zu den Therapiemöglichkeiten ▶ Kap. 9. Optimal ist die Behandlung natürlich erst dann, wenn das Bein bereits geschlossen ist, denn jeder Eingriff birgt das Risiko einer Infektion durch die Keime in der Wunde. Manchmal wird die Wunde aber nicht heilen, bis die Krampfader nicht operiert ist. Dann ist es sinnvoll, nur in der Leiste oder an der Kniekehle den Ursprung der Krampfader zu verschließen und so den Schnitt der Operation möglichst weit entfernt vom Ulcus cruris zu setzen.

6.5.7 Biologische Behandlungsansätze

Schon viele Jahre gibt es die sogenannten biologischen Wundtherapeutika, die heute teilweise wieder aufleben und ihre Wirksamkeit in einigen Studien auch belegt haben.

Zucker und Honig ziehen Flüssigkeit aus der Wunde und aus allen Zellen, die in ihr leben, besonders auch aus den Bakterien. Daher sterben die Bakterien ab.

Fliegenmaden können zur Wundreinigung verwendet werden. Sie werden in „Biobags" geliefert, das sind Beutel, die sie nicht verlassen können. Sie werden auf die Wunde gelegt. Ihre Verdauungssäfte zersetzen das Eiweiß aus den Wundbelägen, damit stellen sie

Biologische Behandlungsansätze mit Maden oder Honig und Zucker sind in geübten Händen effektiv. Der Patient muss sich allerdings darauf einlassen können

eine schmerzfreie Alternative zur Wundreinigung dar. Viele Patienten lehnen sie ab, weil ihnen die Vorstellung unangenehm ist. Tatsächlich bewegen sich die Maden im Biobag. Auch einige Ärzte stehen dieser Behandlung daher zurückhaltend gegenüber.

6.5.8 Ernährung

Damit eine Wunde gut heilen kann, benötigt sie gute Nährstoffe. Eigentlich ist das selbstverständlich, manchmal wird aber vergessen, dass Patienten mit offenem Bein oftmals schon lange das Haus nicht mehr verlassen haben und sich nicht von frischen Lebensmitteln ernähren, um niemanden mit dem häufigen Einkauf zu belasten.

Somit fehlen oft viele Nährstoffe im Blut, es ist ein Mangel an Vitamin D, Eisen, Folat, Albumin, Vitamin C, Selen und Zink nachweisbar. Sprechen Sie Ihren Arzt darauf an! Manchmal hilft eine Blutuntersuchung, den Mangel aufzudecken. Wenn eine Blutuntersuchung nicht möglich ist, können Sie sich alternativ aber auch nach Beratung durch den Apotheker mit Nahrungsergänzungsmitteln und Vitaminpräparaten versorgen – denn deren Wirksamkeit ist deutlich nachgewiesen worden.

Aber auch Eiweiß darf in der Ernährung nicht fehlen. Fleisch und Fisch helfen daher einer Wundheilung. Sind Sie Vegetarier oder gar Veganer, können Sie sich Eiweiß auch aus pflanzlichen Quellen erschließen, achten Sie in der Phase der Wundheilung aber besonders darauf!

6.5.9 Chirurgische Behandlung der Wunde

Manchmal gelingt es trotz Beachtung aller korrekten Vorgehensweisen nicht, die Wunde zum Abheilen zu bringen. Das kann vor allem bei Patienten mit Thrombosen in der Vorgeschichte der Fall sein. Hier hat sich die chirurgische Therapie bewährt. Es gibt mehrere Ansätze, von denen an dieser Stelle zwei vorgestellt werden, die einzeln oder in Kombination eingesetzt werden können.

■ **Faszienspaltung**

Ist die Veränderung des Gewebes schon so weit fortgeschritten, dass sogar die Muskelaußenhaut (Faszie) und die Muskulatur der Wade selber verhärtet sind, kommt die Faszienspaltung ins Spiel: Die Muskelaußenhaut wird längs aufgeschnitten, damit die Muskulatur wieder „frei" wird. Sie war durch die Faszienverhärtung wie eine Wurst eingepresst. Dadurch war sie auch schlechter durchblutet. Wird die Faszie eröffnet, kann das Blut im Muskel wieder normal fließen und wird dann auch die Wunde erreichen und besser versorgen.

■ **Shaving**

Unter der Vorstellung, all das verhärtete Gewebe und die Infektbelasteten Areale zu entfernen, wurde das Shaving entwickelt: Mit einem Gerät, das aussieht wie ein elektrischer Rasierer, werden Schichten des braun-derben Gewebes rund um die Wunde sowie die Wunde selber abgetragen, bis der Wundgrund zwar großflächig, aber rosig und blutig ist. Es kann dann direkt ein Hauttransplantat aufgetragen werden, oder aber der Wundgrund heilt von selber.

Das „Shaving-Verfahren" hört sich grausam an, stellt aber eine erstaunlich effektive Behandlung bei nichtheilenden Ulzerationen dar!

6.6 „Weisheiten", die so nicht stimmen

Wie bei vielen langwierigen Erkrankungen sind auch für das offene Bein eine Menge Weisheiten im Umlauf, die nicht stimmen. Viele Menschen zieren sich, die Wundbehandlung in Angriff zu nehmen, weil die Nachbarin, manchmal aber auch der bisher behandelnde Arzt, immer noch überholte Meinungen vertritt. Hier sollen ein wenig „aufgeräumt" werden.

6.6.1 Falsch: Es darf kein Wasser an die Wunden!

Keimfreies Wasser darf zur Wundreinigung verwendet werden. Wie oben erwähnt, wird dieser Punkt aber noch kontrovers diskutiert, was die Verwendung von Leitungswasser betrifft, da dieses möglicherweise keimbelastet sein könnte.

Ansonsten ist das Duschen in Form einer Ganzkörperdusche mit neutralen Seifen möglich, sofern die Wunde mit einem wasserdichten Pflaster versorgt ist.

6.6.2 Falsch: Es muss Luft an die Wunden!

Die klassische Annahme „Lass Luft an die Wunde kommen" gilt bei diesen Wunden nicht, denn an der Luft kühlen die Wunden aus und die Oberfläche trocknet. Das führt zur Schorfbildung, die bei dieser Art von Wunden nicht gewünscht ist.

6.6.3 Falsch: Über Wunden darf kein Kompressionsstrumpf angelegt werden!

Diese Problematik wurde in ► Abschn. 6.5.3 ausführlich erklärt. Der Strumpf bzw. die Kompressionsbandage ist der wichtigste Bestandteil der Behandlung!

Oft heilt ein langjähriges „offenes Bein" binnen Wochen ab, sobald es mit Kompressionsstrümpfen versorgt wird

6.7 Was darf ich bei einem offenen Bein nicht tun?

Die Wunde und auch die umgebende Haut sind sehr empfindlich, weil sie schon sehr stark zerstört sind. Das macht sie besonders durchlässig für Substanzen, die in Form von Tinkturen oder Cremes aufgebracht

werden. Daher können besonders leicht Allergien gegen diese Substanzen entstehen. Aus diesem Grund ist das Auftragen von Antibiotika als
Salbe komplett verboten! Ebenso aber auch das Auftragen von Cremes
mit Konservierungsmitteln, Duftstoffen oder pflanzlichen Wirkstoffen: Sie mögen zwar „natürlich" sein, können aber heftige Allergien
verursachen!

Das Desinfizieren mit starken Desinfektionsmitteln (Wasserstoffperoxid, Alkohol, Povidon-Iod-Lösungen) zerstört die neu gebildeten
Hautzellen. Daher sollten diese Mittel vermieden und nur Antiseptika
verwendet werden (s. oben).

Nicht erlaubt:
- Salben und Cremes mit Antibiotika oder Duftstoffen
- starke Desinfektionsmittel
- öffentliches Schwimmen
- Behandlung mit Eigenurin
- Ablecken der Wunde

Schwimmen oder Baden in öffentlichen Badeanstalten ist – auch
mit Wundauflage – zu vermeiden. Die Gefahr, dass Keime aus dem
Wasser an die Wunde gelangen, ist zu hoch. Aber auch die anderen Menschen werden gefährdet, weil die Keime aus Ihrer Wunde in das Wasser
kommen. Besser ist es, die Wunde konsequent zu behandeln, damit Sie
bald wieder wundfrei schwimmen gehen können!

Behandlung mit Eigenurin: Unser Urin enthält sehr oft Keime!
Daher ist die populärwissenschaftliche Maßnahme, Wunden mit Urin
zur Heilung zu bringen, bei einem offenen Bein nicht hilfreich.

Ablecken der Wunde: Immer wieder berichten Patienten, dass sie
ihren Hund die Wunde ablecken lassen, weil doch der Speichel keimtötende Wirkung habe und in der Natur das Lecken von Wunden die
Heilung steigert. Speichel enthält viele Keime. Der menschliche Speichel
ist der giftigste von allen, weil wir so viel Süßigkeiten zu uns nehmen, die
das Keimwachstum fördern. Aber auch Speichel von Haustieren enthält
die Keime, die die Tiere bei der Körperhygiene an ihrem After abgeleckt
haben. Sie gehören definitiv nicht in unsere Wunde!

6.8   Was kann ich selber tun?

Einleitend wurde schon erörtert, dass Sie sich mit einem offenen Bein
zügig in ärztliche Behandlung begeben sollten. Und wenn das offene
Bein trotz ärztlicher Behandlung schon länger vorliegt, hinterfragen
Sie, ob alles Wichtige beachtet wird (▶ Abschn. 6.4).

Wurde eine spezialisierte Wundversorgung eingeleitet, bleibt Ihnen
das Beachten der Angaben des Teams. Sehr häufig ist der Grund für das
Scheitern der Wundheilung, dass der Patient nicht mitmacht. Dass er
die Beine doch nicht hochlegt, sondern gar nachts aus dem Bett hängen
lässt, weil er so besser schlafen kann. Oder dass er die Strümpfe nicht
trägt. Oder das Rezept für die Lymphmassage nicht einlöst. Oder die
Antibiotika nicht oder nur halb nimmt …

Viel Bewegung ist wichtig. Können Sie – aus welchem Grund auch
immer – nicht selbst gehen, bewegen Sie zumindest die Zehen und,
wenn möglich, auch das Sprunggelenk. Immer wieder die Füße strecken und anziehen fördert den Lymph- und den Venenfluss und verringert die Schwellung!

Ein wichtiger Punkt auch hier ist die Ernährung! Ernähren Sie sich gesund, vitaminreich, eiweißreich und möglichst mit wenig Zucker, damit die Wundheilung schneller vonstattengeht und der Körper besser gegen Keime gewappnet ist.

Lassen Sie Ihre Haustiere weder an die Wunden noch an die Verbandstoffe.

Und zu guter Letzt: Halten Sie eine ganz strenge Hygiene beim Verbandwechsel ein! Lassen Sie sich das von der Wundschwester am besten in Ihrer häuslichen Umgebung zeigen. Starten Sie immer mit dem Händewaschen und Desinfizieren der Hände! Erst dann nehmen Sie die Wundauflagen ab. Am besten desinfizieren Sie die Hände dann erneut! Aber Achtung: Das Desinfektionsmittel gehört auf die Hände, nicht auf die Wunde!

Manches Mal gewinnt man als Arzt das Gefühl, dass einige Patienten ihr offenes Bein behalten wollen. Sie beachten konsequent leichteste Anweisungen nicht, fordern aber eine gute Behandlung! Das ist für das behandelnde Team sehr, sehr aufreibend. Möglicherweise verstehen sie nicht, dass ihre ablehnende Haltung oder das Nichtbeachten der Anweisungen die Heilung wirklich beeinträchtigen. Oder sie haben (vielleicht unbewusst) Angst, dass sie nicht mehr umsorgt werden, wenn das Bein verheilt.

Vielleicht erspart ihnen das offene Bein aber auch die Teilnahme an Dingen, die ihnen keinen Spaß machen, etwa Spaziergänge, Einkaufen, soziale Kontakte pflegen. Auch das kann eine unbewusste Entscheidung sein. Damit sind Sie aber unfair gegenüber Ihrem Körper, der nicht heilen darf, weil auf diese Weise ein soziales Problem ohne Konflikte gelöst werden soll. Und es ist unfair gegenüber dem behandelnden Team, das schier verzweifelt.

Daher zum Abschluss des Kapitels noch ein Plädoyer für eine gute Mitarbeit mit dem behandelnden Team! Und sollte der letzte Absatz auf Sie zutreffen: Lassen Sie Ihren Körper gesund werden und lösen Sie Ihre Konflikte in Gesprächen, zur Not mit Hilfe von dazu eigens ausgebildeten Personen, z. B. Psychologen.

Ein offenes Bein kann auch einen so genannten „sekundären Krankheitsgewinn" darstellen. Prüfen Sie für sich, wie das bei Ihnen ist

Beinsymptome und was sie erzählen

Ich danke Frau Inken Hofmann, Physiotherapeutin, für die kritische Durchsicht dieses Kapitels.

© Springer-Verlag Berlin Heidelberg 2016
E. Mendoza, *Ratgeber Krampfadern, Beinschwellung und Thrombose*,
DOI 10.1007/978-3-662-49738-8_7

An den Beinen können verschieden Symptome wie Schmerzen, Juckreiz, Schwellung oder Verfärbung auftreten. In den vorangegangenen Kapiteln wurde von der Krankheit ausgehend alle Erscheinungsformen und Beschwerden, die diese Krankheit verursachen kann, beschrieben. In diesem Kapitel wird nun von den Beinsymptomen ausgehend erklärt, welche Ursachen vorhanden sein könnten. Eingeteilt sind die Beschwerdebilder nach der Optik („was kann ich sehen?"), nach dem eigenen Gefühl („was kann ich fühlen, was für Beschwerden habe ich?"), nach dem Tastgefühl („wie fühlt sich das Bein an, wenn ich es mit den Fingern berühre?"). Außerdem wird unterschieden, ob die Beschwerden kurzfristig auftreten oder sich schleichend einstellen, ob sie einseitig oder an beiden Beinen vorhanden sind. Zum Schluss wird auf die Maßnahmen eingegangen, die gewisse Beschwerden lindern, was uns wiederum auch Hinweise auf die Ursachen geben kann. Natürlich ersetzt dieses Kapitel nicht den Besuch beim Arzt!

Bis hierher wurden viele Krankheiten vorgestellt, die zu Beinbeschwerden führen können, insbesondere die der Gefäße. Da diese Beschwerden, auch Symptome genannt, sich aber vermischen und es für den Betroffenen verwirrend sein kann, dasselbe Beschwerdebild in mehreren Kapiteln vorzufinden, möchte dieses Kapitel umgekehrt erklären: Welches Symptom weist auf welche Krankheit hin? Wie kann ich das selbst unterscheiden? Und vor allem – wann muss ich mir ernsthaft Sorgen machen?

Wie bisher beschrieben, gibt es viele Ursachen für Beschwerden in unseren Beinen. Aus Sicht der Autorin könnte man die meisten dem Umstand zuschreiben, dass wir „nicht artgerecht gehalten" werden. Zuerst mussten die Beine den Sprung vom Vierfüßlergang zum aufrechten Gang verkraften. Das hat sicher auch etwas mit Schweregefühl und Druck auf die Knöchel zu tun, weil der Höhenunterschied von Herz zum Boden größer geworden ist. Dann waren wir über viele Tausende von Jahren auf unsere Beine angewiesen. Sie mussten uns weite Strecken tragen, wir hatten keine Schuhe, keine Stühle. Und wir hatten auch deutlich weniger Nahrung als heute, und diese war zudem einfach gesünder als das, was wir heute essen.

Übergewicht, viele Gelenkerkrankungen und möglicherweise auch Schwellungen und Krampfadern sind auf die an unsere Natur nicht angepassten Verhaltensweisen zurückzuführen. Also darf man in einem Kapitel über „Beinsymptome und was sie erzählen" auch nicht auslassen, dass die meisten Beinsymptome erzählen, wie weit wir uns von unserer natürlichen Verhaltensweise entfernt haben. Vielleicht hilft uns das, uns auf eine gesündere Lebensform zurückzubesinnen – auch im Sinne unserer Beinbeschwerden!

Sehen

7.1   Was kann ich sehen?

7.1.1   Sichtbare Venen

Venen

Sichtbare Venen können durch eine normale Venenzeichnung bedingt sein. Dann liegen sie in Hautebene, sind zwar verzweigt, aber geradlinig. Nach dem Sport und dem Duschen treten sie stärker hervor, wie alle Venen. Das beobachten wir besonders bei trainierten und sehr dünnen Menschen.

Treten die Venen aber gleich nach dem Aufstehen prall hervor und schlängeln sich, vermehren sie sich außerdem im Laufe der Zeit, dann handelt es sich um Krampfadern (◘ Abb. 2.4, ◘ Abb. 2.5). Besenreiser sind ganz dünne Venen (◘ Abb. 2.2, ◘ Abb. 2.3).

7.1.2   Hautverfärbungen

Farbe

Hautverfärbungen können sehr viele verschiedene Ursachen haben. Treten sie am gesamten Körper auf, sind sie sicher nicht durch Krampfadern oder durch eine Schwellung der Beine bedingt. Sie müssen dann vom Hautarzt abgeklärt werden.

Treten sie entlang einer Krampfader auf, handelt es sich möglicherweise um eine Folge derselben (◘ Abb. 2.7). Entwickeln sie sich an einem schon seit längerer Zeit geschwollenen Bein, handelt es sich um eine Folge der Schwellung.

Bei einigen Sportlern, besonders bei Langstreckenläufern, treten kleine rote Punkte an den Waden auf. Dies scheinen kleinste Hämatome in der Haut durch die Erschütterungen beim Laufen zu sein. Sie sind unerheblich, führen aber langfristig zu einer Braunverfärbung, da das Eisenpigment aus dem Blut sehr lange in der Haut verbleibt. Vorbeugend – und auch behandelnd – kann man zum Joggen Kompressionskniestrümpfe tragen.

Einige Medikamente verursachen Hautveränderungen. Sollten Sie bei sich Veränderungen beobachten und ein Medikament einnehmen – auch wenn Sie dies schon länger tun –, so lesen Sie bitte unbedingt den Beipackzettel unter der Rubrik „Haut" durch. Entdecken Sie dort Begriffe wie Pigment, Vaskulitis, Ausschläge oder weitere Wörter, die Sie vielleicht nicht deuten können, sprechen Sie den verschreibenden Arzt an! Besonders bekannt ist dieses Phänomen von Marcumar (Wirkstoff Phenprocoumon; auch unter dem Handelsnamen Falithrom vertrieben) und einigen Blutdrucksenkern.

Seltene, sogenannte Speicherkrankheiten verursachen eine Ansammlung von Kupfer oder Eisen im Blut und können zu einer Verfärbung der Waden führen.

Ist die Verfärbung eher flächig und scharfkantig abgegrenzt (quadratisch, rechteckig, rund), liegt eine Einwirkung von außen nahe, auch eine Allergie. Denken Sie darüber nach, ob Sie neue Schuhe oder Strümpfe haben oder ob Sie neue Substanzen im Haushalt oder am Arbeitsplatz verwenden.

Akute Infektionen des Beines, wie eine Vorfußphlegmone oder eine Wundrose (► Abschn. 4.5.1), bedingen eine flammend rote Verfärbung.

7.1.3 Schwellung

Schwellungen können sehr unterschiedlicher Natur sein. Ihre Ursachen sowie die Rückschlüsse von der Erscheinungsform auf die Ursache werden ausführlich im ► Kap. 4 besprochen wurden (s. auch die dortigen Tabellen).

Schwellung

7.1.4 Offenes Bein

Das sogenannte offene Bein oder „Ulcus cruris" liegt dann vor, wenn das Bein ohne Verletzung eine Wunde entwickelt und diese nicht heilen will. Oder wenn nach einer Verletzung die Haut nicht wieder zuheilt.

Wunde

Meistens ist dem Patienten seine Erkrankung (Krampfader, arterielle Verschlusskrankheit oder chronische Schwellung) schon bekannt, da das offene Bein am Ende der Krankheitsentwicklung steht.

Arteriell bedingte Ulzera treten eher an den Zehen oder der Ferse auf. Oft sind sie auch bei Diabetikern zu finden. Sie sind schwärzlich belegt (Nekrosen, totes Gewebe), und das Gewebe ringsherum ist blass (► Kap. 5.1.3). Venös oder lymphatisch bedingte offene Beine treten eher im Knöchelbereich auf (Innenknöchel oder Außenknöchel) und haben meist eine dunkelrote, verhärtete Umgebung.

Ganz gleich, welche Ursache ein offenes Bein hat, müssen Sie umgehend Ihren Hausarzt aufsuchen. Er wird die Behandlung einleiten und Sie im Falle einer arteriellen Nekrose direkt zur Therapie zum Spezialisten schicken oder ins Krankenhaus einweisen – Sie können den Zeh oder den Fuß verlieren, wenn sich eine bakterielle Entzündung dazugesellt! Krampfaderbedingte offene Beine müssen mit Kompression (gewickelt oder als Strumpf) behandelt werden und heilen dann schnell ab (► Kap. 6). Auf Krampfadern spezialisierte Ärzte arbeiten dazu mit sogenannten Wundtherapeuten zusammen und greifen auf ein Netz von spezialisierten Kräften zurück, die Sie auch zuhause weiterversorgen, so dass die Wunde binnen Wochen abheilen kann, bevor sie sich erst richtig ausdehnt.

7.1.5 Hämatom

Ein Hämatom ist ein „blauer Fleck": Ein Gefäß ist geplatzt und das Blut, das ausgetreten ist, verteilt sich im Gewebe. Dies ruft eine Entzündung hervor, weil der Körper Zellen zum Abbau des Blutes ins Gewebe schickt. Deswegen treten meist ein Druckschmerz und Schwellung auf.

Blauer Fleck

In der Regel weiß man, dass man sich gestoßen oder gezerrt hat. Oder man erinnert sich an einen besonders starken Wadenkrampf. Manchmal platzen aber Gefäße auch einfach so und bedingen ein

Hämatom. Besonders üppig fällt dieses aus, wenn es eine Krampfader ist, die platzt.

Gehäufte Hämatome und insgesamt immer geschwollene Beine können auf ein Lipödem hinweisen (▶ Abschn. 4.3).

Besorgniserregend ist ein Hämatom, das so umfangreich ist, dass die gesamte Wade davon betroffen ist. Man sieht an der Haut Blauverfärbungen, das betroffene Bein ist aber insgesamt deutlich dicker als das andere. Da durch den Druck Nerven und Schlagadern abgeklemmt werden können, sollte ein Arzt (Hausarzt, Chirurg) aufgesucht werden. Dringend ist dies besonders dann, wenn die Wade sich ganz hart anfühlt (s. auch „Compartment-Syndrom", ▶ Abschn. 5.1.7)

7.2 Was kann ich fühlen?

Fühlen

7.2.1 Schweregefühl

Schwere

Müde, schwere Beine am Abend nach einem Tag in einem stehenden Beruf sind völlig normal, auch bei Personen ohne besondere Erkrankung der Beine. Tritt dieses Gefühl jedoch schon nach einigen Stunden auf, ist es ein Hinweis auf eine Fehlfunktion. Erste Abhilfe schafft ein Kompressionsstrumpf bei der Arbeit (auch in der Klasse I) – oder schon ein Stützstrumpf. Kompressionsstrümpfe sind heute sehr ansehnlich und modisch, sie sehen nicht mehr aus wie der hautfarbige „Gummistrumpf" von früher (▶ Abschn. 9.5).

Ebenso ist es normal, dass nach einem längeren Flug oder einer Auto- oder Busfahrt die Füße nicht mehr in die Schuhe passen wollen.

Viele Menschen haben im Sommer leicht geschwollene Beine, weil die Hitze Schwellungen fördert. Dieses haltungsbedingte oder sommerliche Schweregefühl können Sie Ihrem Hausarzt beim nächsten Checkup mitteilen, es ist aber kein Grund zur Sorge.

Wenn das Schweregefühl aber täglich auftritt oder den Tagesablauf beeinträchtigt, dann sollte ein Arzt aufgesucht werden, damit die Ursache, z. B. ein eingenommenes Medikament, ein Lipödem oder eine Krampfader, abgeklärt werden kann. In vielen Fällen wird eine Ursache für dieses harmlose, aber lästige Symptom nicht gefunden, dann wird auf Dauer das Tragen von Stütz- oder Kompressionsstrümpfen sinnvoll sein.

7.2.2 Spannungsschmerz

Spannung

Ein Spannungsschmerz tritt meist bei starker Schwellung der Wade oder des Vorfußes auf. Man hat das Gefühl, als wolle der Fuß platzen. Der Klassiker ist folgende Situation: Es wird Sommer, es ist warm. Ein Patient, der das gesamte Jahr Kompression getragen hat, weil er zu Schwellungen neigt, lässt diese nun weg, weil es ja warm ist. Dann kommt die übliche Beinschwellung plötzlich wieder – verstärkt durch die Hitzeeinwirkung – und kann zu Spannungsschmerz führen. Erste

Maßnahme: Kompressionsstrumpf wieder anlegen! Meist ist das Problem damit schon gelöst.

Aber auch bei akut auftretenden Schwellungen aller Ursachen kann ein Spannungsschmerz entstehen. Dies sollte dem Hausarzt kurzfristig gezeigt werden, insbesondere, wenn das Bein dabei warm oder rot ist.

7.2.3 Punktuelle oder ausstrahlende Schmerzen

Venenbedingte Schmerzen befinden sich direkt in der Vene, das heißt, die Vene ist verhärtet, druckschmerzhaft, bräunlich oder rötlich (dann handelt es sich aller Wahrscheinlichkeit nach um eine oberflächliche Thrombose). Selten, besonders im Sommer, kann ein Besenreisernest punktuell schmerzen, wenn es sich gerade aufdehnt oder größer wird.

Venen- oder schwellungsbedingt können auch Schmerzen der gesamten Wade im Rahmen einer neu auftretenden Schwellung (s. oben) sein. Die gesamte Wade hat ihre äußere Form und auch ihre Konsistenz verändert (sie ist also nicht mehr weich und beweglich, sondern hart) und schmerzt.

Schmerzen, die an einem Punkt „innen im Bein" auftreten, sind meist eher nicht durch Venen oder Schwellungen bedingt, sondern muskulär, durch Gelenke, Knochen oder Nerven. Dies gilt insbesondere dann, wenn sie auch noch im Liegen bestehen oder wenn sie durch gewisse Körperpositionen verbessern werden können.

Die Ursachen für Schmerzen im Bein werden ausfuhrlich in ► Kap. 5 besprochen.

Schmerzen

7.2.4 Müdigkeit und Kraftlosigkeit im Bein

Versagen ein oder beide Beine nach einer gewissen Laufstrecke oder beim Treppensteigen nach einigen Stufen den Dienst, werden sie kraftlos oder fühlen sie sich müde an und so, als ob sie nicht mehr tragen können, dann lässt die Kraft in den Muskeln nach. Das kann an den Muskeln selbst liegen oder aber an der Steuerung der Muskeln über die Nerven, die vom Kopf über den Rücken in die Muskeln ziehen. Das Wahrscheinlichste ist ein Rückenproblem als Ursache.

Venen oder Schwellungen können keine Kraftlosigkeit verursachen. Eine arterielle Verschlusskrankheit hat eher Wadenschmerzen beim Laufen zur Folge, allenfalls gemeinsam mit der Kraftlosigkeit (► Abschn. 5.1).

Kraftlosigkeit

7.3 Was kann ich tasten?

Fallen uns am Bein unangenehme Gefühle auf, ist es der erste Instinkt, das Bein zu berühren, um zu erfahren, woher das Gefühl kommt.

Tasten

7.3.1 **Schwellung**

Schwellung

Eine Beinschwellung stellt sich in der Regel schleichend ein. Wenn sie auffällt, kann sie noch weich sein und auf Fingerdruck eine Delle hinterlassen (◨ Abb. 4.10), oder sie kann auch schon so hart sein, dass das Bein sich anfühlt wie ein praller Ball. Solch eine Schwellung muss in jedem Fall dem Hausarzt vorgestellt werden. Oft tritt sie nach Einnahme eines neuen Medikaments auf (besonders Blutdrucksenker, Magenmittel). Weitere Informationen zu Schwellungen finden Sie in ► Kap. 4.

Tritt eine einseitige Schwellung sozusagen über Nacht auf, dann muss eine tiefe Beinvenenthrombose binnen 24 Stunden ausgeschlossen werden.

7.3.2 **Verhärtungen**

Verhärtung

Ist eine bekannte Krampfader plötzlich im Verlauf verhärtet, liegt der Verdacht auf eine oberflächliche Thrombose nahe. Dies muss sehr kurzfristig abgeklärt werden.

Tritt eine Verhärtung mit Braunverfärbung der Haut schleichend an der Wade oder am Knöchel auf, sollte eine Untersuchung erfolgen. Diese Verhärtung kann mehrere Ursachen haben und unter anderem durch eine Schwellung oder eine Krampfader bedingt sein (◨ Abb. 2.7). Liegt sie direkt am Knöchel, meist seitlich, als hätte man einen kleinen seitlichen Sack am Fuß hängen, ist eher ein orthopädisches Problem mit dem oberen Sprunggelenk anzunehmen.

In der Kniekehle tritt manchmal eine Verhärtung auf, die im Seitenvergleich tastbar ist. Hier kann eine sogenannte „Baker-Zyste", eine Art Schleimbeutel vom Kniegelenk, zugrunde liegen.

Ist die gesamte Wade nicht nur geschwollen, sondern auch verhärtet, verstärkt sich der Verdacht auf eine Thrombose. Noch am selben Tag muss dann ein Arzt aufgesucht werden.

7.3.3 **„Pralle Wade"**

Spannung

Mit einer prallen Wade soll die Schwellung mit Verhärtung der gesamten Wade beschrieben werden, die im vorhergehenden Abschnitt schon angesprochen wurde. Wenn wir das Knie leicht beugen, den Fuß auf einen Stuhl vor uns abstützen und die lockere Wade leicht anstupsen, dann wackelt sie üblicherweise ganz entspannt hin und her. Bei einer „prallen Wade" tut sie das nicht, sondern es fühlt sich für den Betroffenen so an, als wären alle Muskeln angespannt, auch wenn sie das nicht sind. Dieser Zustand kann an einem akuten Hämatom, einem geplatzten Schleimbeutel am Knie (► Abschn. 5.5) oder an einer Thrombose liegen. Er muss am selben Tag abgeklärt werden.

7.3.4 Unebene Hautoberfläche

Veränderungen der Haut führen zu einem rauen Tastgefühl, die Hautoberfläche kann unregelmäßig erscheinen bis hin zur Schuppenbildung. Eine raue Haut kann von diversen Hautkrankheiten herrühren, die daher sinnvollerweise vom Hautarzt abgeklärt werden müssen. Eine Krampfader kann, wie in ► Kap. 2 beschrieben, zur Folge haben, dass die Haut sich nicht mehr gut ernähren kann und dadurch auch zu Veränderungen nicht nur der Farbe, sondern auch der Beschaffenheit der Hautoberfläche führen, so dass die Haut sich „wie Schmirgelpapier" anfasst oder auch Schuppen bildet. Auch eine ausgeprägte Schwellung kann dies verursachen.

7.3.5 Wärme

Krampfadern führen mehr Blut als vorgesehen, und Blut ist warm. Daher kann man bei Krampfadern im Verlauf, besonders an „Krampfadernestern" (◘ Abb. 2.5), immer eine gewisse Wärme spüren, deutlich mehr als in der Umgebung, da die Haut am Bein in der Regel eher kühl ist. Dies ist völlig normal für eine Krampfader und nicht besorgniserregend.

Bei einer Infektion des Unterhautfettgewebes am Vorfuß (Vorfußphlegmone) oder einer Wundrose – meist an der Wade (► Abschn. 4.5) – fühlt sich das betroffene Gewebe richtig heiß an, auf jeden Fall ist die ganze Fläche deutlich wärmer als die Umgebung oder das andere Bein. In diesen Fällen ist die Haut auch flammend rot.

7.3.6 „Gar nichts"

Besteht ein Schmerz am Bein, ohne dass etwas zu tasten wäre, ohne Hautveränderung oder Verhärtung, ist der Schmerz „irgendwo undefinierbar" im Bein, so liegt eine neurologische oder muskuläre Ursache nahe.

7.4 Wie treten die Beschwerden auf?

Auch die Geschwindigkeit oder die Tageszeit, die Körperhaltung oder die Außentemperatur, bei der die Beschwerden auftreten, können einen Hinweis auf die Ursache geben.

7.4.1 Akut?

Akute Schmerzen mit Schwellung treten binnen Minuten bis Stunden auf, sie können verursacht sein durch:
— Thrombose (► Kap. 3),
— Hämatom,
— Muskelfaserriss (► Abschn. 5.3.4),

— eingerissenen Schleimbeutel am Knie (Baker-Zyste,
  ► Abschn. 5.3.3),
— arterielle Embolie (► Abschn. 5.1).

Zu beachten: Die Schmerzen im Bein können rückenbedingt sein, auch wenn wir am Rücken gar keine Beschwerden haben!

Akute Schmerzen der Beine am Oberschenkel oder an der Wade oder auch längs ausstrahlend, mit oder ohne Schwellung, können auch verursacht sein durch
— Hexenschuss,
— Bandscheibenvorfall,
— Verspannung der Hals- oder Lendenwirbelsäule.

7.4.2 Kurzfristig?

Kurzfristig

Schwellungen oder Schmerzen können auch binnen weniger Tage auftreten, das kann der Fall sein bei Schwellungen nach Verletzungen oder Operation oder als Nebenwirkung eines neuen Medikaments. Dies sollte mit dem Hausarzt oder dem behandelnden Arzt (Operateur oder Verordner des neuen Medikaments) besprochen werden.

Typisch für ein Lymphödem ist es, dass es sich Tage bis Wochen nach einer Operation von Schlagadern der Beine (► Abschn. 4.8.4) oder nach einem großen Eingriff der Tumorchirurgie oder eine Bestrahlung (► Abschn. 4.4.1) entwickelt.

Auch extreme Wetterschwankungen mit plötzlichem Aufkommen von warmer und schwüler Witterung können binnen Tagen zu einer Verschlechterung von vorher bekannten, leichten Ödemen führen. Dies ist ebenfalls typisch bei Menschen mit Krampfadern und völlig unbedenklich sowie auch leicht behebbar: Kompressionsstrümpfe trotz Hitze anziehen!

Jegliche Form von orthopädisch verursachten Beinschmerzen kann sich ebenfalls über Tage entwickeln.

Weitere Informationen zu kurzfristig auftretenden Schwellungen finden Sie in ◘ Tab. 4.3.

7.4.3 Langfristig?

Langfristig

Einige Krankheiten entstehen sehr schleichend und entwickeln daher auch ihre Symptome sehr schleichend. Dies ist typisch für Krampfadern (► Kap. 2), Schwellungen durch Lymphkrankheiten oder Lipödem (► Kap. 4).

Auch die Beinschmerzen bei einer arteriellen Verschlusskrankheit treten langsam zunehmend auf (► Abschn. 5.1).

7.4.4 Einseitig oder beidseitig?

Einseitig/beidseitig

Bei Schwellungen kann die Beantwortung der Frage, ob sie einseitig oder beidseitig auftreten, sehr aufschlussreich sein, dies wird ausführlich in ► Kap. 4 erläutert, insbesondere in ◘ Tab. 4.2. Schmerzen durch orthopädische Erkrankungen sind meist einseitig.

7.5   Wie kann ich das Problem lindern?

Viele Schmerzzustände im Bein sind durch Gelenkverschleiß bedingt und können durch Änderung der Belastung oder der Körperhaltung leicht beeinflusst werden. Das ist immer ein Hinweis darauf, dass die Ursache nicht in den Venen oder Lymphbahnen liegt.

7.5.1   Hinlegen/Aufstehen

Venen- oder schwellungsbedingte Schmerzen bauen sich im Laufe des Tages während des Stehens und Sitzens auf und verschwinden, kurz nachdem die Beine hochgelegt werden. Sie halten selten in der Nacht an.

Rückenbedingte Beinschmerzen (▶ Abschn. 5.2.2) treten oft besonders dann auf, wenn die Rückenmuskulatur nicht mehr arbeitet, also besonders im Liegen oder beim Sitzen in sehr bequemen Sesseln. Stehen Sie dann auf, um sich ein wenig zu bewegen, oder drehen Sie sich auf die Seite, ändern Sie die Haltung der Wirbelsäule. Wird der Schmerz dadurch vermindert, so ist dies eigentlich immer ein deutliches Zeichen für rückenbedingte Beinschmerzen.

7.5.2   Kompressionsstrumpf anlegen

Venen- und schwellungsbedingte Beschwerden werden immer ganz deutlich von einem Kompressionsstrumpf oder einer gut angelegten Kompressionsbandage gelindert. Ist der Schmerz also durch Venen oder Ödeme verursacht, werden diese Strümpfe freiwillig getragen.

Auch einige orthopädische Ursachen für Beinschmerzen können durch Bandagen gelindert werden, vor allem Knöchel- und Kniearthrose. In diesen Fällen ist die Schwellung gelenksbedingt. Auch hier kann eine Kompression natürlich Linderung verschaffen, der Patient empfindet die Bandage als angenehm, weil das Gelenk gestützt ist. Der Bewegungs- und Belastungsschmerz wird dann aber teilweise bleiben.

Ist der Schmerz, zum Beispiel beim Laufen, durch eine Verengung von Schlagadern bedingt, dann wird der Kompressionsstrumpf diesen Schmerz sogar verschlechtern (▶ Abschn. 5.1).

7.5.3   Beim Laufen Körperhaltung ändern

Einige Patienten berichten, dass sie beim Laufen Schmerzen in der Wade haben, nicht jedoch, wenn sie am Rollator gehen oder beim Fahrradfahren. Oder umgekehrt: Es schmerzt am Rollator, nicht aber, wenn sie aufrecht gehen.

Eine Verengung von Schlagadern am Bein führt zur sogenannten Schaufensterkrankheit. Der Muskel schmerzt dann, wenn die Sauerstoffzufuhr unter Belastung zu gering ist. Das heißt, er schmerzt immer bei Belastung, und zwar meist nach derselben Strecke – oder eher, wenn der Betroffene ein Gewicht trägt (Einkaufstasche) oder eine Steigung hochgeht. Das ist unabhängig davon, ob er am Rollator geht (also leicht nach vorn gebeugt) oder aufrecht.

Liegt der Beinschmerz hingegen daran, dass in der Wirbelsäule ein Nerv gereizt wird, kann der Schmerz durchaus auch unter Belastung auftreten – zum Beispiel beim Spazierengehen oder Laufen –, er wird aber durch die Haltung der Wirbelsäule (Rollator oder nicht, aufrechter Gang oder Fahrradfahren) beeinflussbar sein.

Unterscheiden kann man beide Formen sehr leicht auch durch das Tasten von Fußpulsen (Hausarzt): Sind Fußpulse vorhanden, ist eine Arterienverengung als Ursache für Schmerzen beim Gehen sehr unwahrscheinlich!

7.6   Wie deute ich meine Beschwerden?

Kein Mensch möchte gern Schmerzen erleiden, sie sind zermürbend. Bei den heute langen Wartezeiten auf Facharzttermine ist es daher hilfreich, sich möglichst gleich beim richtigen Facharzt anzumelden. Deshalb ist es wichtig, zunächst in sich selbst hineinzuhören, ob es sich um etwas offensichtlich Vorübergehendes handelt, etwa ein kleines Hämatom, oder ob es um etwas möglicherweise Bedrohliches geht, wie ein lähmender Schmerz oder eine plötzliche starke Schwellung.

- Bei einer Lappalie kann man auch ein paar Tage warten und prüfen, ob sie sich von selbst zurückbildet.
- Bei einer akuten ausgeprägten Schwellung oder gar auch einer Lähmung muss kurzfristig etwas unternommen werden.
- Zeigen sich Hautveränderungen durch Krampfadern oder liegen über längere Zeit Schwellungen vor, ist zwar kein Notfall gegeben – immerhin existiert die Krankheit (möglicherweise unbeachtet!) schon mehrere Jahre –, aber ein Kompressionsstrumpf sollte in den nächsten Wochen verordnet werden (dies kann der Hausarzt tun). Sodann sollte eine fachärztliche Abklärung erfolgen, sobald ein Termin frei ist.

Der Hausarzt, der die Vorgeschichte schon kennt, ist immer ein guter erster Ansprechpartner und kann helfen, für die weitere Abklärung den richtigen Weg zu weisen. Oftmals können wir aber auch selbst durch mehr Bewegung (vielleicht haben wir Rückenübungen bei der Krankengymnastik gelernt), Gewichtsreduktion und Anwenden bereits verordneter Hilfsmittel wie Kompressionsstrümpfe die Beschwerden positiv beeinflussen.

Der Arztbesuch

© Springer-Verlag Berlin Heidelberg 2016
E. Mendoza, *Ratgeber Krampfadern, Beinschwellung und Thrombose*,
DOI 10.1007/978-3-662-49738-8_8

Krampfadern und Beinschwellungen sollten vom Arzt zur besseren Einschätzung des Schweregerades und der Dringlichkeit einer Behandlung untersucht werden. Da Ärzte meistens wenig Zeit haben, ist es sinnvoll, sich gut vorzubereiten. Dringend sollten alle Vorbefunde mitgenommen werden, selbst wenn sie nicht offensichtlich zur Krankheit dazugehören. Auch alle Namen von Medikamenten, die Sie aktuell nehmen oder in den letzten Jahren erhielten, müssen Sie dem Arzt mitteilen, damit er ihre Wirkungen mit in Betracht ziehen kann. Wenn der Arzt Fragen stellt, sind Patienten oft aufgeregt, es fällt ihnen nur die Hälfte ein. Auch daher ist es besser, die Informationen schriftlich mitzubringen oder zumindest im Vorfeld schon einmal überlegt zu haben. Die Fragebögen in diesem Kapitel helfen dabei. Die Begriffe, die der Arzt verwendet, um Untersuchungen und Ergebnisse zu erläutern, werden hier erklärt, ebenso wie der Ablauf der gängigen Untersuchungen, besonders der Ultraschall mit Bestimmung der Flussrichtung (Duplex).

8.1   Wer die Wahl hat, hat die Qual

Wie in den Kapiteln 1–7 dargestellt, gibt es viele verschiedene Ursachen für Beinschmerzen. Entsprechend der ◘ Tab. 5.3 sollte natürlich immer der Arzt zunächst aufgesucht werden, in dessen Formenkreis das Beschwerdebild fällt.

Da dies nicht ganz einfach ist – und weil der Hausarzt ohnehin der Arzt ist, der Sie am besten kennt, sollten Sie zunächst den Hausarzt aufsuchen und das Problem mit ihm besprechen.

Krampfadern und Beinschwellungen werden von einigen Ärzten behandelt. Es gibt keinen Facharzt für Venenerkrankungen, aber sogenannte Zusatzbezeichnungen oder auch Fortbildungszertifikate, die Fachärzte durch Weiterbildung erlangen können. „Phlebologe" ist die Zusatzbezeichnung für den Arzt, der sich in der Behandlung der Krampfadern weitergebildet hat. „Lymphologe" bezeichnet den Arzt, der sich in der Behandlung des Lymphödems weitergebildet hat. Die Untersuchung und Behandlung von Krampfadern wird heute grundsätzlich während der Ausbildung zum Chirurgen, Gefäßchirurgen oder Angiologen gelernt. Bei vielen Hautärzten (Dermatologen) ist das Thema Krampfadern ebenfalls in die Ausbildung integriert. Oft sind es Hausärzte, die sich auf Krampfadern spezialisiert haben. Da viele Ärzte die Krampfadern behandeln können, ist es sinnvoll, den Hausarzt vertrauensvoll zu fragen, wen er wohnortnah empfiehlt.

Für eine Beratung muss zunächst eine Diagnose gestellt werden. Dazu benötigt der Arzt ein Ultraschallgerät und muss Erfahrung damit haben. Das ist bei Angiologen und Phlebologen der Fall sowie auch bei vielen Chirurgen, Dermatologen und Gefäßchirurgen. Ist eine Operation gewünscht, kann der Patient sich natürlich auch zunächst beraten lassen. Den Eingriff führen in der Regel (Gefäß-)Chirurgen oder spezialisierte Hautärzte aus. Allerdings gibt es durch die Vielzahl an neuen

Therapieoptionen auch die Möglichkeit, sich ohne Operation behandeln zu lassen. Das macht es sicher nicht leichter, sich zu entscheiden – und da ist erneut der Rat des Hausarztes Gold wert.

Fachärzte, die sich mit Krampfadern beschäftigen
- Ärzte mit der Zusatzbezeichnung „Phlebologie"
- Gefäßchirurgen
- Chirurgen und Hautärzte
- Einige Allgemeinärzte

Jede sichtbare Krampfader ist ein Erkrankungszeichen und sollte gelegentlich einem Arzt vorgeführt werden. Oft entstehen die ersten Fragen im Rahmen eines Besuchs beim Hausarzt oder beim Frauenarzt. Der kann meist Entwarnung geben, wenn die Haut weich und nicht verfärbt ist, ansonsten wird er den Besuch bei einem Facharzt empfehlen.

Das Aufsuchen des Spezialisten ist auf jeden Fall dann nötig, wenn die Krampfadern beginnen, Beschwerden zu verursachen, wenn die Haut unter den Krampfadern leidet, wenn die Venen drohen, sich bei leichten Verletzungen zu eröffnen, wenn sie ein kosmetischer Störfaktor werden oder wenn sie sehr ausgeprägt sind, wenngleich sie keines der genannten Probleme verursachen.

Bei ungeklärten Beinbeschwerden sollte immer auch an ein orthopädisches Problem gedacht werden.

Hautärzte heißen „Fachärzte für Dermatologie und Venerologie". Venerologie kommt aus dem Griechischen und steht dabei nicht für Venen, sondern für Geschlechtskrankheiten

8.2 Das Gespräch mit dem Arzt

Vor der Beratung zu Ihrer Krankheit steht die Frage nach Ihrer Vorgeschichte sowie die Untersuchung. In den folgenden Abschnitten sollen Sie möglichst gut darauf vorbereitet werden.

8.2.1 Was fragt der Arzt mich?

Der Arzt hat heute immer seltener „richtig Zeit". Meist kann er zu einem konkreten Thema, z. B. Krampfadern, nur einmal ausführlich mit Ihnen sprechen.

Aus ◼ Abb. 8.1 ersehen Sie, welche Fragen der Arzt an Sie hat und welche Unterlagen Sie mitnehmen sollten. Die Beschreibung der Beschwerden vermittelt dem Arzt eine grundlegende Hilfe bei der Diagnosefindung. Schmerzen „im ganzen Bein" sind extrem selten. Diese Aussage ist sehr irreführend. Versuchen Sie, Ihre Beschwerden so genau wie möglich zu formulieren. Dazu helfen Ihnen die Fragen in der Tafel.

Auch wenn Sie den Arzt nur mit einer ganz speziellen Frage zu den Venen oder Schwellungen aufsuchen, muss er sich ein vollständiges Bild über Ihre Vorgeschichte und Ihren Gesundheitszustand

Sie sollten beim Arztbesuch gut vorbereitet und konzentriert sein.

Tafel Vorbereitung auf das Gespräch mit dem Arzt

Nehmen Sie sich Zeit, diese Doppelseite zu lesen, bevor Sie den Termin mit dem Arzt vereinbaren, und arbeiten Sie sie noch einmal unmittelbar vor dem Termin durch!

Allgemeine Fragen

Hatte ich bereits chirurgische Eingriffe (an den Venen und im Allgemeinen, besonders Operationen im Bauchbereich)?

Welche Medikamente nehme ich?
- [ ] sporadisch: [ ] regelmäßig:

Habe ich unangemessen auf Medikamente reagiert? (Auch Vollnarkosen)

Schreiben Sie alle Medikamente, die Sie nehmen,mit ihren Dosierungen auf einemZettel auf oder nehmen Siedie Packungsbeilage zum Arztmit.

Was für Erkrankungen liegen bei mir vor?
- [ ] Blutzucker
- [ ] Magen/Darmerkrankungen
- [ ] Krebserkrankungen
- [ ] Rheumatismus
- [ ] Hoher Blutdruck
- [ ] Herzerkrankung
- [ ] Lungenerkrankung
- [ ] Anfallsleiden
- [ ] Sonstige

Hatte ich Vorbehandlungen am Bein?
- [ ] Operationen
- [ ] Knochenbruch

Wurde ich jemals bestrahlt oder hatte ich eine Chemotherapie?

Sind Operationen geplant?
- [ ] Knie
- [ ] Allgemein (Bauch, Prostata, Schilddrüse, Herz...
- [ ] Ballenoperation
- [ ] Hüftoperation

Neige ich zu Blutungen?
- [ ] Starke Regelblutungen
- [ ] Nachblutungen beim Zahnziehen
- [ ] Blaue Flecken
- [ ] Nasenbluten

Habe ich Allergien?
- [ ] Pflaster
- [ ] Antibiotika
- [ ] Örtliche Betäubung (= Spritze beim Zahnarzt)
- [ ] Desinfektionsmittel
- [ ] gegen Medikamente

Habe ich eine Schilddrüsenerkrankung?

Habe ich eine ansteckende Krankheit, z. B. Hepatitis?

Wenn Sie Berichte zu Krankheiten haben, ist es hilfreich, sie zum Arztbesuch immer mitzunehmen, falls der Arzt sie einsehen möchte.

Fragen zur Art der Beinbeschwerden

Habe ich Beschwerden?
- Druck
- Schmerzen
- Schwere
- Ziehen
- Wadenkrämpfe
- Wassereinlagerungen
- Kribbeln

◻ **Abb. 8.1** Fortsetzung

Wann treten die Beschwerden auf?
- ☐ nach längerem Stehen
- ☐ nach längerem Sitzen
- ☐ nach längerem Laufen
- ☐ nach längerem Liegen

- ☐ morgens
- ☐ abends
- ☐ bei Hitze
- ☐ bei Anstrengung
- ☐ wecken mich nachts

Wo treten sie genau auf?
- ☐ Unterschenkel

- ☐ Oberschenkel
- ☐ längs ausstrahlend

Fragen zur Krampfadererkrankung

Seit wann habe ich Krampfadern? (Jahre in Zahlen)

Kamen sie unmerklich oder wurden sie durch ein Ereignis ausgelöst?
- ☐ Schwangerschaft
- ☐ Thrombose
- ☐ nach längerer Bettlägerigkeit

- ☐ Operation
- ☐ Unfall

Was für Behandlungen hatte ich bisher für meine Krampfadern?
- ☐ Verödung
- ☐ Operation
- ☐ Tabletten

- ☐ Kompressionstherapie
- ☐ Lymphdrainage
- ☐ Salben

Wie gut haben sie mir geholfen?

Hatte ich eine Venenentzündung?
An welcher Stelle?

Wie oft?
Wie behandelt?

Womit kann ich die Beschwerden lindern?
- ☐ Kompressionsstrümpfe

- ☐ Medikamente
- ☐ Sport

Habe ich bereits ein Kompressionsstrumpfrezept?
Habe ich die Strümpfe getragen und vertragen?
Haben sie mir geholfen?

Nehmen Sie unbedingt Ihre Kompressionsstrümpfe mit zum Arzttermin!!

Was erwarte ich vom Arzt?
- ☐ Operation
- ☐ Einschätzung des Schweregrades der Erkrankung

- ☐ kosmetisches Ergebnis
- ☐ Therapieempfehlung

Fragen zu Arterienerkrankungen

Muss ich nach längerem Gehen vor Schmerzen anhalten?
Nach welcher Strecke?

Habe ich erhöhte Cholesterinwerte, Blutfette, Diabetes? Habe ich Berichte vom Neurologen (Schlaganfall?) Vom Kardiologen (Herzinfarkt?)? Bitte unbedingt mitnehmen!!

Fragen zu Beinschwellungen

Seit wann habe ich siegenau?

Fiel der Beginn der Schwellungen mit einer Krankheit oder der Einnahme von Medikamenten zusammen?

Wirken die Kompressionsstrümpfe? Welche trage ich am liebsten?

◘ Abb. 8.1   Tafel: Vorbereitung auf das Gespräch mit dem Arzt

machen, um Sie korrekt zu beraten. Sie sollten auf Fragen über Voroperationen, Medikamente sowie allgemeine Erkrankungen gefasst sein. Bereiten Sie sich auf die Fragen vor und schreiben Sie sich ruhig einige Punkte auf!

Was frage ich den Arzt?

Üblicherweise werden die Beine mit der sogenannten „Muskelpumpe" (▶ Abschn. 8.3.2) vermessen und mit einem Ultraschallgerät (▶ Abschn. 8.3.4.–8.3.6) untersucht. Selten sind darüber hinaus Untersuchungen nötig (z. B. mit Kontrastmittel bei vorangegangener tiefer Beinvenenthrombose und bei der Planung besonders schwerer Eingriffe). Sollte Ihnen die Notwendigkeit einer vorgeschlagenen Untersuchung nicht einleuchten, so fragen Sie, was mit dieser Untersuchung festgestellt werden soll und inwiefern diese Ergebnisse die Entscheidung über Ihre weitere Behandlung beeinflussen werden. Erkundigen Sie sich auch nach den Risiken der Untersuchung!

Fragen Sie den Arzt nach Ihrer genauen Diagnose, also nach der Ursache Ihrer Beschwerden. „Beinschwellung" ist keine Diagnose! Manchmal ist zwar die Ursache nach mehreren Untersuchungen immer noch nicht klar, darüber sollte der Arzt den Patienten aber durchaus informieren.

Bei den verschiedenen Behandlungsformen sollten Sie sich erkundigen, wie die persönlichen Erfahrungen des durchführenden Arztes mit der gewählten Therapie sind und inwiefern die Beschwerden, die Sie zu dem Arztbesuch motiviert haben, durch diese Behandlung Linderung finden werden. Besonders sollten Sie sich danach erkundigen, wie lange Sie nach dem Eingriff Beschwerden haben und krankgeschrieben sein werden. Sollte der Arzt eine Behandlung als sehr dringlich darstellen bei einem Befund, der Sie schon seit Jahren unproblematisch begleitet, so sollten Sie aufhorchen. Nur das offene Bein und eine frische oberflächliche Thrombose machen einen Eingriff innerhalb der nächsten Monate notwendig.

8.2.2   Wie bereite ich mich am besten auf den Termin vor?

Sollten die Beschwerden oder Schwellungen nur abends, nur in der warmen Jahreszeit oder nur vor der Menstruation vorliegen, so versuchen Sie möglichst, den Arztbesuch in diese Zeit legen.

Der Arzt untersucht Ihre Beine bis zur Leiste. Zur Untersuchung müssen Sie Ihre Beine freimachen und in der Unterhose stehen. Daher ist das Tragen einer Hose oder eines Rocks besser geeignet als ein Kleid. Ziehen Sie lieber eine kurze Bluse, einen Pullover oder ein T-Shirt an, damit der Stoff nicht in den zu untersuchenden Bereich gerät und eventuell mit Schallgel verschmutzt. Lange Unterhosen müssen ausgezogen werden, da man sie nicht bis zur Leiste hochziehen kann. Daher sollten sie beim Arztbesuch lieber nicht getragen werden.

Aus Rücksicht gegenüber dem Arzt und seinem Team ist eine frische Körperpflege eine Selbstverständlichkeit.

Nehmen Sie alle in Ihrem Besitz befindlichen Arztberichte sowie Kompressionsstrümpfe mit zum Termin, ebenso Ihre Medikamente! Das hilft dem Arzt sehr!

8.3 Der Arzt untersucht mich

Seit über 100 Jahren gibt es eine große Anzahl von Möglichkeiten, die Krampfadern durch einfachste Untersuchungen mit den Händen und wenig Hilfsmitteln genau einzugrenzen. So kann der Arzt das Bein auf verschiedenen Höhen abbinden, um danach beim liegenden und stehenden Patienten zu beobachten, welche Venen sich wie schnell füllen. Allerdings erfordern solche Untersuchungen auch viel Zeit. Heute stehen dem Arzt so sichere und exakte diagnostische Hilfen zur Verfügung, dass es fast nicht mehr nötig ist, die alten Tests durchzuführen. Dennoch gehört das Gespräch und auch das Ertasten der Beine immer zu einer modernen Diagnostik von Beinleiden mit dazu.

8.3.1 Sehen und Tasten

Der Arzt muss das Bein von vorne und von hinten anschauen und ertasten, ob die Haut derb ist, ob die Krampfadern sichtbar sind, ob sie verhärtet, entzündet sind, ob Schwellungen vorliegen. Er sollte die Pulse der Arterien an Knöcheln und Füßen tasten, die Beweglichkeit der Gelenke überprüfen und ggf. die Muskelreflexe oder Störungen im Tastsinn beurteilen. Wenn Sie den Eindruck haben, der Arzt habe eine Hautveränderung nicht zur Kenntnis genommen, weisen Sie ihn ruhig darauf hin oder fragen ihn.

8.3.2 Volumenmessungen

Verschiedene Verfahren stehen zur Verfügung, die feststellen, wie viel Blut das Bein zu einem bestimmten Zeitpunkt enthält, und wie diese Blutmenge durch unbewegtes Stehen, Sitzen oder durch Bewegung beeinflusst wird – wie schnell das Bein sich also füllt und leert: die „Photoplethysmographie" (PPG) und die „Lichtreflektionsrheographie" (LRR). Normalerweise füllt sich das Bein bei unbewegtem Stehen langsam und lässt sich durch Bewegungen schnell wieder leer pumpen. Im Liegen wird mit einer Druckmanschette getestet, wie viel Blut sich im Bein zurückstauen kann und wie schnell es abläuft, wenn der Druck aus der Manschette abgelassen wird.

Der praktische Nutzen der Untersuchung liegt darin, dass geprüft wird, ob eine Krampfader das Bein belastet und ob das Gewebe an der Wade unter einem Überschuss an Venenblut leidet. Indirekt kann auch erkannt werden, ob die Muskelpumpe funktioniert, was Rückschlüsse auf orthopädische Leiden erlaubt.

Volumenmessungen geben nur orientierende Aussagen zum Schweregerad und sind sehr störanfällig

Die Volumenmessungen lassen keine Aussagen über konkrete Venenabschnitte zu. Sie dienen daher nur der Orientierung und zur Kontrolle nach einer Behandlung, sofern die Messung vorher und hinterher durchgeführt wird. Als einzige Entscheidungshilfe reichen sie nicht aus. Kein Patient würde nur aufgrund einer Volumenmessung operiert werden! Die Untersuchung ist außerdem relativ störanfällig. Es gibt viele Faktoren, die ein sogenanntes „falsch-negatives" Ergebnis bedingen. Das heißt: Wenn der Wert schlecht ist, muss das Venensystem nicht unbedingt krank sein. Andersherum kann man sagen, dass gute Werte nicht aufgrund eines Fehlers beim Messen entstehen können. Wenn also gute Werte vorliegen, dann ist das Bein durch die Krampfader nicht belastet. Daher sollten optimale Untersuchungsbedingungen vorliegen:

- Ruhephase vor der Untersuchung (der Patient sollte also nach dem Ankommen in der Praxis zunächst etwas zur Ruhe kommen, er sollte nicht im Laufschritt zur Untersuchung eilen und diese sofort durchgeführt werden!),
- Raumtemperatur ca. 20–22 °C,
- die Haut sollte nicht gerötet sein,
- die Sonde sollte auf gesunder Haut angelegt werden, möglichst nicht auf einer Krampfader,
- die Haut sollte nicht gefettet sein, da die Sonde sonst nicht gut hält.

Wie wird die Untersuchung praktisch durchgeführt?

Sie sitzen mit entkleideter Wade bequem auf einem Stuhl oder einer Liege. Der Fuß steht leicht vor Ihnen, das Knie hat einen Winkel von ca. 110°. Ein Sensor wird an der Wadeninnenseite aufgeklebt und damit die Füllung der Kapillaren an ein Messgerät übertragen. Sobald sich dieser Wert bei unbewegtem Sitzen nicht mehr ändert, gibt das Gerät mit Tönen an, dass Sie den Fuß heben und senken müssen. Das tun Sie, indem Sie die Ferse auf der Unterlage belassen und den Fuß im Sprunggelenk nach dem Rhythmus der Töne auf und ab bewegen. Somit pumpen Sie die Venen im Bein leer. In dieser Phase misst das Gerät die Wirksamkeit Ihrer Muskelpumpe für die Entleerung der Venen. Insbesondere fällt es hier auf, wenn muskulär bedingte Erkrankungen zur Folge haben, dass trotz Bewegung das Leerpumpen der Venen nicht funktioniert. Bei schweren Folgen von Thrombosen kann allerdings die beste Muskelpumpe nicht effektiv gegen die Klappenfehler anpumpen. In der ◘ Abb. 8.2 ist diese Phase durch den orangen Pfeil dargestellt. Die Zeitdauer dieser Phase wird durch das Gerät festgelegt.

Nach 8–10 Bewegungen lassen Sie nach Aufforderung durch die untersuchende Person den Fuß wieder ruhig stehen und bleiben unbewegt sitzen. In dieser Phase wird gemessen, wie lange das Blut benötigt, um die Kapillaren der Haut wieder zu füllen. Sprich, wie lange es dauert, bis das Bein wieder genauso voll Blut ist wie zu Anfang der Untersuchung nach unbewegtem Sitzen.

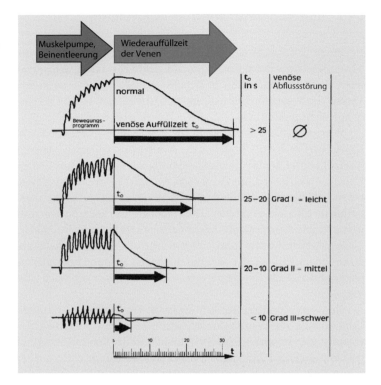

Abb. 8.2 Muskelpumpe und Wiederauffüllzeit sowie Auswertung der Kurve. *Fall 1:* Normalbefund, gutes Leerpumpen, langsames Wiederauffüllen der Venen. *Fall 2:* Gutes Leerpumpen, leicht verkürztes Wiederauffüllen. *Fall 3:* Eingeschränktes Leerpumpen, verkürzte Wiederauffüllzeit. *Fall 4:* Kaum leergepumpt, sofort wieder auf dem Ursprungsniveau der Füllung angelangt. (Mit freundlicher Genehmigung der Fa. Sigvaris; adaptiert)

Sind die Venenklappen in Ordnung, wird das Blut nur durch die Arterien ins Bein fließen. Das dauert sehr lange, deutlich über 25 Sekunden. Sind die tiefen oder oberflächlichen Venenklappen nicht in Ordnung – oder auch nur ein Segment der Venen – wird das Blut auch über diese Venen rückwärts ins Bein strömen. Je nachdem, wie ausgeprägt dieser Fluss ist, wird die Füllung der Hautkapillaren deutlich schneller vonstattengehen. Diese Phase ist in ◘ Abb. 8.2 mit dem blauen Pfeil dargestellt. Die Zeitdauer dieser Phase und die Steilheit der abgeleiteten Kurve sind eigentlich das Ergebnis der Messung: Je flacher die Kurve, je länger das Blut benötigt, um das Bein wieder zu füllen, desto weniger belastet ist das Bein durch die Venen.

Allerdings ist einschränkend immer zu bemerken: Wurde das Bein nicht gut leergepumpt (zum Beispiel, weil die Muskelpumpe bei einem Bandscheibenvorfall oder Beckenschiefstand nicht gut koordiniert ist), so kann die Wiederauffüllzeit auch nicht so gut gewertet werden, schon gar nicht, wenn sie verkürzt ist – ist ein Glas nur halb leer, wird es schneller wieder bis zum Rand gefüllt sein! Daher ist es wichtig, beide Werte zusammen zu betrachten.

8.3.3 Röntgenkontrastmittel-Darstellung

Früher gab es nur die Kontrastmitteluntersuchung zur Darstellung der Beinvenen. Heute wird diese Methode nur noch sehr selten eingesetzt

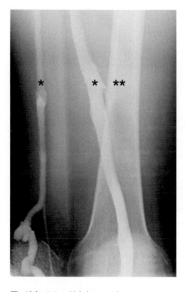

Abb. 8.3 Phlebographie: Venen (*) und Knochen (**) werden hier weiß dargestellt. Man erkennt jedoch weder die Richtung des Blutflusses, noch kann man sehen, ob die Venen vor oder hinter den Knochen liegen. (Aus Mendoza u. Berger 2003)

Bei dieser Untersuchung, auch Phlebographie genannt, werden die Venen des Beines durch Kontrastmittel, das in eine Fußvene gespritzt wird, für die Röntgenstrahlen sichtbar gemacht. Man erkennt den Verlauf der Venen sowie ihre Klappen und stellt fest, welche Verbindungsvenen gedehnt sind.

Wissenschaftler sind sich einig, dass zur Diagnostik der oberflächlichen Beinvenen der Ultraschall die Röntgenuntersuchung komplett ersetzt hat. Die Kontrastmitteldarstellung hat heute nur noch einen kleinen Einsatzbereich: die Diagnostik der tiefen Beinvenenthrombose bei nicht eindeutigem Befund oder bei der Planung komplexer Operationen – also sehr, sehr selten! Die Phlebographie zeigt die Venen als weiße Striche, ebenso wie die Knochenkanten (◘ Abb. 8.3). Das Bild ist „statisch", das heißt, man kann daraus nicht die Flussrichtung des Blutes erkennen, es sei denn, der Arzt durchleuchtet während der Untersuchung und malt anschließend Pfeile auf die Bilder oder gibt einen Film mit.

Die Kontrastmitteluntersuchung ist oft schmerzhaft. Ganz selten kann sie auch Venenentzündungen oder tiefe Venenthrombosen hervorrufen. Sie verbietet sich bei Allergie auf Iod oder Kontrastmittel und bei bestimmten Schilddrüsen- und Nierenerkrankungen.

8.3.4 Schnittbild-Ultraschall

Ultraschalluntersuchungen sind fast allen Menschen aus der Geburtshilfe bekannt. Mit einem speziellen Gerät und dem dazugehörigen Schallkopf wird ein Bild aus dem Körperinneren dargestellt.

Schallwellen sind harmlos. Die Untersuchung mit Schallwellen – die sogenannte Ultraschalluntersuchung – ist schmerzfrei und belastet nicht. Das dabei sichtbare Bild zeigt eine „Scheibe" aus dem Bein, auf der die Venen, die Muskeln, die Bindegewebsschichten, der Knochen und das Fett sichtbar werden. Der Arzt bewegt den Schallkopf über das Gewebe und kann sich dabei ein dreidimensionales Bild machen. Er kann genau sehen, wie die Venen im Verhältnis zu den benachbarten Strukturen (zum Beispiel den Knochen) verlaufen. Mit Hilfe dieses Bildes kann ein erfahrener Arzt Aussagen über den Durchmesser der Venen und die Anwesenheit von Thrombosen schnell und sicher treffen. Die Untersuchung kann ohne Belastung für den Patienten wiederholt werden.

In ◘ Abb. 8.4 wird mittels Ultraschall ein Bild von der Oberschenkelinnenseite gezeigt. Venen sind mit Flüssigkeit gefüllt und werden schwarz dargestellt, Bindegewebe ist weiß und Muskeln sowie Fett haben unterschiedliche Grautöne.

Optimal geeignet ist diese Untersuchung zur Darstellung des Unterhautfettgewebes bei der Diagnostik von Beinschwellungen. Beim Lymphödem sieht das Gewebe wie eine Ziegelsteinwand aus, das Wasser zwischen den Fettarealen bildet schwarze Linien (Fugen der Wand).

Ultraschall ist heute der sogenannte Goldstandard zum Untersuchen der Beinvenen. Das Verfahren ist schmerzfrei und unschädlich

Beim Lipödem ist das Wasser eher diffus in den Zellen, das Unterhautfettgewebe sieht aus wie Schneegestöber.

Mit diesem Bildverfahren lassen sich zwar Gerinnsel in Venen gut erkennen oder ausschließen, aber es kann nicht der Blutfluss in den Venen bestimmt werden. Dazu muss zum Ultraschall noch der sogenannte Doppler dazukommen, mit dem man die Blutflüsse misst.

8.3.5 Doppler-Ultraschall

Mit dem Doppler-Effekt wird die Geschwindigkeit und Richtung der Bewegung von Teilchen festgestellt – in diesem Fall von den roten Blutkörperchen in den Blutgefäßen. Für den Einsatz in der Venenheilkunde gibt es sogenannte Stiftsonden (◪ Abb. 8.5): Der Stift wird auf das Bein gesetzt und misst die Fließgeschwindigkeit in den darunterliegenden Gefäßen.

Diese Untersuchung ergänzt das Schnittbildverfahren um Aussagen zum Blutfluss und auch zur Flussrichtung. Der Arzt stellt fest, ob das Blut in den Venen nur zum Herzen fließt, oder ob es auch – krankhaft – wieder zum Fuß zurückläuft. Dazu verwendet er eine stiftförmige Sonde. Das Gerät gibt rauschende Töne ab, das Ergebnis kann als Kurve auf Papier gedruckt werden.

Der Nachteil dieser Untersuchung besteht darin, dass der Arzt nicht mit Sicherheit weiß, welches Gefäß er untersucht, da es nicht abgebildet wird. Alle Gefäße, die in der Verlängerung der Stiftsonde verlaufen, werden vom Gerät angepeilt, und ihr Blutfluss wird gemessen

◪ **Abb. 8.4** Bild an der Oberschenkelinnenseite. Oben ist die Haut, darunter Unterhautfettgewebe. Weiße Bindegewebsschichten trennen das Fett von den Venen. Darunter liegen die Muskeln. (Aus Mendoza u. Berger 2003)

8.3.6 Duplex-Ultraschall

Die Duplex-Ultraschalltechnik führt das Schnittbild mit dem Doppler zusammen. Der Arzt sieht in der einen Bildhälfte die Vene, in der er gerade den Blutfluss misst, und in der anderen Bildhälfte die Flusskurve – das heißt, wie das Blut in genau dieser gewählten Vene fließt (◪ Abb. 8.6). Er kann so für jede einzelne Vene und Arterie des Beines exakt den Blutfluss bestimmen. Alle Venen des Beines, oberflächliche wie tiefe, können untersucht werden.

Der Arzt ist dank dieser Untersuchung in der Lage, ein genaues Flussschema für sämtliche Venen des Beines zu erstellen, was mit keiner der anderen Untersuchungen möglich ist – auch nicht mit der Kontrastmitteldarstellung.

Alle heute üblichen Geräte zeigen die Flussrichtung auf dem Schnittbild nicht nur in Form einer Kurve mit Geräusch, sondern auch mit Farben an, rot zum Schallkopf hin und blau vom Schallkopf weg, diese Technik wird „Farbduplex" genannt. Sie bietet einen optischen Vorteil für den Arzt, die Untersuchung geht durch diese technische Hilfe schneller. Viele Einzelheiten sind jedoch mit der Farbe nicht zu erfassen. Daher wird im Idealfall die Farbe mit

> Mit dem Duplex-Verfahren kann man im Ultraschall auch das Blut in den Gefäßen fließen sehen

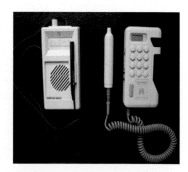

◪ **Abb. 8.5** Geräte zur Messung des Blutflusses mit dem Doppler-Verfahren. (Mit freundlicher Genehmigung der Sigvaris AG)

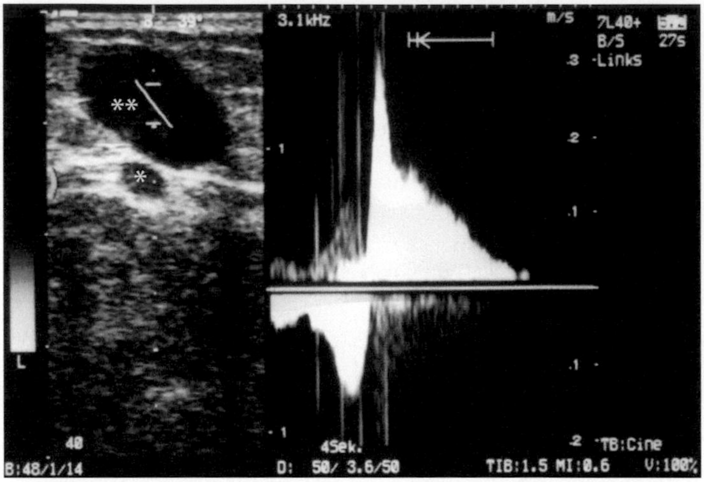

◘ Abb. 8.6   Duplex-Verfahren: Links im Schnittbild sind zwei Venen als schwarze Punkte zu sehen, eine gesunde (*) und eine gedehnte (**). In der gedehnten wird gerade der Blutfluss gemessen, er ist rechts im Bild zu sehen. Zunächst geht der Fluss zum Herzen (Ausschlag nach unten), dann fließt das Blut wieder zurück in das Bein (Ausschlag nach oben). Bei der gedehnten Vene handelt es sich um eine Krampfader. (Aus Mendoza u. Berger 2003)

der Strömungsmessung (◘ Abb. 8.7) während der Untersuchung kombiniert.

Der Duplex-Ultraschall hat den einzigen Nachteil, dass er für ein Flussschema des ganzen Beines zeitaufwendig ist und dass er eine lange Lernphase für den Arzt erfordert.

Seine Vorteile liegen jedoch auf der Hand: exakte Diagnostik, was Lage und Verbindungen der Venen untereinander, Blutfluss und Flussrichtung betrifft. Keine Strahlenbelastung, nicht unangenehm, jederzeit wiederholbar.

Wie wird die Untersuchung durchgeführt?

Die Untersuchung der oberflächlichen und tiefen Beinvenen wird optimalerweise im Stehen durchgeführt, denn dann hilft die Schwerkraft bei der Ermittlung nichtschließender Klappen. Das zu untersuchende Bein wird leicht nach außen gedreht, da zunächst die Beininnenseite geschallt wird. Danach dreht sich der Patient um, und die Beinrückseite wird untersucht.

Im gesunden Zustand ist der Fluss in den Venen sehr langsam. Daher werden diverse Provokationsmanöver zum Einsatz kommen, die einen Blutfluss zur Folge haben und je nach Geschmack des Arztes verwendet werden können:

Bei der Untersuchung wird der Arzt immer wieder Ihr Blut in den Venen in Bewegung setzen, um den Blutfluss auszuwerten. Sie können dabei helfen!

▪ **Atmung**

Während des Ultraschalls oder beim Röntgen wird der Arzt Sie auffordern, den Druck im Bauchraum zu erhöhen, um die Klappen in den

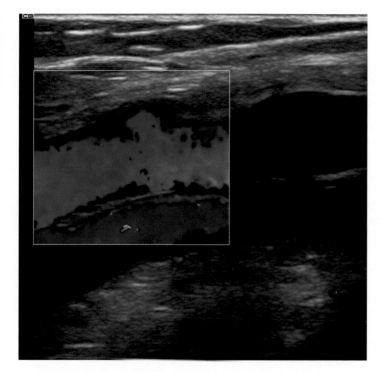

◻ Abb. 8.7 Farbduplexbild mit Darstellung einer Vene (*blau*) und einer Schlagader (*rot*)

tiefen Beinvenen und in der Leiste zu prüfen. Sie können sich darauf vorbereiten:
- tief einatmen,
- Luft anhalten, ohne die Luft auszuatmen, dabei mit dem Bauch pressen wie zum Stuhlgang,
- locker lassen und ausatmen.

■ **Druck auf die Wade**

Der Arzt drückt mit der Hand die Wade leicht zusammen, um das Blut in den Venen nach oben zu quetschen. Dann wartet er, ob das Blut in den Venen danach stehenbleibt (gesund) oder wieder zum Fuß zurückfließt (krankhaft).

■ **Zehen heben**

Der Arzt fordert den Patienten auf, den Vorfuß anzuheben. Dadurch werden die Muskeln angespannt und befördern Blut in den Venen zum Herzen. Auch hier wartet der Arzt dann, ob das Blut wieder fußwärts fließt oder nicht.

■ **Untersuchung der Arterien**

Auch die Flusskurve in den Arterien kann mit dem Duplex-Ultraschall gemessen werden. Orientierend geht das im Stehen, während man die Venen untersucht. Eine ausführliche Untersuchung erfolgt aber im Liegen. Der Arzt kann nicht nur die Flussgeschwindigkeit bestimmen, sondern auch sehen, ob die Arterienwand Verkalkungen zeigt.

8.3.7 Verschlussdruckmessung der Arterien am Knöchel

Mit der Doppler-Sonde kann der Fluss in den kleinen Schlagadern am Knöchel gemessen werden. Zur Abklärung einer arteriellen Verschlusskrankheit kann es nötig sein, den Druck zu erfassen, der nötig ist, um die Arterien am Knöchel zu verschließen.

Eine Blutdruckmanschette wird am Knöchel angelegt. Mit der Doppler-Sonde wird am Knöchel der Puls gesucht und dargestellt – man hört den rhythmischen Ton. Dann wird die Druckmanschette aufgeblasen. Der Druck, bei dem das Blut aufhört, in der Arterie zu fließen, wird gemessen und mit dem Blutdruck am Arm verglichen.

Die Untersuchung erfolgt im Liegen, nachdem der Patient 5–10 Minuten bereits gelegen hat, damit der Blutdruck keine Schwankungen mehr zeigt. Sind die Arterien gesund, so ist der Blutdruck am Knöchel höher als der Blutdruck am Arm. Grenzwertig ist es, wenn er leicht niedriger liegt. Richtig krankhaft ist es, wenn er bei 60 % oder noch darunter liegt.

8.3.8 Röntgenbilder der Gelenke

Zur Abklärung orthopädischer Ursachen von Beinschmerzen ist das Röntgenbild gelegentlich nötig. Der Orthopäde wird entscheiden, welche Region untersucht werden muss. Manchmal ist auch ein CT oder ein MRT (Kernspin) der Wirbelsäule notwendig.

8.3.9 Nervenleitgeschwindigkeit

Ein Neurologe kann messen, wie gut Nerven arbeiten, indem er durch kleine Stromstöße die Weiterleitung von Empfindungen und von Bewegungsbefehlen nachmisst. Damit können kribbelnde Schmerzen und Taubheitsgefühle besser eingegrenzt werden.

8.3.10 Blutuntersuchung

Manchmal muss zur Abklärung von Beinschmerzen eine Blutuntersuchung durchgeführt werden. Einige Beispiele:

- Entzündungswerte (Blutbild und CRP) bei Verdacht auf Wundrose (▶ Abschn. 4.5),
- D-Dimere bei Verdacht auf Thrombose (leider oft auch aus anderen Gründen erhöht; ▶ Kap. 3),
- Schilddrüsenwerte bei Schwellungen (▶ Abschn. 4.8.5),

— Suche nach Antikörpern gegen ödembildende Keime im Blut
(▶ Abschn. 4.8.7),
— Untersuchen von Leber- und Nierenwerten bei Verdacht auf
Erkrankung als Ursache für Schwellung.

8.3.11 Kernspinuntersuchung und CT

Manchmal liegt die Ursache für einen Venen- oder Lymphrückstau nicht
im Bein, sondern im kleinen Becken. Oder das Patientenbein ist sehr
kräftig und die Schallsonde erreicht die Tiefe nicht, die nötig wäre. Dann
ist es sinnvoll, ein Kontrastmittel-CT oder eine Kernspinuntersuchung
durchführen zu lassen. Da diese Methode aber nur sehr selten angewendet wird, muss man sich an ein Zentrum mit Erfahrung wenden. Für die
übliche Untersuchung der Beinvenen ist sie sicher nicht nötig.

8.4 Welche Fragen helfen mir bei meiner Entscheidung?

Bevor Sie anfangen, sich untersuchen zu lassen – oder vielleicht nach
dem ersten Kontakt mit einem Arzt –, kann es sein, dass Sie unsicher
sind. Vielleicht helfen die folgenden Fragen Ihnen, dieses Gefühl zu
ergründen oder im nächsten Gespräch offene Fragen an den Untersu-
cher und den Chirurgen zu klären.

Je besser Sie sich vorbereiten,
desto leichter verstehen Sie die
Antworten des Artes

8.4.1 Fragen an den Allgemeinarzt oder Internisten

— Welche Untersuchungsmethoden wendet er an? Duplex-
Ultraschall unbedingt! Phlebographie in den seltensten
Fällen!
— Empfiehlt er Medikamente? (Medikamente sind nur selten
wirksam, ▶ Abschn. 9.2 und 9.3.)
— Verschreibt er manuelle Lymphdrainagen bei einem
ausgeprägtem Lip- oder Lymphödem?
— Wann empfiehlt er eine Verödung? Bei geplanter Verödung:
    — Wie oft und in welchen Abständen muss ich kommen?
    — Sind meine Sammelvenen gesund? Bei kranken
      Sammelvenen erst diese behandeln!
— Wann empfiehlt er einen chirurgischen Eingriff?
— Welchen Arzt oder welches Krankenhaus empfiehlt er für den
Eingriff?
— Wird dort stationär oder ambulant operiert?
— Welche Behandlung schlägt er vor, wenn ich einem
Eingriff oder einer Verödung (noch) nicht zustimme?
Es sollte auf jeden Fall über eine Kompressionstherapie
gesprochen werden.

8.4.2 Fragen an den Chirurgen

- Wie heißt die Methode, die angewendet wird?
- Werden die Venen entfernt oder bleiben sie im Bein?
- In wie viel Sitzungen werden die Beine operiert?
  Beim Stripping sollte nicht mehr als eine Sitzung pro
  Bein angesetzt werden.
- Welche Art der Narkose wird verwendet?
- Müssen Fäden gezogen werden?
- Werde ich nach dem Eingriff gewickelt, wie lange, von wem?
- Wie lange muss ich Kompressionsstrümpfe tragen?
- Wer betreut mich nach dem Eingriff, der Chirurg oder der
  Hausarzt?
- Wie oft und in welchen Zeitabständen muss ich nach dem
  Eingriff kommen? Auf jeden Fall einmal nach ca. 12 Wochen zur
  Qualitätskontrolle.
- Wie häufig führt er den Eingriff durch?
- Wie häufig sind Nacheingriffe und Verödungen im Anschluss an
  die Operation nötig?

8.4.3 Fragen bei offenem Bein

- Arbeitet die Praxis mit einer Hautklinik oder einem gefäßchir-
  urgischen Zentrum regelmäßig zusammen?
- Besteht eine Chance auf die Heilung meiner Wunde? Die Antwort
  muss positiv sein, nur in den seltensten Fällen gelingt ein Heilen
  wirklich nicht!
- Wie oft muss ein Verbandwechsel vorgenommen werden?
  Zunächst einmal täglich, bei sauberer Wunde mit rosigem
  Wundgrund dann zweimal pro Woche.
- Welche Substanzen enthalten die Salben, die er verwendet? Keine
  Kortisonsalben! Keine Antibiotika, keine Pilzmittel! Salben, die
  Enzyme beinhalten, allenfalls wenige Tage bei eitrigen Belägen,
  auf keinen Fall auf saubere Wunden (stören die Wundheilung)!
- Was ist die Ursache für mein offenes Bein? (Krampfadern, tiefe
  Beinvenenthrombose, arterielle Durchblutungsstörung?)
- Wie sieht der Behandlungsplan aus? Beinhaltet er auch die
  Behandlung der Ursache, z. B. der Krampfadern? Wann wird
  operiert?
- Welche ungefähren Zeitziele werden gesteckt: bis zur Säuberung
  der Wunde (müsste in 2–3 Wochen erreicht werden), bis zur
  Heilung der Wunde, bis zum Beginn der Therapie der Ursache?

Behandlungsmöglichkeiten bei Krampfadern und Ödemen

Dank an Prof. Markus Stücker, Ina Kolze, Angelique Ferdynus und Anke Thiel für die kritische Durchsicht von Teilen des Textes, Angela Telleria, Joaquina Gedeon-Perea, Fatos Gündüz, Sandra Schröder und Anke Grasenick für Unterstützung bei den Fotos.

© Springer-Verlag Berlin Heidelberg 2016
E. Mendoza, *Ratgeber Krampfadern, Beinschwellung und Thrombose*,
DOI 10.1007/978-3-662-49738-8_9

Ödeme und Krampfadern sind chronische Krankheiten, ihre Behandlung wird Sie länger begleiten und soll daher gut verstanden werden. Die Grundtherapie beider Erkrankungsbilder ist die Kompression. In diesem Kapitel werden die unterschiedlichen Kompressionsmöglichkeiten erklärt: die Gewebesorten, die Qualitäten, die Kompressionsklassen und -längen. Zudem werden Anziehhilfen zum leichteren Anlegen vorgestellt. Anschließend werden die verschiedenen Optionen einer operativen Behandlung von Krampfadern mit Wirkweise, Nachsorge und Komplikationen erläutert und miteinander verglichen. Eine grundsätzliche Herausforderung ist es, den richtigen Zeitpunkt für die chirurgische Behandlung von Krampfadern zu finden. Oft treten danach neue Krampfadern auf, daher ist es nicht sinnvoll, jeden Patienten sofort zu operieren, nur weil er eine Krampfader hat. Lange Zeit kann der Zustand mit Kompressionsstrümpfen erhalten werden. Liegen hingegen schon Komplikationen vor – etwa Schwellung oder Hautveränderungen bis hin zum offenen Bein – so ist ein operativer Eingriff klar indiziert.

In diesem Kapitel soll ein Überblick über die verschiedenen Behandlungsmöglichkeiten der Krampfadern gegeben werden. Da einige Behandlungsansätze sowohl für die Krampfadern als auch für Ödeme angewendet werden, wird in den Unterkapiteln natürlich auch auf Ödeme eingegangen. Bei der Varikose kennen wir die Ursache nicht, daher kann diese nicht behandelt werden. In Hinblick auf die Ödeme sei vorweggeschickt, dass es wichtig ist, deren Ursache, wenn möglich, zu finden und zu behandeln (► Kap. 4). Die Behandlung der Thrombose wurde im ► Kap. 3 besprochen.

Wir unterscheiden zwischen folgenden Behandlungsmöglichkeiten:

- Medikamente: innerlich angewendet (► Abschn. 9.2) – als Tablette oder Spritze oder extern aufgetragen (► Abschn. 9.3),
- Kompressionsbehandlung durch Bandage (► Abschn. 9.4) oder als Strumpf (► Abschn. 9.5),
- Anregen des Lymphflusses durch Lymphmassage oder Entstauungsgeräte (► Abschn. 9.6),
- Behandlung von Besenreisern und Seitenästen mit Laser oder Verödung (► Abschn. 9.7),
- Stammvenenausschaltende Verfahren:
  - Stripping (► Abschn. 9.8),
  - Schaumverödung der Stammvene (► Abschn. 9.9),
  - endoluminale Verfahren mit Hitzeeinwirkung (► Abschn. 9.10),
  - Verkleben der Vene mit Akrylkleber (► Abschn. 9.11),
- Stammvenenerhaltende Verfahren:
  - ASVAL (► Abschn. 9.12),
  - extraluminale Valvuloplastie (► Abschn. 9.13),
  - CHIVA (► Abschn. 9.14),
- naturheilkundliche Behandlungsansätze (► Abschn. 9.16).

9.1 Grundsätzliche Gedanken zur operativen Behandlung der Varikose

Zur Behandlung der Varikose stehen viele „konservative" Maßnahmen (wie Kompressionsstrümpfe) und viele operative Verfahren (Verödung, Operation, Hitzeverfahren, Verkleben) zur Verfügung. In dieser Vorabbemerkung stehen die operativen Optionen im Fokus.

Die Möglichkeiten zur Behandlung von Krampfadern nehmen derzeit dank der Entwicklung neuer Techniken und Verfahren immer weiter zu. Bei der Wahl unter den verschiedenen zur Verfügung stehenden Behandlungsmöglichkeiten sind medizinische Grundprinzipien zu beachten: Im Vergleich zum erwarteten Erfolg muss das Risiko der Behandlung vertretbar sein. Und: Der Zielzustand, der durch die Behandlung angestrebt wird, muss besser sein als der Ausgangszustand.

Eine weitere wichtige Überlegung: Sie als Patient sollten für sich prüfen, was für Sie im Vordergrund steht – eine Verringerung Ihrer Beschwerden unter möglichst geringem Risiko oder ein auf jeden Fall maximal optimales kosmetisches Ergebnis (auch wenn das meist nicht erreichbar ist, oder wenn, dann nur für kurze Zeit).

Darüber hinaus sollten Sie sicher sein, dass die Varikose die Ursache Ihrer Beschwerden ist, bevor Sie die Krampfadern behandeln lassen. Das können Sie ganz einfach testen: Lindert ein Kompressionsstrumpf die Beschwerden, ist die Chance, dass diese krampfaderbedingt sind, sehr hoch! Lindern die Strümpfe nicht, wird auch ein Eingriff an den Beschwerden nichts ändern.

Bei einer ausgeprägten Krampfader – vor allem, wenn sie schon Beschwerden oder Hautveränderungen verursacht – oder gar bei einem offenen Bein ist die Frage nach der Notwendigkeit einer Behandlung ganz einfach zu beantworten: Ja, sie ist notwendig. Sie sollte in den kommenden Monaten stattfinden, wenn Sie Zeit hatten, sich mit den verschiedenen Möglichkeiten auseinanderzusetzen.

Die Frage nach der Notwendigkeit einer Behandlung der Varikose stellt sich vielmehr bei den Patienten, die sichtbare Venen ohne Beschwerden haben. Für diese Patienten gibt es noch keine Studien, die belegen, ob eine Operation besser ist als kontrolliertes Abwarten – das heißt, alle paar Jahre eine Untersuchung und Beratung, gegebenenfalls Kompressionsstrümpfe tragen und die Krampfader nicht behandeln. Dies sollten Sie vertrauensvoll mit dem Arzt Ihrer Wahl besprechen. Sind Sie sich nicht sicher oder haben Sie das Gefühl, der Arzt möchte Sie auf jeden Fall möglichst umgehend operieren, ist es ratsam, mit dem Hausarzt Rücksprache zu halten und seine Einschätzung zu erfragen. Und vielleicht einen zweiten Arzt um seine Meinung zu bitten.

Die Androhung, dass eine Krampfader, die keine Beschwerden verursacht, kurzfristig Thrombose und Lungenembolie auslösen kann, wenn sie nicht behandelt wird, ist sicher nicht korrekt. Die meisten Patienten, die diese Aussagen von anderen Ärzten bei uns vortragen, wenn sie sich eine zweite Meinung einholen, haben bereits seit 10 oder 20 Jahren Krampfadern. Warum sollte gerade in den nächsten Monaten

Die Kunst der Medizin besteht darin, zu entscheiden, wann eine Behandlung sinnvoll ist. Bei Krampfadern ohne weitere Beschwerden oder Hautveränderungen fällt diese Entscheidung nicht ganz leicht!

die über so viele Jahre nicht aufgetretene Thrombose entstehen? In Studien wurde ein Zusammenhang zwischen Varikose und Thrombose nicht belegt.

Die Erkenntnisse des Schweizer Chirurgen Dr. Fischer, der seine Patienten bis zu 34 Jahre nach korrekt durchgeführter Krampfaderoperation untersuchte, ernüchtern auch die stärksten Verfechter der Entfernung von Krampfadern: Fast 70 % der operierten Patienten hatten wieder Krampfadern! In dieselbe Richtung weisen alle neuerdings durchgeführten Langzeitstudien nach Entfernung der Venen: Zwischen 40 und 50 % der Patienten hatten nach 10 Jahren neue Krampfadern! Wenn sich bei der Hälfte der Patienten nach Jahren neue Krampfadern bilden, sollte man vielleicht Wege finden, schonender zu behandeln, die Interwalle zwischen den Eingriffen länger hinzuziehen und den ersten chirurgischen Eingriff möglichst lange herauszuzögern, sofern noch keine Beschwerden vorliegen oder die Varikose nicht so ausgeprägt ist – um so die Gesamtanzahl der nötigen Eingriffe möglichst gering zu halten

Das ist auch für Ihre Einstellung zur Krankheit von Bedeutung: Sie müssen wissen, dass wir noch nicht in der Lage sind, sie zu heilen. Daher ist es wichtig, dass Sie Ihren Beitrag so gut wie möglich leisten. Suchen Sie die Balance zwischen einer frühzeitigen, entstauenden Behandlung, Gewichtsreduktion, Ausdauersportarten, um das Fortschreiten bereits vorliegender Krampfadern möglichst zu verzögern. Nach der langjährigen Erfahrung der Autorin ermöglichen diese Maßnahmen, eine Operation über viele Jahre zu vermeiden.

Im Hinblick auf operative Behandlungen sind generell folgende Tatsachen zu beachten:

In Studien ist sicher belegt, dass ein hoher Prozentsatz von Krampfadern 10 Jahre nach der Behandlung erneut auftreten

— Krampfadern sind eine chronische Erkrankung. Sie können nach erfolgter Behandlung an anderen Venen erneut auftreten.
— Während einer Schwangerschaft sollte grundsätzlich nicht operiert werden, denn nach der Entbindung bilden sich die Venen oft wieder zurück. Außerdem darf während einer Schwangerschaft kein Risiko für das Kind eingegangen werden – und sei es auch noch so gering!
— Besteht bei Frauen Kinderwunsch, so ist zu beachten, dass es keine aussagekräftigen Daten gibt zum Vorgehen mit der vorderen Sammelvene in der Leiste, der Vena saphena magna. Möglicherweise stellt dieses Areal ein natürliches Ventil für das Blut aus dem kleinen Becken während der Schwangerschaft dar. Wird die Vena saphena magna chirurgisch entfernt, können untypische Krampfadern an Schamlippen und Unterbauch verstärkt werden.
— Bei einer gleichzeitig vorliegenden arteriellen Durchblutungsstörung am Bein muss sorgfältig abgewogen werden, welche der beiden Erkrankungen zuerst behandelt wird. Der Eingriff darf nicht zu viel Wunden verursachen, da diese schlecht heilen, jede überflüssige Wunde ist ein Risiko! Außerdem könnte es sein, dass die Stammvenen noch als Bypass benötigt werden. Venenerhaltende Verfahren sind daher in diesen Fällen besonders gut geeignet.

- Bei Patienten mit tiefer Beinvenenthrombose in der Vorgeschichte muss vor dem Eingriff ausgeschlossen werden, dass die Krampfadern für den Blutabfluss aus dem Bein benötigt werden.
- Bei einem offenen Bein muss zunächst versucht werden, dieses mit Wundauflagen und Kompression zu verschließen. Manchmal reicht das jedoch nicht, dann muss unter besonderen hygienischen Vorsichtsmaßnahmen trotz bestehendem Ulkus operiert werden (▶ Kap. 6).

Kosmetische Behandlungen wie das Lasern von Besenreisern oder Verödung von optisch störenden Ästen sind keine Kassenleistung. In Deutschland wird ebenso die schallgesteuerte Verödung von Krampfadern grundsätzlich nicht von den gesetzlichen Krankenkassen bezahlt. Bei einigen Ärzten (Allgemeinärzten) wird seit 2003 gar keine Verödung bezahlt. Wenige Krankenkassen vergüten auch noch nicht die neuen sogenannten endoluminalen Verfahren (Radiofrequenz oder Laser in der Stammvene).

Bedenken Sie, dass Sie zusätzlich zu den gegebenenfalls zu zahlenden Arztkosten auch bei Medikamenten und beim Kompressionsstrumpf einen Eigenanteil zahlen müssen. Bitten Sie im Zweifelsfall vor einer Operation, die Sie selbst zahlen müssen, den Arzt um einen Kostenvoranschlag, den Sie Ihrer Kasse vorlegen können – sofern es sich nicht um eine kosmetische Behandlung handelt, wie es bei der Verödung von Besenreisern der Fall ist.

> Und noch ein Tipp zu möglichen Kosten: Gewöhnen Sie sich an, den Arzt vor Beginn einer Behandlung zu fragen, welche Kosten voraussichtlich auf Sie zukommen!

9.2 Tabletten

Das Interesse der Pharmaindustrie am Verkauf von „Venenmitteln" ist verständlich: Es handelt sich um eine der häufigsten Erkrankungen! Das Überangebot und die Werbung mit all ihren Versprechen sollen aber nicht über die Tatsache hinwegtäuschen, dass es kein Medikament gegen die Krampfadern selber gibt! Die sogenannten Venenmittel bezwecken eine Behandlung der Begleiterscheinungen der Krampfadern. Auf ihre Wirksamkeit wird im jeweiligen Kapitel eingegangen.

Vor der Einnahme von Tabletten sollten Sie genau lesen, welche Bestandteile in ihnen enthalten sind. Im Beipackzettel finden Sie unter Wechselwirkungen Hinweise auf Gefahren, wenn Sie diese Medikamente gleichzeitig mit anderen einnehmen. Dies müssen Sie unbedingt vorher beachten und im Zweifelsfall Ihren Arzt oder Apotheker ansprechen.

> Beipackzettel sind heute sehr ausführlich gestaltet und werden ständig auf den neuesten Stand gebracht. Insbesondere die Wechselwirkung mit anderen Medikamenten und die Nebenwirkungen sollten gelesen werden!

9.2.1 Diuretika

Diuretika oder „Wassertabletten" fördern die Ausscheidung von Flüssigkeit über die Nieren. Sie wirken nur indirekt auf die Beine, indem die gesamte Flüssigkeitsmenge im Körper verringert und dadurch auch das Wasser in den Beinen (die Schwellung) weniger wird. Sie entziehen aber nur das Wasser aus dem Gewebe und lassen die Eiweiße vor Ort. Daher beschleunigen sie eine Komplikation der chronischen Ödeme: die Hautverhärtung! Sie sollten daher als Therapie des Beinödems nur ganz sporadisch und kurzfristig eingesetzt werden – und nur in Kombination mit Kompressionsstrümpfen.

Müssen Sie Diuretika aus anderen Gründen nehmen (Herzinsuffizienz, hoher Blutdruck) und leiden Sie auch an Wassereinlagerungen, ist es sinnvoll, die Therapie mit Kompressionsstrümpfen zu ergänzen. So vermeiden Sie, dass sich harte Eiweißeinlagerungen im Gewebe bilden.

- ◾ Nebenwirkungen
- — Blutdrucksenkung (im Fall einer Bluthochdruckkrankheit erwünschtes Ziel des Medikamentes, bei normalem Blutdruck sehr lästig!)
- — Veränderung der Zusammensetzung der Blutsalze, bei längerfristiger Einnahme Kontrollen empfohlen!

Diuretika sind zum Beispiel HCT (Hydrochlorothyacid), Furosemid, Torasemid oder Triamteren.

9.2.2 Venotonika und Ödemprotektiva

Diese pflanzlichen Mittel sollen auf die Venenwand wirken: damit die Wand stärker wird und sich nicht so ausdehnen kann und damit sie nicht so flüssigkeitsdurchlässig ist (s. auch ▸ Abschn. 9.16.6).

Es gibt diverse Studien zu diesen Medikamenten mit unterschiedlichen Ergebnissen. Mikroskopisch wurde nachgewiesen, dass die Medikamente tatsächlich einen Einfluss auf das Verhalten der Entzündungszellen in der Venenwand (▸ Abschn. 2.3) haben.

Anhand der Rückmeldungen von Patienten ist festzustellen, dass etwa die Hälfte der Patienten, die unter „schweren" Beinen leiden, angeben, dass die Medikamente ihnen Linderung verschaffen. Testen Sie daher (nach Prüfung des Beipackzettels) für sich, ob Sie eine Wirkung merken.

9.2.3 Anreger des Lymphflusses

Viele homöopathische Arzneimittel beanspruchen für sich eine Wirkung auf den Lymphfluss. Auch hier ist anzumerken, dass die Patienten mit Lipödem oder Lymphödem, die diese Arzneimittel genommen haben, oft positive Rückmeldungen geben. Daher kann auch in diesem Fall nur ein Versuch Sie persönlich weiterbringen in Ihrer Entscheidung – am besten in Abstimmung mit Ihrem Arzt oder Heilpraktiker.

9.2.4 Entzündungshemmer

Entzündungshemmer sind Medikamente, die den Entzündungsprozess im Körper beeinflussen und dadurch eine schmerzlindernde Wirkung erzielen. In unserem Themenbereich werden die Entzündungshemmer bei der oberflächlichen Venenthrombose eingesetzt. Sie können zwar die Thrombose nicht direkt beeinflussen, verhindern aber die schmerzhafte Entzündung des umgebenden Gewebes. Entzündungshemmer können jedoch den Lymphabfluss verlangsamen und dadurch Schwellungen hervorrufen oder verschlimmern.

Beispiele für Entzündungshemmer sind Ibuprofen und Diclofenac. Diese Medikamente haben ausgeprägte Nebenwirkungen (unter vielen anderen: Magenblutungen, Nierenschädigung, Veränderung des Gerinnungswertes bei gleichzeitiger Einnahme von Marcumar oder neuen oralen Antikoagulanzien). Sie sollten daher nur vorübergehend und nur mit vollem Magen genommen werden.

9.2.5 Antibiotika als Tabletten

Antibiotika dienen der Bekämpfung bakteriell verursachter Entzündungen. Sie kommen in der Venenheilkunde und der Lymphologie nur zum Einsatz, wenn eine Wundrose (▶ Abschn. 4.5) vorliegt oder ein offenes Bein mit einem nachweislich die Wunde schädigendem Keim (und dann nur nach Entnahme eines Wundabstriches!). Antibiotika helfen nicht bei „Venenentzündungen", denn dabei handelt es sich um Gerinnsel und nicht um Bakterieninfektionen. Daher wurde der Name auch von „Venenentzündung" in „oberflächliche Venenthrombose" geändert, um dieser Verwechslung vorzubeugen.

Einige Ödeme können bakteriell bedingt sein (▶ Abschn. 4.8.7). Manchmal ist es sinnvoll, eine antibiotische Behandlung auch dann durchzuführen, wenn dieser Infekt schon länger zurückliegt, weil es sich um Keime handelt, die im Körper bleiben. Dies sollten Sie unbedingt mit dem behandelnden Arzt besprechen.

Antibiotika haben viele Nebenwirkungen, die Zerstörung der Flora im Magen-Darm-Trakt mit der Folge von Durchfällen und Scheidenpilzinfektionen ist eine der häufigsten und lästigsten. Tritt dies auf, fragen Sie Ihren Arzt, wie Sie sich verhalten sollen! Manchmal ist die Ergänzung der Therapie um ein Pilzmittel oder das Absetzen des Antibiotikums notwendig.

Antibiotika haben häufig Wechselwirkungen mit anderen Medikamenten. Viele der gängigen Antibiotika verändern die Wirksamkeit der Gerinnungshemmer und steigern somit das Blutungsrisiko. Besonders ausgeprägt ist dies für die Gruppe der Gyrasehemmer (Ofloxazin, Ciprofloxazin, Levofloxazin und Moxifloxazin) und für Cotrimoxazol. Am wenigsten scheinen die Penicilline diese Änderung hervorzurufen. Sollten Sie z. B. Marcumar nehmen und ein Antibiotikum brauchen, weisen Sie den verordnenden Arzt bitte immer auf Ihre

> Nimmt man Antibiotika ein, muss man sich streng an die Anweisungen halten, besonders an die zeitlichen Vorgaben: wie oft am Tag, welche Stunden Abstand zwischen den Einnahmen und wie viele Tage!

Marcumar-Einnahme hin. Auch der beste Hausarzt kann bei einer Akutkrankheit einmal die Grundmedikamente aus den Augen verlieren. Lässt sich die Einnahme der hier genannten Antibiotika mit Wechselwirkung nicht vermeiden, ist dies grundsätzlich kein Problem: Der INR Wert muss 1–2 Tage nach dem Start des Antibiotikums kontrolliert und die Dosis vom Marcumar eventuell verringert werden. Je nach Ergebnis müssen die Kontrollen dann engmaschig bis zum Ende der Einnahme fortgeführt werden. Nach dem Absetzen muss natürlich die Dosis weitergenommen werden, die vor der Antibiotika-Einnahme üblich war.

Doxyzyklin spielt eine Sonderrolle. Es kann eine Sonnenallergie verursachen, und es darf nicht zusammen mit Milch oder Milchprodukten eingenommen werden. Das heißt, während der Mahlzeit, zu der Sie die Tablette nehmen (sie muss nur einmal täglich genommen werden), dürfen Sie weder Butter, Käse, Sahne noch Milch zu sich nehmen (bei den restlichen Mahlzeiten des Tages dürfen Sie Milchprodukte verzehren!). Doxyzyklin als Tablette ist relativ unbekömmlich, als Kapsel ist das Medikament viel besser verträglich. Leider gibt es nur einen Hersteller für die Kapseln, und sie sind in der gängigen Dosis von 200 mg nur in 10er-Packungen erhältlich. Daher müssen im Zweifelsfall zwei Packungen verordnet werden – und zweimal Zuzahlung geleistet werden.

"Geschluckte" Antibiotika wirken über die Blutbahn im gesamten mit Keimen besiedelten Gewebe. Sie können in die Tiefe eindringen und "gründlich" wirken. Als Salbe aufgetragen haben Antibiotka diese Wirkung nicht

9.2.6 Blutverdünner

ASS (Azetylsalizylsäure) gehört zu den Blutverdünnern, die bei Erkrankungen der Schlagadern, auch der Kranzgefäße am Herzen, zum Einsatz kommen. Sie beugen Thrombosen in den Arterien vor. Viele Menschen nehmen 100 mg einmal täglich zur Vorbeugung von Herzinfarkt und Schlaganfall, oder zum Vorbeugen einer Verschlechterung der arteriellen Verschlusskrankheit (▶ Abschn. 5.1). Venen jedoch haben einen sehr langsamen Blutfluss. ASS ist daher in den Venen nicht wirksam, um einer Gerinnselbildung vorzubeugen. Das wurde auch durch Studien bestätigt.

ASS kann den Lymphabfluss verlangsamen und dadurch die Bildung von Schwellungen fördern.

9.2.7 Gerinnungshemmer zur Behandlung der Thrombose

Diese Medikamente werden ausführlich in ▶ Abschn. 3.6.3 besprochen.

9.3 "Externa", z. B. Salben

Generell gilt: Auch Salben können keinen Einfluss auf die Entwicklung von Krampfadern oder Schwellungen an sich nehmen, weil es kein Medikament gibt, das dies bewirkt

"Externa" sind von außen auf die Haut aufgetragene Medikamente. Das sind Wirkstoffe in Cremes, Salben, Gels etc. Jede Massage der Beine tut gut. Sogar dann, wenn man sich die Beine selbst massiert.

Einer der großen Vorteile von Salben ist daher die simple Tatsache, dass sie einmassiert werden. Außerdem sind auch bei geschwollenen Beinen oft Schuppen und Hautrisse durch Austrocknen der Haut vorhanden. Eine gute Hautpflege ist sehr, sehr wichtig, vornehmlich mit Produkten ohne Zusatzstoffe, also ohne Farbstoffe, ohne Konservierungsstoffe und ohne Duftstoffe. Optimal sind Salben, deren Säurewert hautneutral ist (pH 5,5). Zur Hautpflege gehört auch das regelmäßige Duschen oder Baden, damit die Schuppen sich lösen können.

9.3.1 „Angenehm kühlende" Externa

Viele Salben enthalten zur Kühlung alkoholische Zusätze, die aber leider die Haut austrocknen. Das ist gerade bei Krampfadern und Schwellungen sehr ungünstig. Trockene Haut ist anfälliger für Risse, damit kann der Anfang für ein „offenes Bein" gesetzt werden. Sehr viel kostengünstiger und auch mit weniger Risiken verbunden ist das Einreiben der Haut mit gewöhnlichen, unparfümierten Fettsalben oder Hautcremes. Um die angenehme Kühlung zu erzielen, können sie im Kühlschrank gelagert werden.

9.3.2 Venotonika

Es gibt viele frei verkäufliche Salben mit Wirkstoffen, die die Venen anregen und die Schwellung lindern sollen. Sicher ist das Einreiben damit nicht schädlich, solange den Salben keine Alkohole beigefügt sind „zur Kühlung".

9.3.3 Heparin-Salben

Salben mit dem Wirkstoff Heparin sind möglicherweise die am meisten von den Pateinten selbst gekauften Produkte zur Linderung von Beinbeschwerden. Dabei ist nachgewiesen, dass Heparin nicht über die Haut aufgenommen werden kann. Die Größe der Wirkstoffpartikel, die sogenannte Molekülgröße, ist zu hoch, und das Medikament kann daher nicht durch die Haut dringen. Somit kann die empfundene „Wirkung" des Produkts nur an der Tatsache liegen, dass es einmassiert wird. Das heißt, der Patient profitiert von der Massage, nicht aber vom Wirkstoff!

Heparin-Salben werden üblicherweise eingesetzt, um Hämatome zu lindern und um „Venenentzündungen" (oberflächliche Thrombosen) zu behandeln. Hämatome würden wachsen, wenn ihnen Heparin zugeführt würde (wenn es denn durch die Haut aufgenommen werden könnte!). Ein Kompressionsverband wäre sinnvoller. Und im Fall einer Venenentzündung sollte der Hausarzt eingeschaltet

Auf einem Vortrag für Patienten wurde ein Kollege in Hannover einmal gefragt, welche Stärke an Heparin-Salbe er empfiehlt. „Heparin, ganz gleich welche Stärke, wirkt nicht durch die Haut! Schlucken Sie die Salbe, dann kommt mehr an!" war die Antwort. Plakativer kann man es nicht formulieren!

werden, um die Schwere derselben zu untersuchen und ggf. Heparin zu spritzen!

9.3.4 Entzündungshemmer

Bei Schmerzen in hautnahen Bereichen (oberflächliche Thrombosen, Gelenkschmerzen, Sehnenscheidenentzündung) können Ibuprofen und Diclofenac auch auf die Haut aufgetragen helfen. Diese Wirkstoffe können durch die Haut aufgenommen werden. Achten Sie darauf: Sollte die Creme auch Alkohol enthalten, müssen Sie anschließend die Haut fetten. Erstaunlich gut wirkt aber alternativ auch ein Quarkumschlag (► Abschn. 9.16.7).

9.3.5 Antibiotika auf die Haut

Der Sinn von Antibiotika ist die Behandlung einer Infektion. Diese spielt sich niemals nur auf der Oberfläche der Haut ab, sondern immer in mehreren Gewebeschichten. Daher sollten Antibiotika als Tabletten oder gespritzt verabreicht werden, damit sie auch sicher alle Gewebeschichten erreichen.

Antibiotika als Salben sind im Bereich der Venenheilkunde verboten! Sie wirken durch die Haut oder in der offenen Wunde nicht! Benötigt man ein Antibiotikum gegen eine Erkrankung am Bein, muss es geschluckt (oder gespritzt) werden. Die Nachteile von Antibiotika als Externa sind zudem eine ausgeprägte Allergieentwicklung und Züchtung widerstandsfähiger Keime.

9.3.6 Kortison

Hautrötungen oder Juckreiz können sehr lästig sein. Kortison lindert zwar kurzfristig den Juckreiz und unterstützt auf Dauer eine Rückentwicklung einer entzündlich bedingten Rötung, es bewirkt jedoch langfristig eine Verdünnung der Haut. Das fördert auf lange Sicht die Entstehung eines offenen Beines.

Hautrötungen haben Ursachen, die abgeklärt – und behandelt – werden müssen. Nur in seltenen Fällen wird das Auftragen einer kortisonhaltigen Salbe tatsächlich bei Patienten mit venen- oder schwellungsbedingten Rötungen nötig sein.

9.3.7 Harnstoff

Harnstoff (lateinisch Urea) lindert sehr gut den Juckreiz und hat keine Nachteile für die Haut. Er ist in vielen Salben frei verkäuflich zu erhalten.

9.3.8 Zinkpaste

Zinkpaste kennen wir von der Versorgung von Babys: Unter die Windel kommt zum Schutz der Haut vor Feuchtigkeit eine weiße Creme – sie enthält Zinkpaste. Ebenso kann sie um offene Wunden herum auf die gesunde Haut aufgetragen werden, wenn die Wunden stark nässen und die Gefahr besteht, dass die gesunde Umgebung davon angegriffen wird. Bitte niemals **in** die Wunde geben!

9.4 Kompressionsbehandlung

9.4.1 Wirkweise der Kompression

Die Anwendung von äußerem Druck auf das Bein hat zur Folge, dass nur wenig Blut in die Krampfadern eintritt und sich geringere Mengen an Flüssigkeit im Gewebe ansammeln. Somit wird der Ausdehnung der Krampfadern und der Füllung des Gewebes mit Flüssigkeit, der Schwellung, effektiv entgegengewirkt. Der Druck ist am Knöchel stärker und nimmt im Lauf des Beines nach oben ab. Dadurch wird die Flüssigkeit aus dem Gewebe und in den Gefäßen nach oben befördert.

Kompression kann mit Bandagen verschiedener Sorten (▶ Abschn. 9.4.4) erfolgen. Angenehmer ist es aber für den Patienten, wenn er einen Kompressionsstrumpf trägt, den er selber an- und ablegen kann und mit dem er auch in seine Schuhe passt. Kompressionsstrümpfe rutschen weniger als Bandagen, die sich leicht verschieben und tiefe Einschnürungen verursachen.

> Wenn das Bein noch so geschwollen ist, dass ein Kompressionsstrumpf schon nach kurzer Zeit nicht mehr passen würde, wird es üblicherweise zunächst gewickelt. Sobald das Bein entstaut ist, wird dann ein Kompressionsstrumpf verordnet

9.4.2 Indikationen zur Kompressionsbehandlung

Die Kompression ist die wichtigste Behandlung des Krampfaderleidens und der Beinschwellung. Sie kann in vielen Fällen, wenn eine Operation nicht gewünscht wird, auch als alleinige Therapie lebenslang durchgeführt werden. Sie lindert sehr wirkungsvoll die Beschwerden der Krampfadern und auch die Beinschwellung.

Bei Krampfadern:
- Behandlung der Symptome (wie Schweregefühl, Juckreiz etc.)
- Möglicherweise Verzögerung des Krankheitsfortschritts durch die Kompressionsstrümpfe
- Bestandteil der Vor- und Nachbehandlung bei Operationen und Verödungen
- Behandlung aller Komplikationen von Krampfadern, wie Thrombose der oberflächlichen Venen, Schwellung, Verfärbung der Haut und Ulcus cruris
- Nach erfolgreicher Behandlung der Krampfadern wird oft behauptet, eine Kompressionstherapie sei nicht mehr nötig. Viele Patienten tragen sie dennoch weiter mit dem Gedanken,

einem erneuten Auftreten von Krampfadern vorzubeugen. Keine der beiden Optionen ist mit Studien belegt!

Bei Thrombose:

- Behandlung der Schwellung und dadurch effektive Schmerzreduktion
- Beschleunigung des Blutes in den tiefen Beinvenen zum Abbau des Gerinnsels und zur Vermeidung seines weiteren Wachstums

Bei Schwellungen:

- Zum Verringern des Wasser- und Eiweißanteils im Gewebe
- Bei Lipödem und Lymphödem dauerhafte Grundtherapie!
- Bei akuten Schwellungen, z. B. nach Verletzung, solange die Schwellung vorliegt

Bei Schwangerschaft:

- Im ersten Drittel als Kniestrumpf unterstützend gegen Müdigkeit, Übelkeit und Erbrechen (gleiche Wirksamkeit wie Tabletten gegen Übelkeit)
- Während der gesamten Schwangerschaft als Kniestrumpf zum Vermeiden von Wassereinlagerungen und als Thrombosevorbeugung
- Bei Vorliegen von Krampfadern knie- oder schenkellang

9.4.3 Gegenanzeigen

Bei Arterienerkrankungen kann man auch einen leichteren Kompressionsstrumpf (Klasse I) probieren, er wird deutlich besser vertragen

Es gibt einige Situationen, in denen keine Kompression angewandt werden darf. Dabei handelt es sich in erster Linie um fortgeschrittene arterielle Durchblutungsstörungen im Bein. Bei diesen Patienten fließt das Blut in den Arterien nicht mehr mit ausreichendem Druck (▶ Abschn. 5.1). Kommt dann ein zusätzlicher Druck von außen hinzu, verschlechtert sich die arterielle Versorgung, es können Gewebeschädigungen entstehen, die bis hin zum Verlust des Beines führen können. Deshalb schließt Ihr Arzt vor Verordnung einer Kompression eine arterielle Durchblutungsstörung bei Ihnen aus.

Eine Kompression, die Schmerzen verursacht, muss umgehend entfernt werden! Die Ursache des Schmerzes muss gefunden werden – passt der Strumpf nicht richtig? Liegt eine Entzündung vor?

Bei Nervenschäden entfällt dieses wichtige Warnzeichen. Darum muss bei diesen Patienten der Zustand des Gewebes regelmäßig kontrolliert werden, indem der Strumpf abgelegt und die Haut betrachtet wird. Ist sie rötlich oder gereizt, muss der Sitz des Strumpfes überprüft und korrigiert oder der Strumpf komplett abgelegt werden.

Eine weitere Gegenanzeige zur Kompression ist eine akute Entzündung im Bein. Fragen Sie im Zweifelsfall Ihren Arzt!

Gelegentlich kommt es bei schwerer Herzschwäche unter Kompression zu Luftnot. Das liegt daran, dass das Blut, das in den Krampfadern

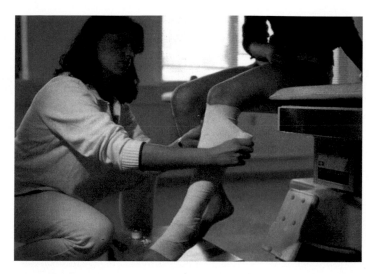

◘ Abb. 9.1 Bandagierung einer Wade. (Aus Mendoza u. Berger 2003)

fließt, nun zusätzlich im Kreislauf ist und die Herzpumpe zunächst überlastet. Der Körper muss dieses überschüssige Blut abbauen. Besser geht man hier schrittweise vor und trägt zum Beispiel zunächst nur an einem Bein einen Strumpf. Nach ungefähr einer Woche regelmäßiger Kompression an einem Bein, wenn die überschüssige Flüssigkeit aus dem Bein abgebaut wurde, beginnt man zusätzlich mit der Kompression am zweiten Bein.

9.4.4 Wickeln der Beine

„Beine wickeln" bedeutet, elastische Binden aufzubringen, damit bei einer ausgeprägten Schwellung das Gewebewasser aus dem Bein gedrückt werden kann (◘ Abb. 9.1). Die Folge ist, dass das Bein abschwillt und dann auf Kompressionsstrümpfe zurückgegriffen werden kann. Früher, als die Kompressionsstrumpfversorgung noch nicht so gut war, wurde oft dauerhaft gewickelt. Heute sollte dem Kompressionsstrumpf jedoch immer der Vortritt gewährt werden, sobald keine deutliche kurzfristige Umfangverringerung mehr erwartet wird.

> Ein gut angepasster Kompressionsstrumpf ist nach erfolgter Entstauung des Beines den Bandagen immer vorzuziehen.

Der Vorteil der Bandagen liegt darin, dass sie sich an jede Beinform anschmiegen und jeden Tag auf den neuen Wadenumfang angepasst werden können.

Für die dauerhafte Anwendung überwiegen aber die Nachteile:
- Trotz sorgfältiger Wickeltechnik verrutschen Bandagen leicht und schnüren dann ein.
- Sie tragen auf, so dass man üblicherweise nicht in normales Schuhwerk passt.
- Der Druck der Bandage wechselt, je nachdem, wer sie anlegt.

— Der Patient ist auf Hilfe von geschultem Personal angewiesen, um sie anzulegen (es ist fast unmöglich, sich selbst korrekt am Knöchel zu bandagieren).

— Die Knöchelbeweglichkeit ist mit einer Bandage deutlich eingeschränkter als mit einem Kompressionsstrumpf.

— Es ist sinnvoll, nur bis zur Wade zu bandagieren, über dem Knie verrutschen die Wickel immer nach wenigen Schritten – oder die Bandage ist so starr, dass eine normale Beinbewegung nicht möglich ist.

Grundsätzlich sollte vom selbstständigen Bandagieren abgesehen werden

— Die üblichen Bandagetechniken beginnen am Zehenansatz. Dabei kann es passieren, dass besonders bei Lymphödemen, die auch den Fuß betreffen, das Wasser in die Zehen gedrückt wird (◘ Abb. 9.2).

Deswegen sollten die Bandagen der Akutbehandlung vorbehalten bleiben.

Üblicherweise werden „Kurzzugbinden", auch „Pütterbinden" genannt, angelegt. Es handelt sich um elastische Binden, die direkt auf die Haut gewickelt werden. Für besonders geschwollene Beine oder solche mit Furchen bietet sich der sogenannte Mehrlagenverband an: Er besteht aus einer weichen inneren Schicht und einer selbsthaftenden äußeren Schicht. Der Verband ist dadurch zwar dicker, aber auf der Haut deutlich angenehmer. Seine Effektivität ist höher, da durch die mehreren Lagen eine bessere Flüssigkeitsausschwemmung erzielt werden kann. Von Nachteil ist indes, dass der Patient nicht mehr in normale Schuhe passt (◘ Abb. 9.3).

Daher ist die Kombination aus Zweilagenverband für die Wade und einer Kompressionssocke optimal: Die Wade kann entstaut werden, bis ein Kompressionsstrumpf passt, die Zehen sind durch die Socke besser komprimiert als mit üblichen Bandagen, und der Patient kann normales Schuhwerk verwenden, bis er dauerhaft mit Kompressionsstrümpfen versorgt wird oder die akute Schwellung vorbei ist. Das heißt auch, dass er seiner Arbeit nachgehen kann, dass er laufen kann und damit auch die Muskelpumpe wieder besser aktiviert wird (◘ Abb. 9.4). Diese Socke ist eine neue Entwicklung (Circaid compressive sock von der Firma Medi). Sie kann zwar schon bestellt werden, wird aber noch nicht von den Kassen erstattet. Die Selbstzahlerkosten sind aber moderat, wenn man den persönlichen Vorteil für den Patienten dagegenrechnet!

Das Wickeln ist also eine gute Methode, die Beine zum Abschwellen zu bringen. Dann können Kompressionsstrümpfe angepasst werden, die den Dauererfolg sichern.

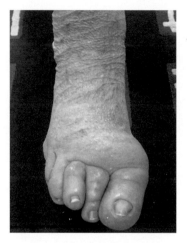

◘ **Abb. 9.2** Nach Ablegen der Bandage zeigt sich, dass der Knöchel gut abgeschwollen ist, aber die Zehen nicht

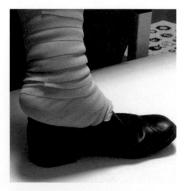

◘ **Abb. 9.3** Zweilagenverband: Der Verband trägt durch die zwei Lagen am Fuß sehr stark auf. Daher passt der Fuß nun meist nicht mehr in einen Schuh

9.5   Kompressionsstrümpfe

Medizinische Kompressionsstrümpfe sind die Grundlage jeder Therapie bei Venenerkrankungen und Beinschwellungen jeder Art. Wann sie eingesetzt werden dürfen und wann nicht, wurde in ▶ Abschn. 9.4.2 und 9.4.3 beschrieben.

9.5.1 Wirkweise der Kompressionsstrümpfe

Kompressionsstrümpfe drücken von außen auf das Bein (◘ Abb. 9.5). Dabei gibt es einen sogenannten Druckverlauf, so dass der Druck am Knöchel am höchsten ist, an der Wade ist er etwas geringer und am Oberschenkel noch geringer (◘ Abb. 9.6). Das hat einige Auswirkungen:

- Venen können sich nicht mehr so dehnen, die Krampfadern werden deutlich weniger krankhaft gefüllt.
- Auch die tiefen Beinvenen können sich bei unbewegtem Stehen oder Sitzen nicht mehr so füllen, weil die Kompression von außen einen Gegendruck an der Wade darstellt.
- Beim Gehen oder Laufen hilft der von unten nach oben abnehmende Druck in den Strümpfen, dass das Blut nach oben befördert wird.
- Die Lymphbahnen werden rein mechanisch entlastet, weil sich im Gewebe nicht mehr so viel Flüssigkeit sammeln kann.
- Der Druck unterstützt die Arbeit der Lymphbahnen.
- Im Fall einer akuten Verletzung oder Schwellung wird durch den Strumpf ein weiteres Anschwellen vermieden und rein mechanisch einen Gegendruck aufgebaut, der meist auch schmerzlindernd wirkt.

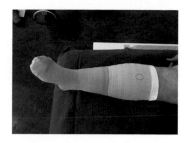

◘ **Abb. 9.4**   Circaid Kompr Socke®: Der Zweilagenverband wird in diesem Fall nur an der Wade angelegt, danach wird vom Fuß her die Kompressionssocke darübergezogen. Somit ist eine Kompression ab Zehenspitzen gewährleistet und der Fuß passt in den Schuh! Achtung: Niemals Kompression nur auf die Wade aufbringen bei Schwellungen!

Ideal ist es, die Strümpfe morgens anzulegen, damit sich die Venen gar nicht erst füllen können. Man kann sie aber grundsätzlich zu jedem Zeitpunkt des Tages anlegen. Sind die Beine schon geschwollen, wird es nur etwas schwerer fallen.

Die Venen werden durch die Kompression positiv beeinflusst, weil ihre Überfüllung vermieden wird. Das Fortschreiten der Erkrankung wird verzögert. Es gibt keinen negativen Gewöhnungseffekt. Die Kompressionsbehandlung beeinflusst nicht die Muskeln des Beines, so wie ein Korsett die Bauchmuskeln schwächt. Die Beinmuskeln müssen das Körpergewicht tragen und werden dabei nicht durch die Strümpfe entlastet. Im Gegenteil, immer mehr Leistungssportler tragen Kompressionsstrümpfe, da sie ihre positive Wirkung erkannt haben. Das würden sie sicher nicht tun, wenn die Strümpfe die Muskeln schwächen würden!

> Kompressionsstrümpfe haben keinen negativen Gewöhnungseffekt

9.5.2 Wie lang ist der Strumpf?

Es gibt grundsätzlich drei Modelle: den Kniestrumpf, den Schenkelstrumpf und die Strumpfhose (◘ Abb. 9.7). Der Kniestrumpf reicht bis unterhalb der Kniekehle – und sollte auch nicht höher getragen werden (▶ Abschn. 9.5.7). Er hat üblicherweise ein Bündchen. Früher waren schmale Bündchen üblich, heute werden immer mehr breite Bündchen hergestellt, weil sie deutlich angenehmer sitzen (◘ Abb. 9.8). Der Kniestrumpf kann aber auch mit einem Haftrand abschließen, sollte die

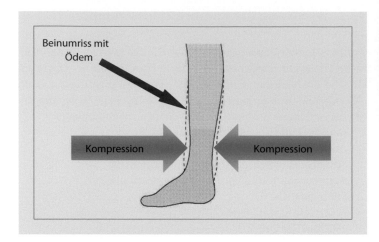

▣ **Abb. 9.5**   Wirkweise der Kompression: Der Druck von außen auf das Bein verringert den Beinumfang. (Mit freundlicher Genehmigung der Sigvaris AG)

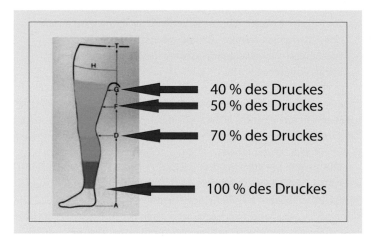

▣ **Abb. 9.6**   Druckverlauf bei Kompressionsstrümpfen: Am Knöchel (*unterster Pfeil*) ist der Druck am höchsten, im Verlauf der Wade und des Oberschenkels nimmt er immer weiter ab (*D* Wade, *F* Oberschenkel oberhalb des Knies, *G* Oberschenkel unterhalb des Schritts, *H* Hüfte, *T* Taille). (Mit freundlicher Genehmigung der Sigvaris AG)

Wade sehr weit sein und der Strumpf daher rutschen (▣ Abb. 9.9). Der Schenkelstrumpf reicht bis unterhalb der Pofalte. Dort wird er immer mit einem Haftrand gehalten (▣ Abb. 9.10). Die Strumpfhose kann man hüftlang oder bis zur Taille bestellen. Für Schwangere gibt es Strumpfhosen, deren Leibteil „mitwächst" (▣ Abb. 9.7d).

Wird der Strumpf im Rahmen einer Venenbehandlung getragen (z. B. Verödung, Operation), sollte er so hoch reichen wie die behandelte Vene – das ist meistens bis zur Leiste. Bei Operationen oder Hitzeverschluss der Vene dient der Strumpf dazu, eine Schwellung zu vermeiden oder einer Venenentzündung in Seitenästen vorzubeugen. In diesen

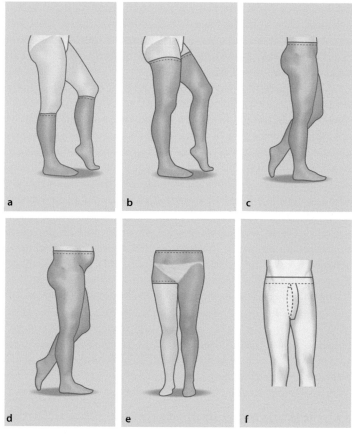

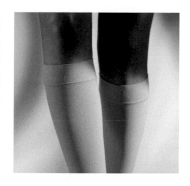

Abb. 9.8 Breites Bündchen bei Wadenkompressionsstrümpfen. (Mit freundlicher Genehmigung der Sigvaris AG)

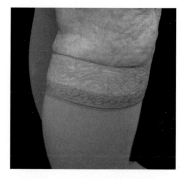

Abb. 9.9 Haftrand als Abschluss beim Kniestrumpf

Abb. 9.7a–f Schematische Darstellung der möglichen Strumpflängen: a Kniestrumpf, b Schenkelstrumpf, c Strumpfhose, d Strumpfhose für Schwangere, e Einbeinstrumpfhose, f Strumpfhose mit Eingriff für Herren. (Aus Mendoza u. Berger 2003)

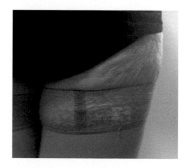

Abb. 9.10 Oberer Abschluss eines Schenkelstrumpfes mit einem Haftrand

Fällen kann der Patient meist wählen, ob er lieber einen Schenkelstrumpf oder eine Strumpfhose wünscht. Bei einer Verödung direkt in der Leiste sollte der Strumpfhose der Vorzug gegeben werden, da die Kompression die Wirkung der Verödung direkt im behandelten Gefäß stärkt. Grundsätzlich hat hier natürlich der behandelnde Arzt das letzte Wort!

Wird der Kompressionsstrumpf zur Behandlung von einem Lip- oder Lymphödem getragen, sollte er dort sitzen, wo das Lipödem ist. Handelt es sich um ein Wadenlipödem, ist der Kniestrumpf ausreichend. Sitzt das Lipödem am Oberschenkel, sollte eine Strumpfhose gewählt werden, da Schenkelstrümpfe auf der ausladenden Oberschenkelform abrollen. Komplikationen der Schwellungen treten allerdings nur an der Wade – meist am Knöchel – auf. Im Sommer ist es daher verständlich, wenn nur ein Kniestrumpf getragen wird. Das ist allemal besser als keine Kompression!

Bei Thrombosen reicht grundsätzlich der Kniestrumpf, auch wenn die Thrombose in den tiefen Beinvenen am Oberschenkel sitzt. Die Aufgabe des Strumpfes besteht bei dieser Erkrankung nämlich darin, das Blut in den Wadenvenen zu beschleunigen, damit die tiefen Beinvenen nicht weiter zugerinnen und die bestehenden Gerinnsel sich schneller abbauen. Manche Patienten wünschen einen langen Strumpf, das ist kein Problem, solange die langen Strümpfe nicht rutschen und in der Kniekehle einschnüren (▶ Abschn. 9.5.7).

Allerdings denken viele Patienten, dass der Kompressionskniestrumpf am Knie einschnüren würde und tragen den langen Strumpf – eigentlich widerwillig – daher auch im Sommer. Anders jedoch als bei üblichen Kniestrümpfen, bei denen das Bündchen die engste Stelle ist und durch das Gummi dann oft eine Furche entsteht, ist beim Kompressionskniestrumpf das Bündchen die lockerste Partie des ganzen Strumpfes. Wenn man den Strumpf nicht zu hoch zieht, sitzt er angenehm und schnürt nicht ein. Es lohnt sich auf jeden Fall, ihn einmal auszuprobieren.

Es gibt auch Kompressionsstrumpfhosen für ein Bein. Sie sehen wie eine normale Kompressionsstrumpfhose aus, bei der das zweite Bein abgeschnitten wurde (◉ Abb. 9.7e). Eine andere Alternative ist der Schenkelstrumpf mit Hüfthalterung (◉ Abb. 9.11). Er ermöglicht das Tragen eines Schenkelstrumpfes bei Patienten mit ungünstiger Oberschenkelform oder Unverträglichkeit auf Haftränder. Für Herren gibt es Kompressionsstrumpfhosen mit Eingriff (◉ Abb. 9.7f). Einen Überblick über die in den verschiedenen Situationen empfohlenen Strümpfe finden Sie in ◉ Tab. 9.1. Auch die erforderlichen Kompressionsklassen sind in der Tabelle angegeben; eine Erklärung dazu finden Sie im untenstehenden ▶ Abschn. 9.5.3.

9.5.3 Wie stark drückt der Strumpf?

Wie oben bereits erwähnt, gibt es vier verschiedene Kompressionsklassen (KKl), die in römischen Ziffern von I–IV ausgedrückt werden. Sie sind nicht zu verwechseln mit der Bezeichnung „DEN", welche die Fadenstärke bei Stützstrümpfen beschreibt. Die Kompressionsstärke wird in Millimeter Quecksilbersäule gemessen (mmHg), ebenso wie unser Blutdruck. Die Kompressionsklasse, die am häufigsten bei Krampfaderpatienten in Deutschland zur Anwendung kommt, ist die Klasse II (◉ Tab. 9.2).

In Deutschland wird eine andere, stärkere Kompressionsklasseneinteilung gewählt als im Rest der Welt. In den meisten anderen Ländern wird ein anderes Messsystem verwendet – und die dort übliche Klasse II entspricht dem Druck unserer Klasse I. Die meisten Krampfadern und Schwellungen wären also mit Klasse I ausreichend versorgt. Langsam setzt sich diese Erkenntnis auch in Deutschland durch. So werden Kompressionsstrümpfe der Klasse I seit Jahren schon grundsätzlich von den gesetzlichen Krankenkassen bezahlt. Es gibt immer mehr Studien und Veröffentlichungen, die belegen, dass die Patienten die Klasse I als angenehmer empfinden. Und dass die Wirkung auf die Schwellung am Bein sich zwischen Klasse I und Klasse II nicht unterscheidet.

Sie können also getrost die Klasse I tragen, wenn Ihnen das angenehmer ist. Nur bei ausgeprägten Befunden sollten Sie je nach Ihrem

Korrekt angemessene und angelegte Kompressionskniestrümpfe schnüren nicht in der Kniekehle ein, weil sie dort gar nicht sitzen! Das Bündchen ist ganz locker!

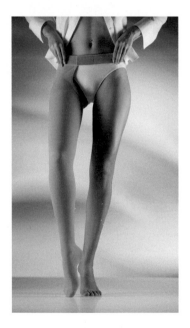

◉ **Abb. 9.11** Schenkelstrumpf mit Hüfthalterung, der wie ein Gürtel an der Taille oder Hüfte fixiert wird. So kann auf den Haftrand verzichtet werden. (Mit freundlicher Genehmigung der Sigvaris AG)

Beschwerdebild höhere Klassen tragen und hierzu am besten Ihren behandelnden Arzt befragen.

9.5.4 Wie wird der Strumpf gestrickt?

Kompressionsstrümpfe werden mit sehr komplizierten Strickmaschinen gestrickt. Dann werden die Zehenspitzen, die Fersen oder die Bündchen sowie die Haftränder per Hand angenäht. Es gibt zwei Methoden, Strümpfe zu stricken.

Der sogenannte Rundstrickstrumpf wird wie beim herkömmlichen „Sockenstricken" – wie der Name schon sagt – rund gestrickt. Anders als beim Selberstricken, können aber keine zusätzlichen Maschen aufgenommen werden. Deswegen kann dieses Gestrick nicht angepasst werden an Beine mit tiefen Furchen oder Ausbuchtungen, wo stellenweise mehr oder weniger Menge an Gewebe nötig ist (ausgeprägtes Lip- oder Lymphödem). Rundstrickstrümpfe werden immer von der Zehenspitze her gestrickt (auch wenn diese manchmal offen ist, ▶ Abschn. 9.5.6). Ein Strumpf ohne Fußteil (wie eine Leggins) ist derzeit in Rundstrick nicht über Kassenrezept erhältlich, auch wenn es technisch theoretisch möglich wäre, ihn herzustellen. Rundstrickstrümpfe gibt es in vielen Ausführungen, in stärkeren Qualitäten mit kräftigerem Faden oder in eleganteren Qualitäten und meist auch modischen Farben. Diese Modelle sind aber nur geeignet, wenn keine ausgeprägte Schwellung vorliegt, da sie an geschwollenen Beinen leichter zu Einschnürungen führen.

Eine Variante ist, dass die Baumwolle dem Gummi beigemischt wird. Es gibt aber auch Strickarten, wo der Gummifaden mit Baumwolle umgarnt wird, bevor er verstrickt wird, damit kein Gummi auf der Haut aufliegt. Diese Qualitäten haben auch Auswirkungen auf das An- und Ausziehen des Strumpfes. Für den baumwollumsponnenen Strumpf (Sigvaris Cotton) wurde in einer Studie nachgewiesen, dass er sich deutlich leichter an- und ausziehen lässt, als die anderen Modelle derselben Druckklasse, weil die Baumwolle besser auf der Haut gleitet.

Für Beine, deren Umfang nicht von unten nach oben kontinuierlich zunimmt, ist der Rundstrickstrumpf ungeeignet, weil er sich in die Furchen einzieht. Das ist besonders bei Lipödemen Grad II und III mit Beindeformität oder einer Furche am Knöchel und fortgeschrittenen Lymphödemen der Fall (◘ Abb. 4.3b, ◘ Abb. 4.8).

Für diese Beinformen ist der sogenannte Flachstrickstrumpf geeignet. Wie der Name sagt, wird er flach gestrickt, wie ein Pullover, und dann mit einer Naht zusammengenäht. Das ermöglicht, „unterwegs" so viele Maschen zu- und abzunehmen wie nötig. Und es erlaubt auch, zusätzliche Fäden einzulegen, wenn dies an einigen Stellen nötig ist, oder Taschen einzustricken, in die zum Beispiel Druckverstärker eingearbeitet werden können (▶ Abschn. 9.5.9). Der Strumpf sieht nicht so elegant aus wie der Rundstrickstrumpf. Das Gewebe ist kräftiger, auch wenn der Druck nicht höher ist als beim Rundstrickstrumpf (bei derselben Kompressionsklasse), und an der

> Der Rundstrickstrumpf ist der klassische Kompressionsstrumpf. Er sieht heute aus wie ein ganz normaler Strumpf, sein Träger wirkt damit nicht „krank"

> Der Flachstrickstrumpf ist ein Anpassungskünstler. Sein Druck lässt im Laufe des Tages kaum nach

Tab. 9.1 Wann kann welche Art von Kompression getragen werden?

Grund	Dauer	Kompressionsklasse	Strumpfmodell	Strickart
Allgemeine Beinbeschwerden				
Schweregefühl und Müdigkeit in den Beinen mit oder ohne Schwellungsneigung	Immer bei längerem Sitzen oder Stehen, empfohlen auch für stehende oder sitzende berufliche Tätigkeiten	I oder II	Kniestrumpf reicht, nach Wunsch länger	Rundstrick
Krampfadern				
Leichte Krampfadern ohne Beschwerden	Vorsorglich kann der Strumpf täglich getragen werden oder bei längerem Stehen oder Sitzen	I oder II	Kniestrumpf reicht, nach Wunsch länger	Rundstrick
Krampfadern mit leichten Beschwerden ohne sichtbare Hautveränderung oder Schwellung	Solange die Beschwerden vorhanden sind und keine chirurgische Behandlung gewünscht ist	I oder II	Kniestrumpf reicht, nach Wunsch länger	Rundstrick
Krampfadern mit Schwellung	Bis zur endgültigen Behandlung oder dauerhaft, wenn eine Operation nicht gewünscht wird	II, wenn nicht toleriert, I	Kniestrumpf reicht, nach Wunsch länger	Rundstrick
Krampfadern mit Hautveränderungen oder offenem Bein	Bis zur endgültigen Behandlung oder dauerhaft, wenn eine Operation nicht gewünscht wird. Meist wird in diesem Zustand auch nach der Behandlung die Haut nicht mehr komplett normal werden, dann ist das lebenslange Tragen sinnvoll	II, manchmal ist Klasse III nötig	Kniestrumpf reicht, nach Wunsch länger. Es gibt besondere Strümpfe für das offene Bein! (▶ Kap. 6 und ▶ Abschn. 9.5.9)	Rundstrick, manchmal ist Flachstrick nötig, manchmal mit Pelotte
Nach Operationen oder Verödungen von Krampfadern	Je nach Befund und Behandlungsmethode Wochen bis einige Monate	II, wenn nicht toleriert, I	So hoch, dass der gesamte behandelte Bereich abgedeckt wird, meistens bis zur Leiste, also Schenkelstrumpf oder Strumpfhose	Rundstrick
Nach Abschluss einer Venenbehandlung	Zum Vorbeugen von neuen Krampfadern möglicherweise sinnvoll	I oder II	Kniestrumpf reicht, gerne auch länger	Rundstrick
Thrombosen, Embolien				
Prophylaxe von Thrombosen/Embolien	Vorübergehend, solange das Risiko besteht Dauerhaft im Falle eines anhaltenden Risikos	I oder II	Kniestrumpf reicht	Rundstrick
Gerinnsel in oberflächlichen Beinvenen	Kurz- oder langfristig, je nach Befund, mindestens bis zur Rückbildung der tastbaren Verhärtungen	I oder II	Der Strumpf sollte das Gerinnsel möglichst abdecken	Rundstrick

◻ Tab. 9.1 Fortsetzung

Grund	Dauer	Kompressionsklasse	Strumpfmodell	Strickart
Tiefe Beinvenenthrombose	3 Monate bis 2 Jahre, im Falle bleibender Veränderungen lebenslang	II	Kniestrumpf reicht, da die Beschleunigung des Blutes in der Wade stattfindet	Rundstrick
Venen- und Hautveränderungen nach Thrombose	Lebenslange Kompression	II–IV, je nach Beschwerdebid	Kniestrumpf reicht, da die Beschleunigung des Blutes in der Wade stattfindet	Rundstrick oder Flachstrick, zusätzlich kann Pelotte sinnvoll sein
Schwellung ohne Krampfadern				
Nach Operation oder Verletzung	Bis zum Abklingen der Schwellung	I oder II	Kniestrumpf reicht bei Wadenschwellung, sonst länger	Rundstrick
Lipödem Grad I	Sinnvoll ist es, sie lebenslang zu tragen, möglichst täglich, aber zumindest bei längerem Stehen oder Sitzen	I oder II	Kniestrumpf lindert meist gut, bei oberschenkelbetontem Lipödem besser Strumpfhose oder Kniestrumpf und „Stütz"-Miederhose	Rundstrick
Lymphödem und Lipödem Grad II und höher	Lebenslange Kompression	II–IV, je nach Beschwerdebild	Kniestrumpf bis Strumpfhose oder Kombination, also Zweiteiler, je nach Sitz des Ödems	Rundstrick, wenn die Beine nicht unförmig sind und ausreichende Beschwerdefreiheit erreicht wird, sonst Flachstrick
Ödem bei Gelenkversteifung, Parese, Medikamenteneinnahme, Herzinsuffizienz, etc.	Lebenslang oder solange die Ursache fortbesteht	I bei Parese, sonst auch II	Kniestrumpf reicht, gerne länger	Rundstrick; wenn damit nicht symptomfrei, Flachstrick
Schwangerschaft				
Übelkeit oder Müdigkeit in der Schwangerschaft	Solange die Symptome anhalten	I oder I	Kniestrumpf reicht	Rundstrick
Varikose oder Ödeme während der Schwangerschaft	Bis zu 1 Monat nach der Geburt oder nach dem Stillen	I oder II	Kniestrumpf reicht	Rundstrick
Thromboserisiko während der Schwangerschaft und/oder nach der Geburt	Während der Schwangerschaft und bis zu 6 Wochen nach der Geburt	I oder II	Kniestrumpf reicht	Rundstrick

KKI	Bezeichnung	Druck am Knöchel	Anwendung, Kommentar
◘ Tab. 9.2 Welche Kompressionsklasse (*KKI*) ist wann angebracht?			
I	Leichte Kompression	Bis 20 mmHg	Wird empfohlen zur Vorbeugung und bei Müdigkeitsgefühl in den Beinen nach längerem Stehen sowie zur Behandlung von Schwellungen und Krampfadern
			Meist ausreichend bei allen Indikationen der Kompressionsklasse II
			Seit einigen Jahren auch Kassenleistung!
II	Mittelkräftige Kompression	Bis 30 mmHg	Bei Krampfadern und Beinschwellung (Lipödem, Lymphödem), als Therapie und zur Vorbeugung bei einer kleinen, unkomplizierten Stauungswunde (offenes Bein), zur Behandlung und Vorbeugung von Venenentzündungen und nach Verödungen und Krampfaderoperationen, solange der Arzt es anordnet
III	Kräftige Kompression	Bis 40 mmHg	Bei Folgezuständen nach tiefer Beinvenenthrombose oder bei Komplikationen der Krampfadern, wie brauner Verhärtung der Haut, chronisch offenem Bein, schwerer Schwellungsneigung
			Wenn bei Indikationen der Klasse II keine ausreichende Beschwerdefreiheit eintritt
IV	Extra kräftige Kompression	Bis 60 mmHg	Bei Lymphödem und vollständiger Zerstörung der Lymphbahnen, wenn die Patienten unter geringerer Kompressionsklasse nicht beschwerdefrei sind

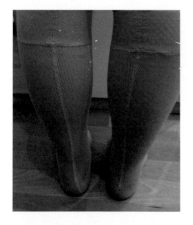

◘ Abb. 9.12 Naht vom Flachstrickstrumpf an der Beinrückseite. Man sieht hier die Maschenzunahme entlang der Wade

Rückseite ist eine Naht. Der Strumpf sieht eindeutig wie ein Medizinprodukt aus, was bei vielen Rundstrickstrümpfen nicht der Fall ist (◘ Abb. 9.12).

Ein Einsatz des Flachstrickstrumpfes ist auch dann angezeigt, wenn der Rundstrickstrumpf das Schweregefühl oder die Schmerzen durch die Schwellung nicht ausreichend lindert. Einige Patienten mit stehendem Beruf haben nachmittags oder abends trotz Kompressionsstrumpf das Gefühl, die Waden platzen, der Rundstrickstrumpf fängt an, einzuschnüren. Manchmal ist es dann hilfreich, zwei Rundstrickstrümpfe testweise übereinander zu ziehen (somit erhöht sich die Kompressionsklasse!) oder eine höhere Kompressionsklasse zu tragen. Wenn auch das nicht ausreicht, kann der Arzt einen Flachstrickstrumpf verordnen. Dieser gibt aufgrund des stärkeren Gestricks im Laufe des Tages nicht so nach. Für Patienten, die trotz Rundstrickstrumpf ein Ödem aufbauen, ist das eine gute Alternative.

Eine weitere Besonderheit der Flachstrickstrümpfe ist die Tatsache, dass man Hilfsmittel in sie einnähen kann. So kann zum Beispiel im Übergang des Fußrückens zur Schienbeinkante, wo der Strumpf bei Knöchelfurchen leicht einschnürt, ein Stoff eingearbeitet werden, der dies vermeidet („Futterstoff"). Bei drohendem offenen Bein kann der Druck hinter den Knöcheln (in der hier vorliegenden „Kuhle") durch eine Silikonpolsterung, die sogenannte Retro-Malleolär-Pelotte, verstärkt werden. Sie kann beim Flachstrickstrumpf direkt miteingestrickt werden (▶ Abschn. 9.5.9). Außerdem können in Flachstrickqualität auch andere Formen als vom Fuß her gestrickt werden: etwa Leggins, Capri-hosen oder Radlerhosen.

Das Anlegen einer Flachstrickstrumpfhose über recht unförmige Beine, gerade solche mit ausgeprägten Oberschenkeln, kann sehr beschwerlich sein. Dann ist es eine Hilfe, zunächst den Kniestrumpf anzulegen und darüber eine Caprihose. Es gibt Patientinnen, die aus-schließlich ein Oberschenkel-Lipödem haben. In diesem Fall reicht die Caprihose allein. Die Radlerhose kann mit Schenkelstrümpfen kom-biniert werden, die Caprihose mit Kniestrümpfen. Eine sehr sinn-volle Option ist eine Flachstrick-Caprihose nach Liposuktion oder bei Patientinnen, die abnehmen. Wenn sie dabei Sport treiben, schmerzt das Joggen oder Radfahren oder überhaupt die Bewegung an den dann sehr weich gewordenen Oberschenkeln, wenn diese bei den Bewegun-gen schlenkern. Eine schwarze Flachstrick-Caprihose sieht aus wie eine Sporthose und verhindert das Schlenkern, insbesondere fördert sie aber beim Sport den Lymphabfluss.

Bei Patienten mit ausgeprägten Fußödemen gibt es die Möglich-keit, dass wie beim Handschuh für jede Zehe einzeln eine sogenannte „Zehenkappe" angefertigt wird (◨ Abb. 9.13 und ▶ Abschn. 9.5.9).

Im Bereich der Arm-Lymphtherapie können abgesehen von Arm-strümpfen (die es in Rund- und Flachstrick gibt) auch Handschuhe mit geschlossenen oder offenen Fingerspitzen gestrickt werden, sowie eine sogenannte Bolerojacke, die über eine Rückenverbindung die beiden Arm- und Schulterstrümpfe miteinander verbindet.

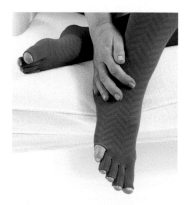

◨ **Abb. 9.13** Zehenkappen: Für die Zehen 1–4 wurden einzelne Kompressionsschläuche gestrickt. Dies ist sinnvoll bei Schwellungen der Zehen und nur in Flachstrickqualität möglich. (Mit freundlicher Genehmigung der Fa. Medi)

■ **Ein persönliches Wort der Autorin zu den Kosten**

Als Ärzte sind wir nicht nur den Patienten, sondern auch der Allge-meinheit verpflichtet. Die Allgemeinheit ist vertreten durch die „Kos-tenträger", also die Krankenkassen, die unser aller Geld verwalten. Wir Ärzte sollen nach dem Gebot der Wirtschaftlichkeit behandeln: Was wir tun, soll notwendig und wirtschaftlich sein. In meinem persönli-chen Handeln heißt das nicht, dass ich Patienten notwendige Therapien vorenthalte, weil ich Angst vor einem Regress habe.

Allerdings heißt es auch, dass ich, wenn ein Rundstrickstrumpf ausreichend ist (Abgabepreis als Serienstrumpf liegt zwischen ca. 55 € für den Kniestrumpf und 110 € für die Strumpfhose), keinen Flach-strickstrumpf verordnen werde (Abgabepreis zwischen ca. 350 € für den Kniestrumpf und 900 € für die Strumpfhose). Oft werden die Patienten, die ein erstes Mal bei einer Beinschwellung ohne Furchen ein Strumpfrezept erhalten, im Fachhandel darauf hingewiesen, dass bei dieser Erkrankung ein Flachstrickstrumpf „nötig" sei. Sie werden verunsichert, es gibt Rückfragen. Und wenn der Arzt nicht so ver-siert ist in dieser Materie, könnte es ja auch sein, dass er das Rezept einfach ändert.

Flachstrickstrümpfe sind sehr gute Hilfsmittel, die auch nur bei der Diagnose „Lymphödem" oder „Lipödem Grad II und III" verordnet werden dürfen. Aber nicht jedes Lymphödem, nicht jedes Lipödem und schon gar nicht jede Schwellung muss mit Flachstrickstrümpfen

> Arzte sind verpflichtet, sinnvoll zu versorgen und dabei auf Wirtschaftlichkeit zu achten. Teurer ist nicht immer optimal für den Patienten!

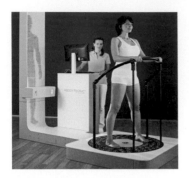

◘ Abb. 9.14 Elektronisches Messgerät zur Umfangbestimmung der Beine: Bodytronic 600°. Der Patient steht auf einer Platte, die sich in einer Minute einmal dreht und dabei mit Lichtstrahlen die Umfangmaße der Beine ermittelt. (Mit freundlicher Genehmigung der Fa. Bauerfeind)

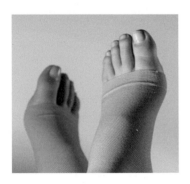

◘ Abb. 9.15 Strümpfe mit offener Spitze. (Mit freundlicher Genehmigung der Fa. Sigvaris)

Finden Sie für sich heraus, welche Variante die passende für Sie ist

versorgt werden! Außerdem werden Rundstrickstrümpfe aufgrund der ansprechenderen Optik oft deutlich besser von den Patienten akzeptiert.

9.5.5   Maßanfertigung oder Serienstrumpf?

Die Hersteller haben ein umfangreiches Sortiment an Kompressionsstrümpfen in vielen verschiedenen Größen und Längen. Um herauszubekommen, welche Größe zu Ihnen passt, müssen die Länge des Beines sowie die Umfangmaße an verschiedenen Stellen gemessen werden. Dies kann mit der Hand geschehen oder mithilfe elektronischer Messgeräte (◘ Abb. 9.14). Manchmal gibt es bei dem einen Hersteller keinen passenden Strumpf, aber bei einem anderen. Wann immer möglich, sollte der Serienstrumpf bevorzugt werden. Nicht nur aus Kostengründen (für die Allgemeinheit und für Sie als Patient mit einer oft deutlich niedrigeren Zuzahlung!), sondern, weil gemäß den Erfahrungen der Autorin Serienstrümpfe deutlich angenehmer sitzen als Maßanfertigungen. In wenigen Fällen ist eine Maßanfertigung nicht zu vermeiden, sie machen weniger als 5 % aller Versorgungen aus:

— bei sehr langen oder sehr kurzen Beinen,
— bei ausgeprägtem Übergewicht,
— bei extrem dünnen Beinen,
— bei deutlicher Disproportion zwischen Knöchel und Wade,
— bei ausladenden Oberschenkeln und schlanker Wade.

Grundsätzlich muss jedes Mal, wenn ein Kompressionsstrumpf nachgeordert wird, am Bein Maß genommen werden. Die Beinmaße können sich im Lauf der Zeit verändern! Und jedes Mal muss der Strumpf beim Abholen im Laden anprobiert werden! Wenn Sie darauf verzichten, verwirken Sie möglicherweise das Recht auf Reklamationen!

9.5.6   Wie ist die Fußspitze beim Kompressionsstrumpf?

Die Fußspitze beim Rundstrickstrumpf kann vom Patienten frei gewählt werden. Es gibt die Strümpfe „geschlossen", wie normale Strümpfe, oder „offen" (◘ Abb. 9.15). Die Spitze ist bei den geschlossenen Strümpfen in der Regel ohne Kompression, daher sollte sie nicht auf die Zehen drücken. Sie kann aber auch als „Soft-Spitze" gewählt werden, dann ist sie besonders weich.

Strümpfe mit offener Spitze haben den Vorteil, dass das Anlegen leichter ist (► Abschn. 9.5.8) Viele Patienten wählen die offene Spitze auch, weil sie Angst vor Druckstellen oder Schmerzen an den Zehen haben. Allerdings kann der Rand eines offenen Strumpfes an den Zehen oder am Mittelfuß auch deutlich mehr drücken als die weiche Spitze bei geschlossenen Strümpfen. Außerdem muss über den Kompressionsstrumpf im Winter dann immer noch ein weiterer Strumpf gezogen werden, da es in den Schuhen mit freien Zehen zu kalt ist. Dabei kann der Rand hochrutschen. Im Sommer, in Sandalen, kann es allerdings tatsächlich netter aussehen, wenn die Zehen frei sind.

Herren haben in der Regel längere Füße als Frauen und eine deutlich längere Großzehe. Dem haben die Hersteller inzwischen Rechnung getragen, indem sie „Herrenstrümpfe" hergestellt haben mit „rechts" und „links", damit die Zehen sich wohler fühlen.

Bei Flachstrickstrümpfen gibt es weitere Varianten, etwa Zehenkappen (◘ Abb. 9.13), mehr dazu finden Sie im ► Abschn. 9.5.9.

9.5.7 Wie lege ich den Strumpf richtig an?

Beim Kompressionsstrumpf spricht man nicht von „Anziehen", sondern von „Anlegen". Denn: Man soll eben nicht „ziehen"! Kompressionsstrümpfe sind auch längs-elastisch und werden dann meist zu weit nach oben gezogen. Viele Menschen befürchten, dass es schwer sein wird, die Kompressionsware anzulegen. Doch die meisten kommen zur ersten Kontrolle und lächeln: „Es ist gar nicht so schwer, wie ich dachte … und die Strümpfe sind echt angenehm!" Lassen Sie sich also überraschen … !

Legen Sie die Kompressionsstrümpfe bzw. Ihre Kompressionsstumpfhose am besten morgens direkt nach dem Aufstehen an. Dann sind die Beine noch von der Nacht abgeschwollen. Zunächst können Sie aber erst ganz getrost duschen, der Strumpf muss nicht vor dem Aufstehen im Bett angelegt werden, wie das früher immer gesagt wurde. Nach dem Duschen sollten die Beine gut trocken sein, sonst gleiten die Strümpfe nicht. Auf Eincremen sollte morgens verzichtet werden – oder es sollten nur spezielle strumpffreundliche Cremes verwendet werden. Die meisten Öle und Fette greifen das Gummi an. Fragen Sie im Sanitätsgeschäft oder in der Apotheke nach, was zu Ihrem Strumpf passt. Am besten ist es, wenn Sie abends die Beine eincremen!

Sie können die Strümpfe aber auch jederzeit im Laufe des Tages anlegen, auch wenn die Beine schon leicht geschwollen sind. Es fällt dann möglicherweise etwas schwerer, aber die Strümpfe werden die Schwellung wieder aus dem Gewebe herauspressen. Das ist auf jeden Fall besser, als sie gar nicht anzulegen!

Tragen Sie Gummihandschuhe für das An- und Ablegen Ihrer Kompression, es erleichtert Ihnen das gleichmäßige Verteilen des Materials am Bein (◘ Abb. 9.16). Und es vermeidet, dass das Gestrick durch Nägel oder Ringe zerstört wird. Vermeiden Sie das Ziehen am Strumpf und verteilen Sie das Gestrick mit Handschuhen auf der Haut (◘ Abb. 9.17).

Sollten Sie unterwegs keine Handschuhe dabeihaben und die Strümpfe einmal nachziehen oder erneut anlegen müssen, z. B. nach dem Toilettengang, achten Sie darauf, dass Sie Ihren Schmuck (Armbänder, Ringe) vorher ablegen und dass Sie nicht mit langen Fingernägeln in die Maschen greifen. Bitte vermeiden Sie das Überdehnen der

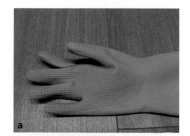

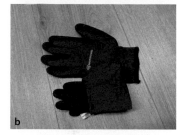

◘ **Abb. 9.16a,b** Handschuhe zum Anlegen von Kompressionsstrümpfen mit Noppen (**a**) oder in Stoffqualität mit Gummi an der Fingerinnenseite (**b**)

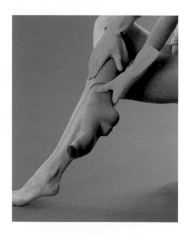

◘ **Abb. 9.17** Anlegen des Strumpfes über die Ferse, Erläuterung im Text. (Mit freundlicher Genehmigung der Fa. Sigvaris)

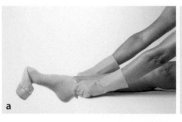
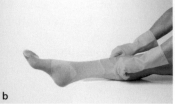
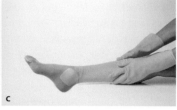

a   b   c

◘ **Abb. 9.18a–c**   Anlegen des Strumpfes durch „Einstülpen". Zunächst geht man mit der Hand in den Strumpf, greift von innen an der Ferse und zieht das Beinteil über die Hand: Es entsteht ein Pantoffel. **a** Diesen zieht man über den Fuß. **b** Dann zieht man den Rest des Strumpfes, soweit man kommt. **c** Zum Schluss verteilt man mit dem Handschuh das restliche Material am Bein. (Mit freundlicher Genehmigung der Fa. Sigvaris)

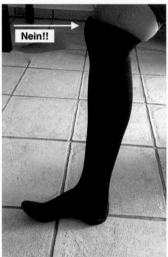
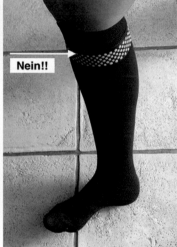
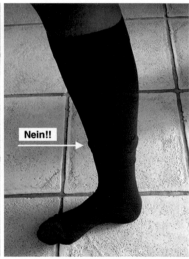

◘ **Abb. 9.19**   Zu hoch gezogener Kompressionsstrumpf. Falsch!

◘ **Abb. 9.20**   Zu hoch gezogener und dann umgeklappter Kompressionsstrumpf. Falsch!

◘ **Abb. 9.21**   Der Strumpf wirft Falten! Falsch!

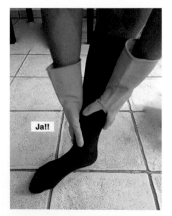

◘ **Abb. 9.22**   Das Bündchen sitzt korrekt unterhalb der Kniekehle, das restliche Material wird mit dem Handschuh verteilt

Strümpfe und ziehen Sie das Produkt nicht am Haftrand nach oben, da dies dann abreißen kann.

Die größte Schwierigkeit besteht darin, den Strumpf über die Ferse zu bekommen. Eine Möglichkeit, sich zu helfen, besteht darin, in den Strumpf zu greifen, die Ferse zu fassen und das Beinteil des Strumpfes auf links zu streifen. Sie halten dann einen „Pantoffel" in der Hand, die Ferse unten, der Fußrücken oben, innen ist der Fuß und außen der Wadenteil des Strumpfes. Diesen „Pantoffel" streifen Sie über den Fuß. Anschließend folgt (mit Handschuhen!) der erste Teil des Wadenmaterials (◘ Abb. 9.18), und dann immer weiter, bis der gesamte Strumpf sitzt. Eine andere Möglichkeit besteht darin, mit dem Fuß so weit hineinzuschlüpfen, bis es nicht weitergeht, und das Gestrick dann mit dem Handschuh am Bein nach oben zu schieben (◘ Abb. 9.17). Will es gar nicht funktionieren, so gibt es auch Anziehhilfen (siehe dazu ► Abschn. 9.5.8).

Kompressionsstrümpfe sind längs-elastisch und können bis über das Ziel hinausgezogen werden. So machen Sie es richtig:

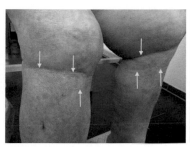

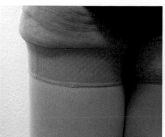

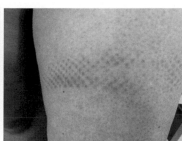

Abb. 9.23 Sitzt der Strumpf zu hoch, verursacht er Furchen (Pfeile zeigen den oberen und unteren Rand des Bündchens an) und einen Rückstau

Abb. 9.24 Hier quillt Gewebe über den Haftrand über, er wird sich einrollen und sitzt nicht angenehm. Er ist möglicherweise zu eng. Vielleicht müsste er höher gezogen werden, evtl. müsste bei dem weichen Gewebe auch ein anderer Haftrand gewählt werden

Abb. 9.25 Ausschlag bei Unverträglichkeit auf Noppenhaftrand

Kniestrümpfe werden zwei Querfinger unter der Kniefalte getragen, dann können sie in der Kniekehle auch nicht einschnüren (◘ Abb. 9.8). Bitte nicht höher ziehen (◘ Abb. 9.19) oder gar umklappen (◘ Abb. 9.20)! Und bitte auch keine Falten im Verlauf der Wade belassen (◘ Abb. 9.21). All dies ist schädlich, verursachet Einschnürungen und einen punktuell höheren Druck. Bitte verteilen Sie das Gestrick, bis die Passform stimmt, am besten mit Handschuhen (◘ Abb. 9.22). Wird der Strumpf in die Kniekehle gezogen, können ausgeprägte Furchen entstehen (◘ Abb. 9.23). Bei einigen Beinformen ist es empfehlenswert, auch bei einem Kniestrumpf einen Haftrand anzunähen, damit der Strumpf nicht in die Kniekehle rutschen kann (◘ Abb. 9.9).

Beim Schenkelstrumpf liegt der Haftrand unter der Pofalte glatt an und kräuselt sich nicht (◘ Abb. 9.10). Ziehen Sie ihn höher, wird er umklappen und sich einrollen. Sitzt er zu niedrig oder ist der Oberschenkel sehr ausladend, oder passt der Haftrand nicht zum Gewebe, kann das Gewebe über den Haftrand überquellen (◘ Abb. 9.24). Rutscht der Strumpf, so kann das daran liegen, dass er zu kurz ist oder dass der Haftrand zum Beispiel aufgrund von Behaarung nicht haftet: Hautkleber kann die Haftung erhöhen – oder das Rasieren der Beinbehaarung. Einige Menschen vertragen die Noppenhaftränder nicht und entwickeln rötliche, juckende Ausschläge (◘ Abb. 9.25). In diesem Fall kann auf andere Materialien zurückgegriffen werden (lassen Sie sich im Laden dazu beraten). Auch das unangemessene Hochziehen des Haftrandes an der Hüfte kann Schaden verursachen, weil auf der Haut ein Zug entsteht – das kann Blasen verursachen (◘ Abb. 9.26).

Rutscht die Strumpfhose oder der Schenkelstrumpf ständig herunter, ist er wahrscheinlich zu kurz. Wirft ein langer Strumpf oder eine Strumpfhose in der Kniekehle Falten, so kann der Strumpf zu kurz sein und rutschen, oder er kann auch zu lang sein. Dadurch werden Einschnürungen in der Kniekehle verursacht, die die Haut beschädigen

Richtiges Anlegen von Kniestrümpfen

Richtiges Anlegen von Schenkelstrümpfen

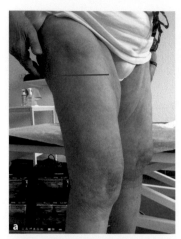

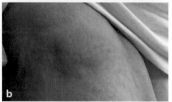

◘ **Abb. 9.26a,b**　Zugblase bei zu hoch gezogenem Haftrand nach einer Krampfaderbehandlung (**b** Detail der Haut mit kleiner Bläschenbildung). Die blaue Linie zeigt die Höhe an, wo der Haftrand normalerweise hätte enden müssen

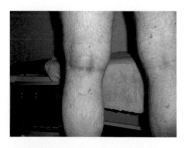

◘ **Abb. 9.27**　Hautreizung bei Einschnürung durch zu langen Schenkelstrumpf

(◘ Abb. 9.27) oder auch einen unangemessenen Druck auf die Venen und Lymphbahnen ausüben. Auch ein Kniestrumpf kann zu lang sein. Wird er zu hoch gezogen, schnürt er in der Kniekehle ein (◘ Abb. 9.23). Oder er schnürt am Knöchel ein – das kann selbst bei einem „extra angemessenen" Flachstrickstrumpf der Fall sein, so wie es in ◘ Abb. 9.28 zu sehen ist: Auch Mitarbeiter in Sanitätsgeschäften sind nur Menschen, denen natürlich Fehler unterlaufen können! Dieses Einschnüren ist aber sehr schädlich. Sie als Patient müssen daher unbedingt jeden Strumpf sofort im Fachhandel anlegen lassen, damit der Sitz überprüft werden kann. Sollte dies ausnahmsweise einmal nicht geschehen, müssen Sie ihn in den ersten Tagen anprobieren. Reklamationen sind nur wenige Tage nach Abholen des Strumpfes möglich! Auf jeden Fall sollten Sie mit einem Kompressionsstrumpf, der rutscht oder einschnürt, in das Sanitätsgeschäft oder die Apotheke gehen, wo Sie ihn erhalten haben, und das Problem besprechen. Manchmal wurde der Strumpf vom Patienten auch einfach nur falsch angelegt! Dann muss das noch einmal gemeinsam geübt werden.

9.5.8　Anziehhilfen

Oftmals wird von einer Kompressionsbehandlung abgesehen, weil sich der Patient aufgrund hohen Alters, allgemeiner Schwäche oder Krankheit (Schmerzen in den Fingern oder der Lendenwirbelsäule, ausgeprägtes Übergewicht und viele andere Krankheiten) nicht in der Lage sieht, alleine die Strümpfe anzulegen. Leider handelt es sich meistens um Patienten, die aus denselben Gründen auch von einer Operation absehen und deren Krampfadern oder Schwellungen dann gar nicht behandelt werden. Ihre Lebensqualität leidet darunter.

Im Sanitätsfachhandel oder in der Apotheke werden Sie zu den vorhandenen Anziehhilfen kompetent beraten – es gibt bestimmt eine Möglichkeit für fast jeden Patienten. Der Arzt kann auch eine leichtere Kompressionsklasse verschreiben (▶ Abschn. 9.5.3). Außerdem kann ein Pflegedienst auf Verordnung täglich kommen, um die Strümpfe anzulegen, wenn kein Angehöriger diese Aufgabe im Hause übernehmen kann.

Die einfachste Form der Anziehhilfe liegt in jeder Schachtel von Kompressionsstrümpfen mit offener Fußspitze: die sogenannte Gleitsocke (◘ Abb. 9.29). Sie besteht aus einem sehr glatten Stoff, wird über die Zehen gezogen und erleichtert das Anlegen des Strumpfes. Nachdem der Strumpf dann am Bein sitzt, wird die Gleitsocke vorne herausgezogen. Allerdings funktioniert dies nur bei offener Fußspitze.

Die gängigste Anziehhilfe besteht aus einem Gestell, das es in diversen Ausführungen gibt (◘ Abb. 9.30). Über dieses Gestell werden die Kompressionsstrümpfe bis zur Ferse aufgespannt und mit dem Fuß hineingeschlüpft. Darüber hinaus gibt es viele verschiedene Modelle an Anziehhilfen, mit einem System ähnlich der Gleitsocke für geschlossene Strümpfe, das mit Magneten zusammengehalten wird, mit einem Muff,

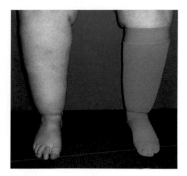

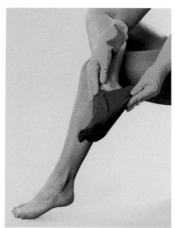

Abb. 9.28   Einschnürung am Knöchel durch zu langen Flachstrickstrumpf: Links ist dieser noch am Bein, rechts wurde er schon ausgezogen, die rötlichen Furchen sind zu sehen

Abb. 9.29   Gleitsocke als Anziehhilfe bei Strümpfen mit offener Spitze. (Mit freundlicher Genehmigung der Fa. Sigvaris)

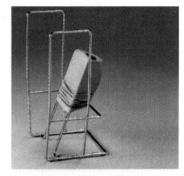

über den der Strumpf aufgewickelt wird, um ihn dann am Bein wieder abzuwickeln u. a. m. Am sinnvollsten ist es, wenn Sie sich im Fachhandel mit Ihrem Strumpf konkret zu Ihrer Situation beraten lassen.

9.5.9   Wie steigere ich die Wirksamkeit des Strumpfes?

In besonderen Fällen reicht ein normaler Kompressionsstrumpf nicht aus. Dann kann man auf zusätzliche technische Kniffe zurückgreifen, die die Behandlung verbessern.

- Ausgeprägte Zehenschwellungen: Bei Lymphödemen kann der Zehenbereich besonders betroffen sein. Im Flachstrickstrumpfbereich können dann einzelne Zehenkappen gestrickt werden (■ Abb. 9.13).
- Einschnürungen am Fußrücken trotz korrekter Passform: Bei Schwellungen schnüren die Strümpfe leicht am Übergang vom Fußrücken zur Schienbeinkante ein. Hier kann ein weicher Stoff eingenäht werden, das sogenannte „Trikotfutter" an der „Y-Einkehre", das ein Einschnüren am Knöchel vermeidet und von den Patienten als sehr angenehm empfunden wird (■ Abb. 9.31).
- Bei ausgeprägten Deformitäten am Fuß kann der Strumpf sehr schmerzhaft sein, so zum Beispiel am „Hallux valgus", ein Überbein am Großzehengrundknochen. Hier gibt es die Möglichkeit, bei Flachstrickstrümpfen Druckentlastungen einzuarbeiten (■ Abb. 9.32).
- Patienten mit Hautveränderungen bei Krampfadern oder nach Thrombose haben hinter dem Knöchel einen Bereich, an dem der Kompressionsstrumpf seinen Druck nicht aufbauen kann, weil zwischen dem hervorstehenden Knöchel und der Ferse der Stoff

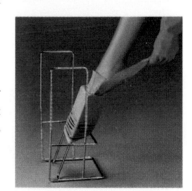

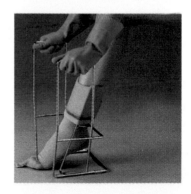

Abb. 9.30   Anziehhilfe für Strümpfe mit geschlossener und offener Spitze. (Mit freundlicher Genehmigung der Fa. Sigvaris)

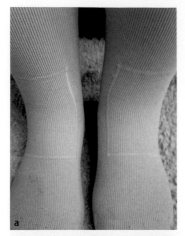

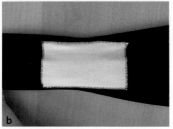

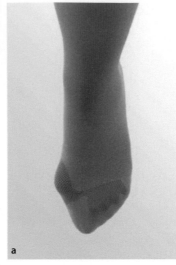

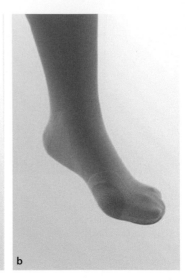

◘ Abb. 9.32a,b   Druckentlastung im Strumpf für den „Hallux valgus" von oben (**a**) und von der Seite (**b**) dargestellt. (Mit freundlicher Genehmigung der Fa. Medi)

◘ Abb. 9.31a,b   Tricotfutter zum Vermeiden von Einschnürungen am Übergang zwischen Fußrücken und Schienbein. **a** Ansicht von vorne beim angezogenen Strumpf, **b** Ansicht von innen in einem schwarzen Strumpf, um das Futter besser sichtbar zu machen

gespannt ist und nicht denselben Druck auf die Haut in der Mulde aufbringt. Das ist auch der Grund, warum hier am häufigsten offene Beine entstehen. Um den Druck des Strumpfes auf diese Mulde zu übertragen, gibt es sogenannte „Retro-Malleolär-Pelotten" (◘ Abb. 9.33a). Sie besteht aus Silikon und sieht aus wie ein Bumerang, der sich hinter dem Knöchel anlegen lässt. Sie sind entweder lose und werden vor dem Anziehen unter den Strumpf gelegt, oder sie sind in einen Flachstrickstrumpf direkt eingenäht (◘ Abb. 9.33b).

— Patienten mit Verhärtungen in der Haut durch Lymphrückstau können sich unter den Strumpf ein weiches Noppenpolster auf die Haut legen (◘ Abb. 9.34). Damit wird der Lymph-fluss zusätzlich angeregt, so wie bei einer kontinuierlichen Lymphmassage.

— Patienten mit offenen Beinen (▸ Kap. 6) haben Schwierigkeiten, gängige Kompressionsstrümpfe über die Wundauflagen zu ziehen, ohne dass diese verrutschen (◘ Abb. 6.4). Daher gibt es eigens Strumpfsysteme für Patienten mit offenem Bein. Sie bestehen aus einem sogenannten Unterziehstrumpf, der kaum Druck hat und leicht über die Auflagen anzulegen ist, sowie einem darüber zu ziehenden Kompressionsstrumpf. Dieser gleitet gut über den Unterstrumpf, die Wundauflagen werden nicht mehr verrutschen. Außerdem kann der Unterstrumpf auch über Nacht angelassen werden. So wird das morgendliche Anlegen des Kompressionsstrumpfes erleichtert (◘ Abb. 6.5 und ◘ Abb. 9.35).

— In einigen Fällen bei offenem Bein ist zusätzlich auch eine umfangreiche Schwellung vorhanden oder die Wunde nässt

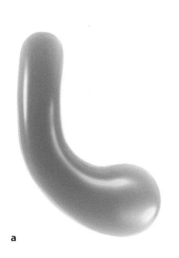

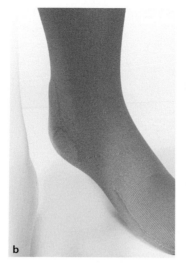

a

b

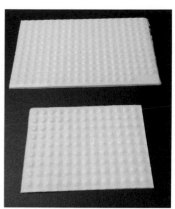

◘ Abb. 9.34 Noppenpolster zur Anregung des Lymphflusses

◘ Abb. 9.33 **a** Die Retro-Malleolär-Pelotte ist aus weichem Material und schmiegt sich in die Kule hinter den Knöchel. **b** Eingenähte Retro-Malleolär-Pelotte. (Mit freundlicher Genehmigung der Fa. Bauerfeind)

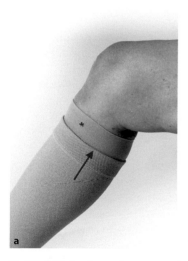

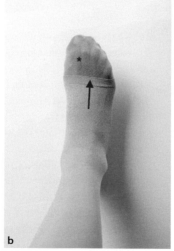

a

b

◘ Abb. 9.35a,b Strumpf mit „Unterziehstrumpf" für Patienten mit offenem Bein. Der Abschluss des Kompressionsstrumpfes ist mit einem Pfeil markiert, der Unterziehstrumpf mit einem Stern (*). **a** Abschluss an der Kniekehle, **b** Abschluss an der Fußspitze. (Mit freundlicher Genehmigung der Fa. Sigvaris)

ausgeprägt. Der Umfang des Beines inklusive Wundauflagen ändert sich – so dass nur gewickelt werden könnte. Hier kann der sogenannte Circaid-Juxta-Cures-Verband verwendet werden: Über die Wundauflage wird zunächst ein weicher Baumwollschlauch gezogen. Eine darüberliegende Bandage

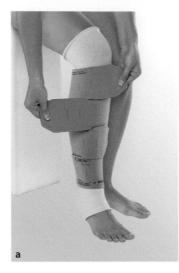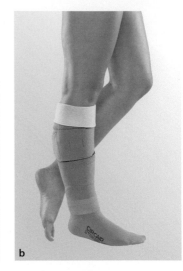

a   b

■ **Abb. 9.36a,b**   Bandagensystem für Patienten mit offenem Bein zum Anlegen über die Wundauflagen. **a** Über die Wundauflagen kommt ein weicher Baumwollstoff. Der Patient legt mit Klettverschluss den Wadenkompressionsteil selbst an. **b** Der Baumwollstoff wird übergeklappt, über das untere Ende wird eine Kompressionssocke gezogen. (Mit freundlicher Genehmigung der Fa. Medi)

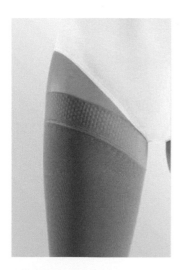

■ **Abb. 9.37**   Schräg angenähter Haftrand bei einem Schenkelstrumpf in Flachstrickqualität. (Mit freundlicher Genehmigung der Fa. Medi)

mit Klett wird dann an die Beinform angepasst und kann vom Patienten mit einigen Handgriffen an- und abgelegt werden (■ Abb. 9.36).

— Patienten mit ausgeprägtem Lipödem oder Lymphödem und ausladenden Oberschenkeln können in der Regel keine Schenkelstrümpfe tragen, da der Haftrand abrollt. Hierfür gibt es im Flachstrickbereich die sogenannte schräge Beinerhöhung (■ Abb. 9.37).

— Schwangere Frauen haben manchmal ausgeprägte Krampfadern in den Schamlippen. Diese schmerzen im Stehen und Sitzen. Dafür wurde eine Bandage entwickelt, der sogenannte Gravybody, der mit einer Art externen Einlage eine Druckfläche auf die Schamlippen bringt und mit einem Gurtsystem wie ein Rucksack fixiert wird (■ Abb. 9.38). Dies Produkt hat keine Hilfsmittelnummer, es muss zur Kostenerstattung ein Antrag an die Krankenkasse gestellt werden.

9.5.10 Wie pflege ich meinen Strumpf richtig?

Die Spannkraft und damit die Wirkung des Strumpfes hängt wesentlich davon ab, ob Sie den Strumpf täglich waschen. Tragen Sie ihn längere Zeit ohne ihn zu waschen, verstopfen Ihre Hautschuppen das Gestrick, und die Elastizität des Strumpfes lässt nach. Auch die Haftränder sind mit unserem Hautfett belegt und halten nicht mehr.

Wie wasche ich meinen Strumpf?

Zum Waschen wird der Strumpf am besten auf links gezogen. Da sicher nicht täglich eine Waschmaschine mit 30-°C-Wäsche läuft, wird der Strumpf meistens abends im Waschbecken per Hand mit Feinwaschmittel oder Shampoo gewaschen. Anschließend kann er sanft zwischen zwei Handtüchern ausgedrückt werden. Bitte niemals zum schnelleren Trocknen in den Trockner, auf die Heizung oder in die Sonne legen! Hitze zerstört die elastische Wirkung des Strumpfes.

Immer wieder einmal kann der Strumpf auch in einem Wäschenetz – zum Schutz vor Unregelmäßigkeiten der Trommel oder anderen Wäschestücken – in der Waschmaschine bei Schonwaschgang und höchstens 30 °C gewaschen werden. Dabei dürfen niemals ein Weichspüler, optische Aufheller oder Fleckenmittel verwendet werden. Der Strumpf darf nicht gebügelt oder in die chemische Reinigung gebracht werden!

Sollten Sie den Strumpf doch einmal 2 Tage hintereinander tragen, wischen Sie das Silikonhaftband (falls vorhanden) an der Innenseite einmal am Tag feucht (z. B. mit Haftbandreinigungstüchern) ab.

Besondere Maßnahmen sind zu ergreifen, wenn Sie einen vorhandenen Haut- oder Nagelpilz behandeln möchten. Abgesehen von der Behandlung des Pilzes an sich (Tinkturen für die Nägel, Cremes oder Tabletten mit Anti-Pilzmitteln) ist es ratsam, die Strümpfe nach dem Waschen mit einer Desinfektionsspülung zu behandeln, um sich nicht immer wieder neu anzustecken, und die Schuhe mit einem Desinfektionsmittel von innen einzusprühen.

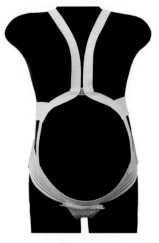

◨ Abb. 9.38 Gravybody zum Ausüben von Kompressionsdruck auf Krampfadern im Schamlippenbereich während der Schwangerschaft. (Mit freundlicher Genehmigung der Fa. Tomed GmbH)

9.5.11 Alles über das Rezept

Jeder kassenzugelassene Arzt kann ein Kompressionsstrumpfrezept ausstellen. Auf dem Rezept müssen Angaben zur Kompressionsklasse, der Länge des Strumpfes und die Diagnose stehen, deretwegen der Patient den Strumpf erhält. Es muss ein Kreuz in dem Feld „Hilfsmittel" gesetzt sein. Hilfsmittel sind nicht budgetiert. Das bedeutet, dass der Arzt keine Befürchtung haben muss, dass er den Strumpf selber zahlen muss, wenn er Ihnen zu viele Strümpfe verschreibt. Sollten Sie sich zu viele Strümpfe im Fachhandel bestellen und keine Genehmigung einholen, müssen Sie diese allerdings selbst bezahlen.

Gehen Sie mit Ihrem Rezept in den Fachhandel, das heißt in die Apotheke oder in ein Sanitätsgeschäft. Das Rezept hat 4 Wochen Gültigkeit. Im Fachhandel werden die Beine vermessen („nach Maß") und dann ein passender Strumpf für Sie herausgesucht. In seltenen Fällen wird für Sie ein Strumpf eigens hergestellt werden müssen („Maßanfertigung") (▶ Abschn. 9.5.5). Sie werden über Materialien und Farben beraten. Es gibt bei Rundstrickstrümpfen den sogenannten „Kassenstrumpf". Dies ist eine einfache Variante, die den Anforderungen genügt, aber keine besonderen Material- oder Farbauswahlen zulässt. Sie müssen die gesetzliche Zuzahlung leisten (zwischen 5 und 10 € je Rezept, es sei denn, Sie sind von der Rezeptgebühr befreit). Wenn Sie den Strumpf

> Kompressionsstrümpfe unterliegen nicht der Budgetierung! Das heißt, Ihr Arzt wird nicht in Regress genommen, wenn er eine gewisse Anzahl an Rezepten überschreitet

Sie dürfen Ihren Kompressionsstrumpf nach dem Anlegen nicht mehr bemerken – höchstens als angenehmes Entlastungsgefühl. Kneift oder schmerzt er, stimmt etwas nicht!

aber nicht nur als Medizinprodukt, sondern auch als Kleidungsstück betrachten (schließlich ersetzt er Ihre normalen Strümpfe), können Sie bei den Materialien und Farben wählerisch sein (▶ Abschn. 9.5.4). Diesen Extraservice am Strumpf übernehmen die Kassen nicht. Die Kosten dafür liegen als Zuzahlung für den Serienstrumpf bei ca. 12 € für den Kniestrumpf und bis zu ca. 27 € für die Strumpfhose.

Auf jeden Fall müssen Sie den Strumpf beim Abholen anprobieren, um zu lernen, wie man ihn anlegt, und um zu testen, ob er passt. Er darf nicht kneifen, nicht einschnüren, man darf ihn eigentlich nach dem Anlegen nicht mehr merken. Geben Sie sich und Ihrem Strumpf ein paar Tage Zeit, damit das Gestrick sich besser an Ihr Bein anpassen kann. Dann wird es Ihnen auch deutlich leichter fallen, den Strumpf anzulegen. Sollten Sie in den ersten Tagen merken, dass irgendetwas nicht stimmt (Sie bekommen den Strumpf nicht leicht an, er schmerzt, er rutscht), gehen Sie umgehend wieder zum Händler und lassen sich alles noch einmal erklären – ggf. muss etwas am Strumpf geändert werden. In der Regel haben Sie hierfür nur 2–4 Wochen Zeit, danach werden Reklamationen verständlicherweise nicht mehr angenommen.

Sollten Sie es nicht alleine schaffen, den Strumpf anzulegen, lassen Sie sich über Anziehhilfen beraten (▶ Abschn. 9.5.8).

Nach unseren Erfahrungen ist eine Serienanfertigung – wann immer möglich – der Maßanfertigung vorzuziehen. Bei Serienanfertigungen liegt immer ein von unten nach oben abnehmender Druck vor, der Strumpf hat gewisse Schwankungsbreiten, die auch die im Laufe des Tages entstehende leichte Schwellung berücksichtigen. Maßanfertigungen sind deutlich störanfälliger, wenn sich beim Messen Fehler einschleichen oder die Beine durch das Tragen des Strumpfes dünner werden. Die Patienten empfinden maßgefertigte Strümpfe oft als „enger" im Vergleich zu Serienstrümpfen. Außerdem gilt auch hier das Wirtschaftlichkeitsgebot: Wenn ein Serienstrumpf passt, muss kein (teurer!) Maßstrumpf gefertigt werden.

Die Krankenkassen zahlen 2 Paar Strümpfe im Jahr, damit Sie immer ein Paar waschen können, während Sie das andere tragen. Das heißt „Wechselversorgung". Bei besonderem Verschleiß werden auch mehrere Paare genehmigt, fragen Sie unter Angabe des Grundes bei der Krankenkasse an: zum Beispiel, wenn Sie auf der Arbeit Schutzschuhe tragen müssen, in denen die Schweißentwicklung besonders ausgeprägt ist, oder wenn Sie die Strümpfe zum Sport tragen müssen. Notfalls kann im Fachhandel eine Kostenanfrage bei der Krankenkasse gestellt werden.

9.5.12 Weitere Strümpfe: Stützstrümpfe, „Reisestrümpfe", Krankenhausstrümpfe, Stützmieder

Stützstrümpfe bringen weniger Kompression auf. Ihr Druck wird in DEN gemessen, eine Größe, die die Fadenstärke beschreibt, aber keine Aussage zum Druck macht. In der Regel liegt der Druck am Knöchel bei ungefähr 10–15 mmHg (◾ Tab. 9.3). Daher ist auch die Wirkung des Stützstrumpfes nicht so gut vorhersagbar wie bei Kompressionsstrümpfen. Unbestritten ist die lindernde Wirkung, wenn sie getragen werden: Das Bein fühlt sich leichter an. Allerdings reichen sie als Ersatz für den Kompressionsstrumpf sicher nicht aus, wenn eine schwere Erkrankung der Venen oder der Lymphe vorliegt! Stützstrümpfe werden daher von den Krankenkassen auch nicht bezahlt und haben keine medizinische Indikation.

Die weißen Krankenhausstrümpfe werden regelmäßig empfohlen, wenn die Patienten länger als einen Tag im Bett liegen müssen. Sie sind von anderer Kompressionsart als die normalen Kompressionsstrümpfe, der Faden hat eine andere Dehnbarkeit und ist daher im Liegen effektiv. Der Kompressionsstrumpf hingegen ist nur bei Bewegung effektiv, nicht in Ruhe.

Ein denkbarer medizinisch sinnvoller Einsatz von Stützmaterialien wäre folgende Situation: Patientinnen mit Lipödem am Oberschenkel tragen ungern ganze Strumpfhosen, besonders im Sommer. Da bei den Kompressionsstrumphosen der Druck am Oberschenkel ohnehin nicht so stark ist, könnte alternativ zur Strumpfhose die Kombination aus Kompressionskniestrümpfen und Stützmiederhose für diese Situation besser sein als keine Kompression. Viele Patientinnen berichten, dass dies sehr angenehm und deutlich leichter anzulegen sei.

Stützstrümpfe unterliegen nicht so engen Herstellungskontrollen wie die Kompressionsstrümpfe. Manchmal wird das Bündchen als einschnürend empfunden, wenn der Druck im Bündchen doch über dem Druck im Wadenbereich liegt, oder wenn eine Größe gewählt wurde, die nicht passt.

Liegt keine Erkrankung der Venen vor, scheint ein Stützkniestrumpf auszureichen, um der Reisethrombose vorzubeugen. Bei Venenerkrankung sollten immer Strümpfe der Kompressionsklasse II mit auf die Reise genommen werden.

Bei Patienten, die einen Kompressionsstrumpf ablehnen, ist der Stützstrumpf mit Sicherheit „besser als gar nichts"!

9.5.13 Sportstrümpfe

Auch Leistungssportler haben inzwischen die Vorteile der Kompressionsstrümpfe für sich entdeckt. Zum einen rein mechanisch: Die Kompression hält den Muskeln zusammen und verringert die Zahl kleinster Muskelfaserrisse bei Anstrengung, wie Marathonlauf oder Sprinten. Außerdem befördert der Strumpf durch die Lymphanregung und die bessere Venenentleerung die Abbauprodukte nach Muskelarbeit schneller aus dem Bein. Der Muskelkater ist geringer, die Erholung tritt schneller ein! Es gibt auch Studien, die die bessere Verwendung von Sauerstoff aus dem Blut beim Tragen von Kompressionsstrümpfen belegen.

Sportstrümpfe gibt es in verschiedenen Druckstärken, bis an die Klasse II des medizinischen Strumpfes heran, und als Wadenstrumpf oder als Socke und Wadenteil in Kombination (◘ Abb. 9.39). Das ist besonders für den Triathlon von Interesse, da der Wadenteil am Bein bleiben darf, während am Fuß kein Strumpf sein darf, wenn geschwommen wird.

Verschiedene Hersteller bieten hier verschiedene Farben an. Sie finden diese Strümpfe im Fachhandel, in Sportgeschäften und auch im Internet.

Bezeichnung	Druck (ca.)	Anwendung, Kommentar
◘ Tab. 9.3 Anwendung von Stützstrümpfen und Langzug-Kompressionsstrümpfen		
Stützstrümpfe	<15 mmHg	Wird empfohlen zur Vorbeugung und bei Müdigkeitsgefühl in den Beinen nach längerem Stehen
Antithrombosestrümpfe	10 mmHg	Weiße Krankenhausstrümpfe, Langzug! Vorbeugung der Thrombose beim liegenden Patienten, am stehenden Patienten völlig unzulänglich

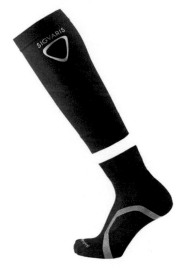

◘ Abb. 9.39 Zweiteiliger Sportstrumpf: Der Wadenteil „Tube" kann unabhängig vom Fußteil („Socke") getragen werden, z. B. bei Teilnahme an einem Triathlon. (Mit freundlicher Genehmigung der Fa. Sigvaris)

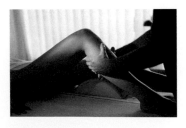

◘ Abb. 9.40   Manuelle Lymphmassage

9.6   Förderung des Lymphflusses

Lässt sich die Beinschwellung nicht ausreichend mit Kompressionsbandagen oder -strümpfen verringern, werden zusätzliche Maßnahmen zur Entstauung nötig. Sie sind auch dann besonders hilfreich, wenn bereits Hautveränderungen eingesetzt haben.

Es stehen die manuelle Lymphmassage, auch „Lymphdrainage" genannt, und die maschinelle Entstauung zur Verfügung.

9.6.1   Die manuelle Lymphdrainage

Bei der manuellen Lymphdrainage handelt es sich um eine Spezialmassage. Sie wird von Krankengymnasten und Masseuren nach einer Zusatzausbildung angewendet. Bei dieser Behandlung werden die Lymphgefäße mit ganz zarten Streichbewegungen zum Abtransport der Wassereinlagerungen angeregt. Die Behandlung beginnt an den Lymphknoten am Hals und wird dann am Körperstamm (Bauch) und bis zu den Füßen hin fortgeführt (◘ Abb. 9.40). Sie dauert je nach Verordnung zwischen 30 Minuten (Lymphmassage eines Armes oder nur eines Beines), 45 Minuten bei der Behandlung beider Beine und 60 Minuten in besonders schweren Fällen oder bei Behandlung von Armen und Beinen. In der Regel ist es nicht sinnvoll, nur ein Bein zu behandeln, da der Lymphfluss besonders gut angeregt wird, wenn beide Beine massiert werden.

Die Behandlung ist angenehm und bringt deutliche Erleichterung, wenn Stauungsbeschwerden, Schweregefühl und Spannung in den Beinen bestehen. Wird sie konsequent eingesetzt, kann sie mitwirken, bestehende Gewebeschäden zurückzubauen.

Die Effektivität der Behandlung lässt sich leicht überprüfen: Unmittelbar am Ende der Behandlung besteht meist ein ausgeprägter Harndrang. Das liegt daran, dass die Gewebeflüssigkeit bewegt wurde, ins Blut übergegangen ist und über die Nieren ausgeschieden wird. Außerdem merkt man nach einigen Sitzungen, dass sich die Beinverhärtungen langsam verringern und das Gewebe weicher und heller wird.

Die Lymphmassage wird grundsätzlich zusammen mit Kompression angewendet. Es ist besonders wichtig, die Strümpfe gleich nach der

Behandlung anzulegen, damit die abtransportierte Lymphe nicht sofort wieder in das Gewebe zurückdringt. Nur in Fällen einer fortgeschrittenen Arterienerkrankung (▶ Abschn. 5.1) ist das Tragen von Kompression auch nach der Lymphmassage nicht erlaubt.

Die Behandlung eignet sich in folgenden Situationen (immer zusammen mit Kompression):

- als dauerhafte Behandlung bei angeborenem Lymphödem,
- als längerfristige Behandlung beim Lipödem Grad II und III bis zur Linderung der Symptome und Gewichtsreduktion,
- als vorübergehende Behandlung bei verletzungsbedingten Schwellungen,
- als Behandlung von chronischen Lymphödemen nach Operation und Bestrahlung.

Die Lymphmassage ist eine angenehme Behandlung, die vielen Patienten guttut. Allerdings wird sie in frühen Stadien nicht von den Krankenkassen bezahlt, da oft eine Kompressionsbehandlung ausreichend wäre. Zur Kostenübernahme gibt es Indikationskataloge, die im Wesentlichen die oben gelisteten Indikationen beinhalten. Sollten Sie aber für sich gemerkt haben, dass Ihnen die Behandlung gut tut, können Sie sich diese auch getrost außerhalb eines Arztrezeptes gönnen, denn sie ist sicher unschädlich. Sie könnten in diesem Fall eine Behandlung in der Woche selbst bezahlen oder auf Alternativen, wie Geräte zur Entstauung (▶ Abschn. 9.5.2), zurückgreifen.

Ergänzend zur Lymphmassage und manchmal auch alternativ können Lymph-Tapes angebracht werden. Ihr Therapeut berät Sie!

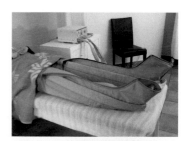

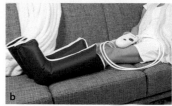

b

◩ Abb. 9.41a,b Entstauungsstiefel **a** bis zum Oberschenkel, **b** nur an der Wade. (b mit freundlicher Genehmigung der Fa. Global MIND)

9.6.2 Entstauungsbehandlung mit Apparaten

Es gibt Geräte, die die manuelle Lymphmassage ergänzen können und sie manchmal ersetzen müssen. Sie bestehen aus einer großen Druckmanschette mit mehreren Kammern, die wie ein Stiefel um das Bein gelegt wird (◩ Abb. 9.41a). Bei Schwellungen nur im Wadenbereich gibt es auch kostengünstigere Alternativen als Kurzstiefel (◩ Abb. 9.41b). Darüber hinaus existieren Ausführungen als Hose mit Leibteil. Zunächst entsteht der Druck in der Fußkammer, dann um den Knöchel, um die Wade und immer weiter aufsteigend. Schon hierin entscheidet sich die Entstauungsbehandlung ganz wesentlich von der manuellen Lymphdrainage, die die Lymphbahnen von oben her öffnet. Wenn der Druck in der gesamten Manschette aufgebaut ist, hält er eine Weile an und entspannt sich anschließend wieder von oben nach unten. Das Bein wird quasi mechanisch leer gepresst. Die Entstauung erfolgt, wie die Lymphmassage, im Liegen. Bei den Geräten gibt es die Möglichkeit, den Druck und die Dauer der Kompressionsphase einzustellen.

Unangenehm ist die Behandlung, wenn Verletzungen oder Schmerzen im Bein vorliegen, die durch den Druck verstärkt werden. Dann sollten Sie diese Therapie abbrechen und Ihren Arzt ansprechen.

Die Behandlung ist geeignet für alle Situationen, in denen auch die Lymphmassage effektiv ist, bei denen also eine Schwellung vorliegt. Bei chronischen Schwellungen ist ein Gerät für zuhause durchaus eine Alternative, da der Besuch in der Krankengymnastikpraxis auch zeitaufwendig ist. Es ist allerdings sehr schwierig, eine Kostenübernahme seitens der Krankenkassen für Entstauungsgeräte zu erwirken.

Es gibt Kompressionsstiefel nur für die Füße und Waden, für das gesamte Bein oder als Hose mit Hüftteil. Außerdem gibt es Beinmanschetten mit 3 Kammern, mit 6 Kammern und mit 12 Kammern. Natürlich sind 12 Kammern angenehmer, weil die Druckzunahme etwas unmerklicher vonstattengeht, allerdings sind diese Geräte auch deutlich teurer. Bevor man sich gar kein Gerät gönnt, ist ein 3-Kammer-System zumindest für die Wade sicherlich besser.

9.6.3   Wann darf keine Lymphmassage oder Entstauung angewendet werden?

In einigen Situationen darf der Lymphabfluss nicht angeregt werden:
- bei akuten bakteriellen Entzündungen an den Beinen, da die Keime über die Lymphe zum Körper hin und dann in die Blutbahn geleitet werden;
- bei frischer Thrombose: In den ersten 2 Wochen nach Start der Behandlung besteht noch die Gefahr, dass sich ein Gerinnsel unter der Behandlung löst und eine Lungenembolie verursacht;
- bei schwerer Herz- oder Nierenerkrankung, denn das Verschieben von Flüssigkeit aus dem Bein kann dann zu Luftnot führen. In diesen Fällen sollte zunächst nur kurz behandelt und die Dauer der Therapie langsam gesteigert werden.

Eine Gegenüberstellung aller nichtoperativen Verfahren bei Schwellung und Krampfadern finden Sie in ◘ Tab. 9.4.

9.7   Behandlung von Besenreisern und Seitenästen

Werden Besenreiser verödet, ohne dass vorher die erkrankte Stammvene behandelt wird, so treten die Besenreiser kurzfristig wieder auf

Besenreiser, retikuläre Venen und gedehnte Seitenäste (► Abschn. 2.1.1 und 2.1.2) können optisch störend sein, ohne dass eine der Stammvenen erkrankt ist. Allerdings können sie auch ein Zeichen eines Klappenfehlers in nicht sichtbaren Venen sein. Daher ist es wichtig, dass vor der Behandlung der optisch störenden Venen untersucht wird, ob die Klappen in den Stammvenen schließen oder nicht. Früher war das nicht so gut möglich, und die sichtbaren Venen wurden einfach verödet. Patienten, bei denen eine Veneninsuffizienz die Ursache für die Besenreiser war, hatten dann schnell neue sichtbare Venen, manchmal noch ausgeprägter als vor der Behandlung. Das ist wie bei einer Badewanne, die überläuft: Erst muss der Hahn zugedreht (die Stammvene behandelt) werden, dann kann unten das Wasser weggewischt (der Besenreiser verödet) werden.

◻ Tab. 9.4 Nichtoperative Verfahren bei Schwellung und Krampfadern

Bezeichnung	Medikamente zur äußerlichen Anwendung	Medikamente zur inneren Anwendung	Manuelle Lymphdrainage	Medizinische Kompressionsstrümpfe	Kompression mit Bandagen
Beschreibung	Salben	Tabletten, Kapseln, Tropfen	Anregung der Lymphbahnen zum Abschwellen der Beine	Dauerhafte Anwendung von äußerem Druck zur Vermeidung der krankhaften Füllung der Venen und des Gewebes	Anwendung von äußerem Druck zur Vermeidung der krankhaften Füllung der Venen
Sinnvoll bei	Sinn eher fraglich	Allenfalls kurzfristig sinnvoll bei stärkster Schwellung durch harntreibende Tabletten. Venenmittel nur weiternehmen, wenn sie wirklich nach 1 Monat Einnahme geholfen haben	Lymphödem, Lipödem Grad II und III, ausgeprägte Schwellungen anderer Ursache mit Hautveränderungen, akute Unfall- oder OP-bedingte Schwellung	Alle Stadien von Krampfadern und Ödemen; sichere Vorbeugung der Komplikationen von Krampfadern Nachbehandlung nach Operationen, Verödung	Kurzfristige Anwendung bis zum Abschwellen der Beine, in den ersten Tagen nach dem Ziehen von Venen
Nebenwirkungen, Komplikationen	Können Allergien auslösen und die Haut austrocknen	Harntreibende Mittel senken den Blutdruck. Dauerhaft angewendet verändern sie den Salzhaushalt und erhöhen Harnsäure- und Blutzuckerwert. Sie verhärten das Unterhautfettgewebe	Bei Patienten mit Herzschwäche gelegentlich Kreislaufüberlastung	Schuppung der Haut Bei korrekter Anwendung keine Komplikationen	Schuppung der Haut Bei korrekter Anwendung keine Komplikationen, allerdings bei Bewegung häufiges Verrutschen und Einschnüren
Gegenanzeigen	Bekannte oder bestehende Allergie auf Inhaltsstoffe	Bekannte oder bestehende Allergie auf Inhaltsstoffe	Akute Infektion, frische Thrombose	Ausgeprägte arterielle Durchblutungsstörung, akute Infektion	Ausgeprägte arterielle Durchblutungsstörung, akute Infektion
Vorteile	Psychischer Effekt, eventuell Kühlung Massage tut gut, ggf. Hautpflege	Psychischer Effekt (?), bei einigen Patienten wirksam	Effektive Behandlung der Schwellung, angenehm	Effektive Behandlung Kann meist selbstständig angelegt werden Behandlung dauerhaft möglich	Ideal bei Beginn der Behandlung von Beinschwellung Individuelle Anpassung von Ruhe- und Arbeitsdruck möglich
Nachteile	Heparin wird nicht über die Haut aufgenommen Kühlende Salben trocknen die Haut meist aus Allergien werden gefördert	Daueranwendung von harntreibenden Mitteln kann schädlich sein Wirkt nicht auf die Ursache der Krampfadern ein	Konsequente Behandlung erforderlich Wirkt nicht auf die Ursache der Schwellung ein	Erscheint einigen Patienten lästig oder beengend Bei Behinderungen schwer anzulegen	Bandagen verrutschen leicht, müssen dann neu gewickelt werden Erlernen der korrekten Bandagetechnik schwer

☐ Tab. 9.5 Veröden und Laser im Vergleich	
Verödung mittels Spritzen	**Laser**
Ideal für retikuläre Krampfadern	Ideal für kleinste, flächige Besenreiser
Für kleinste Besenreiser nur bedingt geeignet	Vorher Behandlung der zuführenden retikulären Venen sinnvoll!
Verbietet sich bei Allergie gegen das Verödungsmittel, kann Migräneanfälle auslösen	Vorsicht bei sonnenempfindlicher Haut
Anschließend keine Sonnenbäder!	Davor und anschließend keine Sonnenbäder!
Nach der Behandlung Kompression tragen!	Kompression nicht notwendig

Sollten die sichtbaren Venen also Folge einer zugrundeliegenden Krampfader sein, muss diese zuerst behandelt werden. Oft ziehen sich sichtbare Venen dann ohnehin zurück. Wenn sie nach einigen Monaten noch sichtbar sind, könnte man sie dann behandeln.

Zur Behandlung von Besenreisern und kleinen sichtbaren Venen stehen im Wesentlichen die Verödung und die Laserbehandlung zur Verfügung. Etwas größere Seitenäste können mit kleinen Schnitten über die Haut in örtlicher Betäubung entfernt werden. Dies wird im ▶ Abschn. 9.12 erklärt. Besenreiser und retikuläre Venen sind kein krankhafter Befund, ihre Behandlung erfolgt unter kosmetischen Aspekten und ist daher keine Kassenleistung.

Einen Vergleich beider Verfahren finden Sie in ☐ Tab. 9.5.

9.7.1 Verödung unter kosmetischen Gesichtspunkten

Seit vielen Jahren ist die Anwendung von Verödungsmitteln etabliert. In Deutschland ist als einziges Mittel das Polidocanol zugelassen. Es wird mit einer dünnen Nadel in die Vene gespritzt. Die Venenwand wird gereizt, es kommt zu einer Entzündung mit dauerhaftem Verschluss des Gefäßes. Die Wirkung des Mittels ist nur von kurzer Dauer: Sobald es mit dem Eiweiß im Blut Kontakt hat, wird es inaktiv. Das ist sehr wichtig, weil sonst überall im Körper Gefäße verschließen würden, nicht nur die behandelte Vene!

Seit Mitte des 20. Jahrhunderts wird das Verödungsmittel in flüssiger Form angewendet. Anfang des 21. Jahrhunderts wurde die sogenannte Schaumverödung etabliert: Das Verödungsmittel wird mit Luft zu einem Schaum aufgearbeitet, der im Gefäß das Blut verdrängt und so eine größere Kontaktmöglichkeit mit der Venenwand hat, bevor das Mittel sich mit Blut vermischt und inaktiv wird. Durch das Aufschäumen können auch stärkere Venen bis hin zu Stammvenen verödet werden (▶ Abschn. 9.9).

Bei Flüssig- und Schaumverödung wird dasselbe Mittel verwendet

Es gibt das Verödungsmittel in verschiedenen Verdünnungen, je nachdem, wie dick das zu behandelnde Gefäß ist. Bei Anwendung von Schaum darf die Obergrenze von 10–14 ml pro Tag nicht überschritten werden. In höheren Dosierungen würde das Mittel bzw. die Luft in dem Schaum größere Nebenwirkungen bis hin zum Schlaganfallrisiko entfalten.

Heute wird die Flüssigverödung nur noch bei Besenreisern angewendet. Bei etwas kräftigeren Gefäßen ist der Schaum deutlich effektiver. Nach der Verödung können Wattepolster oder Kompressen auf die verödeten Bereiche aufgebracht werden, darüber wird ein Kompressionsstrumpf gezogen. Dieser soll je nach Angabe des behandelnden Arztes getragen werden. Studien entsprechend ist die Wirksamkeit der Verödung besser, wenn ein Kompressionsstrumpf 2 Wochen nach der Verödung getragen werden.

Nach der Verödung wird die Vene nicht gleich verschwinden, sondern sie entwickelt verschiedene Braunschattierungen, während sie sich abbaut. Der braune Farbstoff kommt vom Eisengehalt des Blutes. Es ist ratsam, nach einigen Wochen die möglicherweise noch verhärteten Stellen mit einer Nadel zu punktieren und die dort vorhandene braune Gelatine auszudrücken. Damit baut sie sich schneller ab, und das Endergebnis wird deutlich früher erreicht. Während diese Braunverfärbungen noch vorliegen, sollte kein Sonnenbad genommen werden. Dann tätowieren die Pigmente regelrecht in die Haut ein und werden nur noch sehr, sehr langsam verblassen.

Selten verursacht das Verödungsmittel eine Allergie. In aufgeschäumter Form gibt es selten auch vorübergehende Sehstörungen, bei entsprechender Veranlagung können Migräneanfälle ausgelöst werden. Bei Injektion des Mittels in Schlagadern – auch kleinste, in der Haut liegende – können Nekrosen entstehen. Das sind bei kleinen Gefäßen Wunden wie bei der Verbrennung mit einer Zigarette. Bei größeren Gefäßen können ganze Hautareale betroffen sein.

Die Verödung eignet sich besonders für etwas kräftigere Besenreiser und die sogenannten retikulären Krampfadern (▶ Abschn. 2.1.1), da mit der Nadel das Gefäß getroffen werden muss, was bei ganz dünnen Besenreisern schwer ist.

Eine Verödung kosmetisch störender Venen darf nicht vorgenommen werden bei

- arteriellen Durchblutungsstörungen,
- starken Wassereinlagerungen,
- Schwangerschaft,
- bekannten Allergien gegen das Polidocanol und
- schlechtem Allgemeinzustand.

9.7.2 Laserbehandlung von Besenreisern

Feinste Besenreiser können mit Hitzeeinwirkung durch die Haut behandelt werden: Die Eiweiße der Venenwand gerinnen, die Venen verschließen sich dadurch dauerhaft. Allerdings sollte vorher sichergestellt werden, dass keine zuführenden Gefäße vorliegen, auch keine sogenannten retikulären, die auf ein Besenreisernest zulaufen und es krankhaft füllen. Diese

Die Lasergeräte wirken durch die Haut, sie erhitzen das Blut in den kleinen, hautnahen Gefäßen, so dass die Venenwand durch diese Erhitzung zerstört wird. Das Gefäß vernarbt

sollten dann zunächst verödet werden! Und wenn nach Abschluss der Behandlung (also nach einigen Monaten) die Besenreiser noch sichtbar sind, können sie immer noch mit Laser behandelt werden.

Laser ist hoch energiereiches, stark gebündeltes Licht. Es wirkt durch Erhitzung. Es gibt verschiedene Wellenlängen des Lichtes – so sind einige Laserformen besser für rötlichere Venen, andere für bläulichere Besenreiser geeignet. Sind die Venen zu kräftig, wird der Laser nicht reichen oder möglicherweise die Haut mitverbrennen.

Bei der Behandlung durch Laser werden keine chemischen Substanzen in den Körper eingebracht. Die Lichtquelle wirkt flächig auf die Haut ein. Alle Besenreiser, die sich in diesem Bereich befinden, werden von ihr erfasst. Sie ist daher bei nahe beieinanderliegenden, sehr dünnen und oberflächlichen Besenreisern die Behandlung der Wahl.

Die Laserbehandlung wirkt durch die Haut und dadurch auch auf weitere Strukturen als nur die Venen. Der gesamte Bereich ist nach der Behandlung lichtempfindlich, so wie nach einem Sonnenbrand. Ist die Haut vor der Behadlung gebräunt oder ist der Hauttypus dunkel, wird der Laser die Pigmente der Haut während der Behandlung mitzerstören und dauerhafte weiße Areale hervorrufen. Grundsätzlich sollte 4–6 Wochen vor und 6–8 Wochen nach der Laserbehandlung kein Sonnenbad genommen werden. Von einer Behandlung bei dunklem Hauttypus sollte abgesehen werden.

Wie oben erwähnt, ist in diesem Fall das Blut selber das Verödungsmittel. Daher sieht die Vene nach der Lasereinwirkung zunächst braun aus, wie bei einer Venenentzündung. Das kosmetische Ergebnis stellt sich erst nach einigen Wochen ein. Bei korrekter Anwendung bestehen jedoch nur geringe Risiken für Dauerschäden, etwa Verbrennungsnarben, aber auch sogenannte Pigmentstörungen (die Haut wird bei Sonneneinwirkung nicht mehr braun, s. oben). Wie bei der Verödung gilt, dass zunächst die Krampfadern behandelt werden müssen, sollten sie begleitend vorliegen.

Die Gegenanzeigen zur Laserbehandlung sind dieselben wie bei der Verödung. Gebräunte Haut stellt aber ebenfalls eine Kontraindikation dar. Vor der Behandlung empfindlicher Haut sollte die Wirkung an einem kleinen Areal getestet werden. Nach der Laserbehandlung ist das Tragen von Kompression nicht nötig, aber sicherlich auch nicht schädlich!

Die Laserbehandlungen von Besenreisern werden generell von den Kassen nicht bezahlt. Es gibt auch keine festgesetzten Beträge, die für Ärzte bindend sind. Fragen Sie daher in jedem Fall vor der Behandlung nach dem Preis!

9.8   Entfernen der Stammvene

Das Entfernen der Stammvene, wenn die Klappen nicht mehr schließen und sich Krampfadern entwickelt haben, ist über viele Jahre das einzige Verfahren gewesen, das zur Behandlung der Krampfadern zur Verfügung stand. Es hat die Rate der offenen Beine von den 60er Jahren bis Ende des vergangenen Jahrhunderts deutlich reduziert. Man kann das Verfahren anwenden, wenn eine Erkrankung der Stammvenen vorliegt, solange diese mit einem Draht sondierbar ist. Es gibt seit den 90er Jahren auch einige Studien, die eine ähnliche Wirksamkeit des Verfahrens im Vergleich zu den anderen, neueren Verfahren belegen (► Abschn. 9.15).

Bei einer frischen Thrombose in der Stammvene sollte die Entfernung der Stammvene verschoben werden, da es zu Lungenembolien kommen kann. Auch bei einer begleitenden arteriellen Verschlusskrankheit ist es sinnvoll, so wenig wie möglich Schnitte durchzuführen. In diesen Fällen sind schonendere Verfahren besser geeignet.

Das Herausziehen der Venen wird auch „Stripping" genannt. Es ist im deutschsprachigen Raum noch immer die am häufigsten angewandte Methode. Die internationalen Leitlinien (Amerika, Europa, England, Holland) sehen die Indikation dafür jedoch nur noch in dem Fall gegeben, wenn andere, schonendere Verfahren, nicht zum Einsatz kommen können. Die meisten Krankenkassen in Deutschland haben das verstanden und die Kostenübernahmen auch für die neueren Verfahren erweitert.

In geübten Händen handelt es sich um ein sicheres Verfahren, das in Narkose durchgeführt wird. Es kann auch unter sogenannter „Tumeszenz-Betäubung" vorgenommen werden. In diesem Fall wird in das Bein eine große Menge an örtlicher Betäubung gespritzt. Es handelt sich um einen Eingriff, der grundsätzlich ambulant durchgeführt werden kann, es sei denn, bei dem Patienten liegen schwere Begleiterkrankungen vor.

> Lassen Sie sich auf jeden Fall vor einer Operation beraten, ob die Entfernung der Vene wirklich die einzige Möglichkeit in Ihrem Fall ist

9.8.1 Die Stripping-Methode nach Babcock

Der amerikanische Arzt Babcock entwickelte zu Anfang des 20. Jahrhunderts eine Sonde, die in die Sammelvene eingeführt wird und mit deren Hilfe die Krampfader gezogen werden kann, ohne das Bein im gesamten Verlauf zu eröffnen. Das stellte damals einen großen Fortschritt dar.

Beim Stripping nach Babcock wird die Sonde am Knöchel eingeführt und in der Sammelvene bis zur Leiste vorgeschoben, wo sie wieder ausgeleitet wird. Nach Durchtrennen der Venen an beiden Enden und Verknoten mit der Sonde wird letztere mitsamt der Krampfader herausgezogen (◻ Abb. 9.42). Größere Seitenäste werden über kleine Stiche mit der Häkeltechnik entfernt, erkrankte Verbindungsvenen unterbunden. Kleinere Seitenäste und Verbindungsvenen reißen beim Ziehen ab. Daher wird das Bein auf dem Operationstisch gewickelt oder mit einem festen Kompressionsstrumpf versehen, um größere Hämatome zu vermeiden.

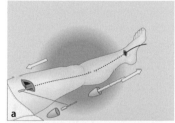

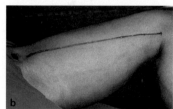

◻ **Abb. 9.42a,b** Strippingverfahren. **a** Schema der Durchführung, **b** Bild einer entfernten Stammvene auf dem Oberschenkel, unmittelbar nach der Entfernung

9.8.2 Modernisierungen der Methode

In den Jahren nach der Einführung des Stripping-Verfahrens nach Babcock wurde bemerkt, dass es nicht nur darauf ankommt, die Stammvene zu entfernen, sondern auch die Mündung in der Leiste sauber zu

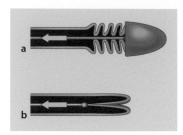

☐ Abb. 9.43   a Stripping nach Babcock: Die Krampfader wird vor der Olive hergeschoben. **b** Die Krampfader wird in sich selbst gestülpt

Fragen Sie vor der Behandlung den Arzt, wie weit Ihre Sammelvene erkrankt ist und ob er die gesamte Vene oder nur den erkrankten Abschnitt entfernt

operieren: Es darf kein „Stumpf" stehengelassen werden, sondern die Stammvene muss bis an die tiefe Beinvene heran operiert werden und an der tiefen Beinvene darf keine Unregelmäßigkeit bleiben, nachdem der Knoten gesetzt wurde. Zudem müssen die einmündenden Venen des sogenannten Venensterns in der Leiste versorgt werden: Das sind die Venen aus dem Bauchraum, der Hüfte und der Oberschenkelvorderseite. Sie münden sternförmig in die Stammvene im Bereich der Leiste ein und müssen bei dem Verfahren sorgfältig unterbrochen werden. Dieser Teil des Eingriffs heißt „Krossektomie" – Entfernung der Krosse, das heißt, der Einmündung der Stammvene zusammen mit dem Venenstern.

Eine Hilfe bei der Operation von Krampfadern mit dem Stripping-Verfahren kann die sogenannte „Blutleere" darstellen. Bei der „Blutleere" wird das Blut durch sehr starke Wickel aus dem Bein gepresst. Anschließend vermeidet eine Druckmanschette am Oberschenkel erneutes Eintreten von Blut in das Bein. Somit entstehen beim Stripping weniger Hämatome.

Im Laufe der 80er und 90er Jahre im 20. Jahrhundert wurden Varianten der Babcock-Operation eingeführt. Hierzu trugen die Einführung des Ultraschalls und der deutliche Trend zur ambulanten Behandlung bei. So wurde erkannt, dass die Stammvene selten über ihre gesamte Länge erkrankt ist. Da sie an der Wade neben einem Nerv verläuft, der beim Ziehen der Vene oft verletzt wurde, ging man zum sogenannten „stadiengerechten" Stripping über, bei dem nur die Segmente entfernt werden, die auch erkrankt sind.

Weitere Neuerungen beim Entfernen der Venen sind das „Endo-Stripping" und die Kryochirurgie. Ergänzt wird das Entfernen der Stammvenen durch die Entfernung der Seitenäste über viele kleine Hautschnitte, die im Laufe der Jahre auch schonender durchgeführt wurden, die Schnitte sind heute kaum noch sichtbar (Häkeltechnik).

■ **Endo-Stripping**

Beim Endo-Stripping wird die Vene nicht durch eine Metallkugel (die sogenannte „Olive") „aufgeladen", sondern beim Ziehen in sich eingestülpt. Dadurch entstehen weniger Verletzungen der Umgebung (☐ Abb. 9.43).

■ **Kryochirurgie**

Bei der Kryochirurgie (Kältechirurgie) wird nach Durchführung der Krossektomie in der Leiste eine Sonde in die Sammelvene eingeführt und dann mit flüssigem Stickstoff weit unter den Gefrierpunkt abgekühlt. Die Vene verklebt mit der Sonde. Beim Zurückziehen der Sonde wird die Vene mitherausgezogen. Ein Schnitt am Knöchel oder unter dem Knie ist nicht erforderlich. Die Methode ist für Seitenäste nicht geeignet.

■ **Häkeltechnik**

Die Häkeltechnik eignet sich für Seitenäste, nicht für die Sammelvenen. Über kleine Stiche werden erkrankte Seitenäste Stück für Stück mit einem Häkchen herausgezogen (☐ Abb. 9.44). Üblicherweise werden nach dem Stripping der Stammvenen gleich die Seitenäste mitentfernt.

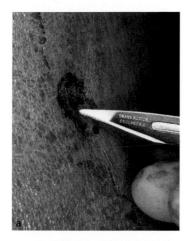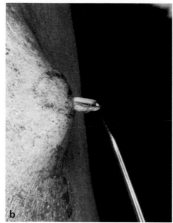

◘ Abb. 9.44a,b Häkeln von Seitenästen: **a** Schnitt mit einem Stichskalpell an der vorher markierten Stelle, **b** Hervorhäkeln des Seitenastes

■ **Endoskopische Perforantendissektion**

Die endoskopische Perforantendissektion war im letzten Jahrhundert eine „moderne Errungenschaft": Sie kam bei Patienten mit starken Hautveränderungen am Unterschenkel zum Einsatz, wenn hier die Verbindungsvenen erkrankt waren. Durch einen Schnitt kurz unterhalb des Knies wurde ein Sichtrohr in die tieferen Schichten des Beines vorgeschoben. Mit langen Instrumenten wurden dann die Verbindungsvenen unterbrochen. Es war also nur ein Hautschnitt erforderlich, jedoch wurde in der Tiefe eine große Wundhöhle geschaffen. Der Begriff „minimalinvasiv" (für gering verletzend) trifft für diese Methode daher nicht zu! Sie wurde relativ kurzfristig wieder verlassen.

■ **Trivex-Verfahren**

Eine weitere Entwicklung stellt das Trivex-Verfahren dar. Das Bein wird mit „Tumeszenz-Anästhesie" betäubt und dabei das Fettgewebe gelockert. Ein Endoskop wird in das Unterhautfettgewebe eingeführt und darüber die Vene im Fettgewebe mit kleinen Messern „gehäckselt" und anschließend abgesaugt. Es entstehen zwar weniger Hautschnitte, aber eine riesige innere Wundfläche und wochenlang anhaltende Hämatome. Erfreulicherweise wurde auch dieses Verfahren nur sehr kurz propagiert und bald wieder verlassen.

9.8.3 Komplikationen der Stripping-Methode

— **Hämatome:** Durch das Ziehen der Vene und Abreißen der Seitenäste sind Blutungen unvermeidbar. Blaue Flecken entlang der entfernten Vene sind die Folge. Sie bauen sich unter Kompression ab.
— **Schmerzen:** Die meisten Patienten benötigen nach dem Eingriff Schmerzmittel.

Jedes chirurgische Verfahren hat Komplikationen. Je mehr Schnitte gesetzt werden und je größer die Wundfläche im Bein, desto höher die Wahrscheinlichkeit von Hämatomen und Schmerzen

- **Taubheit oder Kribbeln am Knöchel**: Bei der früher üblichen Entfernung der Stammvene bis zum Knöchel traten in bis zu 20 % der Fälle Verletzungen von kleinen Hautnerven auf. Heute sollte das Verfahren jedoch nur noch ganz selten in dieser Form gehandhabt werden, somit werden auch die Nervenverletzungen seltener sein.
- **Schwellung**: Beim Entfernen der Stammvene werden unweigerlich kleinste Lymphbahnen mit beschädigt. Dies kann vorübergehend oder dauerhaft zu einem Lymphrückstau führen und ist der Hauptgrund, warum die Beine in den ersten Tagen nach dem Eingriff gewickelt oder mit Kompressionsstrümpfen versorgt werden.
- **Venenentzündungen in belassenen Venensegmenten**: Manchmal gelingt es nicht, alle Seitenäste zu entfernen, das kann zu einer – meist nicht gefährlichen, aber schmerzhaften – Gerinnselbildung in diesen Venen führen. Manchmal ist es ratsam, mit einer Stichinzision das Gerinnsel durch die Haut zu entfernen, damit der Schmerz nachlässt.
- **Bei ausgedehnten Operationen** (OP-Dauer über einer Stunde) und weiteren Risikofaktoren (z. B. Übergewicht, Hormone, Rauchen) sollte nach der Operation eine Thromboseprophylaxe erfolgen. Insgesamt sind Thrombosen als Komplikation bei diesem Eingriff heutzutage jedoch selten.

9.8.4 Nachsorge nach dem Eingriff

Üblicherweise wird sofort nach dem Eingriff eine Bandage oder der Kompressionsstrumpf angelegt. Normalerweise sollten diese über Nacht und dann einige Wochen tagsüber belassen werden – hier ist es jedoch immer relevant, was der Chirurg vorschreibt. Nach einer Woche werden in der Regel die Hautfäden gezogen.

Schwellungen und Verfärbungen entwickeln sich im Lauf einiger Wochen zurück. Üblicherweise werden die Patienten eine Woche krankgeschrieben, oft auch länger, je nach Entwicklung der Beschwerden.

Eine Kontrolle durch den Chirurgen sollte nach einigen Wochen oder Monaten erfolgen. Sie sollte auch eine Schallkontrolle des operierten Bereiches beinhalten, da damit frühzeitig zu erkennen ist, ob sich neue Krampfadern anbahnen. Nach dem Stripping-Verfahren entstehen in Langzeitstudien bei ca. 35–50 % der Patienten neue Krampfadern (nach 34 Jahren bei 70 %).

9.9 Schaumverödung der Stammvenen

Seit der Einführung des Ultraschalls zur Diagnostik der Venen hat sich auch die Therapie deutlich weiterentwickelt! Der Arzt kann nämlich die Venen während des Eingriffs direkt sehen, während er sie mit einer Nadel punktiert. Flüssiges Verödungsmittel ist im Schallbild nicht sichtbar, aber aufgeschäumtes durchaus! Dadurch wurde die Schaumverödung zu einer Alternative für die Behandlung der Stammvenen.

9.9.1 Durchführung

Der Patient wird im Liegen behandelt. Meist startet der Arzt am obersten Ende der Stammvene und führt unter Sicht mit Schallkontrolle die Nadel in die Vene ein. Dann wird das aufgeschäumte Mittel unter Schallkontrolle in die Vene gespritzt. Mit dem Schallgerät ist sofort sichtbar, dass der Schaum sich in der Vene verbreitet, der Arzt erkennt, ob die Vene sich zusammenzieht und wie weit sich der Schaum verteilt. Das wiederholt er nun entlang der Vene so oft, bis die gewünschte Strecke geschäumt ist. Einige Ärzte bevorzugen, das Verödungsmittel über einen Katheter abzugeben. Es wird dann von fußwärts her in die Vene eingeführt und kann beim Zurückziehen portionsweise direkt in die Vene abgegeben werden. Dazu besteht noch die Möglichkeit, an der Spitze des Katheters einen Ballon aufzublasen, damit der Übertritt von Verödungsmittel in die tiefen Beinvenen über die Mündung in der Leiste vermieden wird. Allerdings lässt sich das ohnehin nicht ganz verhindern, da ja auch entlang der gesamten Vene Verbindungsvenen vorliegen.

Bei sehr ausgeprägten Krampfadern kann zusätzlich vor dem Einbringen des Verödungsmittels rings um die Vene Kochsalzlösung sowie ein wenig örtliches Betäubungsmittel eingespritzt werden. Dann verringert sich der Durchmesser der Vene, und die Wirksamkeit der Verödung steigt.

Je Sitzung darf eine gewisse Menge an Verödungsschaum nicht überschritten werden. Liegen ausgeprägte Seitenäste vor, sollten daher gleich mehrere Sitzungen geplant werden.

Wie unter ▶ Abschn. 9.7.1 beschrieben, verklebt der Schaum nicht die Vene, sondern „ärgert" die Venenwand, die dann im Lauf der kommenden Wochen einen Vernarbungsprozess einleitet. Im Optimalfall ist die Vene nach der ersten Sitzung verschlossen. Je kräftiger die Vene ist, kann es jedoch passieren, dass bei der Kontrolle festgestellt wird, dass die Vene nur teilweise verschlossen ist. Dann sollte gleich noch einmal gespritzt werden: Wenn nur noch ein Teil verschlossen werden muss, ist das effektiver, als wenn sich die Vene komplett wieder öffnet. Manchmal sieht die Vene bei der Kontrolle auch unbehandelt aus – sie hat gar nicht reagiert. Dann sollte der Arzt noch einmal überdenken, ob die Verödungsbehandlung in diesem Fall sinnvoll ist. Oder er sollte es mit einem höher konzentrierten Mittel nach Rücksprache mit dem Patienten noch einmal probieren. Auch wenn sich die Stammvenen Jahre nach der Verödung teilweise wieder eröffnen können, ist es dann erneut ein leichtes Unterfangen, dieses Gefäß zu verschließen.

Rein theoretisch ist jede Stammvene für eine Schaumverödung zugänglich. Allerdings haben Studien gezeigt, dass die Ergebnisse

> Die Schaumverödung der Stammvenen hat bei korrekter Durchführung sehr geringe Nebenwirkungen und hinterlässt keine Narben

am besten sind, wenn die Stammvene dünn ist. Eine optimale Situation für die Schaumverödung liegt vor, wenn bereits einmal operativ behandelt wurde. Sollen dann belassene Stammvenenreste behandelt werden, sind sie für die Verödung besonders gut zugänglich. Auch im Fall einer neu aufgetretenen Krampfader („Rezidiv") im Mündungsbereich – also in der Leiste oder in der Kniekehle – oder auch bei Perforansvenen sind sich die Ärzte eigentlich einig, dass das schonendste Vorgehen zur Behandlung von neuen Venen im Narbengewebe die Verödung ist.

Da bei der Schaumverödung höher konzentriertes Verödungsmittel in die Nähe der tiefen Beinvenen gespritzt wird, wird empfohlen, zum Schutz vor Thrombosen Heparin zu spritzen – je nach Befund und Vorgeschichte nur einmal am Tag der Behandlung oder auch für einige Tage.

Die Verödung kann auch bei Patienten durchgeführt werden, die gerinnungshemmende Mittel einnehmen. Möglicherweise ist die Wirksamkeit der Verödung minimal verringert – da das Verfahren aber so wenig aufwendig ist, kann bei diesen Patienten gleich eine zweite Sitzung geplant werden.

Üblicherweise liegen bei einer Erkrankung von Stammvenen auch deutlich sichtbare Seitenäste vor. Diese können natürlich gleich mitbehandelt werden, allerdings mit einem weniger stark konzentrierten Mittel als die Stammvenen und meist in mehreren Sitzungen, um Nebenwirkungen bei Überdosierung vorzubeugen. Bei der Verödung von Seitenästen treten vorübergehend Braunverfärbungen auf, die sehr selten auch länger als 3 Monate oder dauerhaft anhalten (s. unten).

9.9.2 Nachsorge

Üblicherweise wird noch auf dem Behandlungstisch sofort ein Kompressionsstrumpf angelegt. Der Patient soll danach sanfte Bewegungen durchführen, etwa spazieren gehen, um einer Thrombose vorzubeugen. Je nach Befund können sanfte Sportarten nach einer Woche wieder gestartet werden, das ist mit dem behandelnden Arzt zu besprechen.

Die Kompression soll je nach Durchmesser der Vene für mehrere Wochen getragen werden. Es ist wichtig, sich hier an die Angaben des behandelnden Arztes zu halten! Die verödeten Venen werden hart und knubbelig, das ist völlig normal. Nach einigen Wochen können diese Verhärtungen angestochen und die „Gelatine" aus Verödungsmittel und Blut hervorgedrückt werden. Dann bauen sich die braunen Verfärbungen auch schneller ab.

Solange Verfärbungen in mitbehandelten Seitenästen vorliegen, sollten Sonnenbäder und Saunagänge vermieden werden. Die Sonne tätowiert das Eisenpigment sonst dauerhaft in die Haut, die Hitze kann eine Venenentzündung hervorrufen.

9.9.3 Komplikationen

Bekanntlich sind Injektionen von großen Mengen Luft in Blutgefäße gefährlich. Tödlich wirken ca. 70 ml. In Deutschland ist daher eine Obergrenze von höchstens 10–15 ml je Sitzung zugelassen. Bei Überschreitung können Schlaganfälle auftreten. Diese können rein theoretisch aber auch bei einem sogenannten offenen „Foramen ovale", einer Verbindung zwischen dem rechten und dem linken Anteil im Herzen, vorkommen. Bei Patienten mit einem Schlaganfall in der Vorgeschichte oder einem bekannten Foramen ovale sollte die Schaumverödung daher besonders zurückhaltend gehandhabt werden.

Mögliche weitere Nebenwirkungen sind:

- Migräneanfälle bei Patienten, die ohnehin an Migräne leiden.
- vorübergehende Sehstörungen und/oder ein Engegefühl in der Brust – sie dauern meist 20–30 Minuten an und bilden sich folgenlos zurück.
- Thrombose der tiefen Beinvenen durch Übertritt von zu viel Verödungsmittel im Falle der Verödung großer Venen. Um diese Komplikation zu vermeiden, wird die Gabe von Heparin empfohlen.
- Verhärtungen der Seitenäste.
- Braunverfärbungen.

Die Verhärtungen der Seitenäste sind die direkte Folge der Verödung und Teil des Therapieerfolges, denn die Vene verändert sich und baut sich dann über Wochen ab. Das Eisen im Blut schimmert dunkel und kann zu dauerhaften Braunverfärbungen führen, wenn die betreffenden Stellen der Sonne ausgesetzt werden. Daher empfiehlt es sich, diese Verhärtungen nach einigen Wochen zu punktieren und die Gelatine zu exprimieren, um den Abbau der Blutreste zu beschleunigen.

> Die Schaumverödung bietet die Möglichkeit, mit wenig Aufwand und ohne Narkose oder Betäubung fast alle Krampfadertypen zu behandeln

9.10 Verschluss der Stammvenen mittels Hitze

Seit Ende der 90er Jahre wurde an verschiedenen Verfahren zum Schrumpfen der Venenwand bzw. zum Verschließen der Vene mit Hitze gearbeitet. Etabliert haben sich auf dem Markt das Radiofrequenzverfahren und das Laserverfahren. Beide geben Hitze ab, die die Venenwand verändert und dadurch einen Venenverschluss bewirkt.

Diese Verfahren dienen zum Verschluss der Stammvenen, die analog zum Stripping von der Leiste oder der Kniekehle bis zum untersten Ende der erkrankten Strecke verschweißt werden und damit dem Kreislauf nicht mehr zur Verfügung stehen. Anders als beim Stripping werden die Venensternäste nicht unterbrochen (▶ Abschn. 9.8.2). Die meisten Ärzte lassen sogar die Einmündung der Venensternäste offen, damit das Blut aus dem Bauchraum weiterhin in die tiefe Beinvene abfließen kann. Einige Ärzte fordern den Verschluss der Stammvene bis an die tiefe Beinvene heran, wie beim Stripping.

Langzeitstudien darüber, welches dieser Verfahren in der Leiste das bessere ist, stehen noch aus. Auch über die Länge der zu verschließenden Vene im Bein ist das letzte Wort nicht gesprochen. In Anlehnung an das Entfernen der Venen verschließen die meisten Ärzte das gesamte Segment, in dem das Blut falsch herum fließt. Seit Jahren zeigt sich jedoch, dass auch der Verschluss kurzer Segmente (zum Beispiel nur in der Leiste) ausreichend ist (▶ Abschn. 9.14.1). Langzeitstudien hierzu stehen noch aus.

Der Arzt hat die Wahl zwischen zwei Hitzequellen: Radiofrequenz und Laser. Zu beiden Verfahren gibt es inzwischen ausreichend Daten aus Langzeitstudien. Sie sind im Ergebnis dem Stripping-Verfahren gleichwertig.

Da beim Verschluss der Stammvenen mittels Hitze der Blutverlust sehr gering ist, kann das Verfahren auch durchgeführt werden, wenn der Patient Gerinnungshemmer einnimmt. Marcumar oder andere Blutverdünner (Rivaroxaban, Apixaban, Dabigatran) müssen also nicht abgesetzt werden. Auch die Einnahme von Azetylsalizylsäure (ASS) muss nicht 10 Tage vor dem Eingriff unterbrochen werden.

9.10.1 Durchführung

Ob nun Radiofrequenz und Laser gewählt wird, in beiden Fällen ist das Vorgehen wie folgt: Die erkrankte Stammvene wird mit einer Infusionsnadel unter Schallkontrolle punktiert. Dann wird ein Draht in die Vene eingelegt und die Einstichstelle betäubt. Über den Draht kann wiederum eine sogenannte Schleuse geschoben werden, das ist ein etwas kräftigerer Katheter als die dünne Infusionsnadel. Daraufhin wird der Behandlungskatheter eingeführt und mit Ultraschall kontrolliert, dass er auch genau da liegt, wo die Behandlung beginnen soll, meist ist das die Mündung der Stammvene in der Leiste oder der Kniekehle.

Nun wird der Verlauf der Vene betäubt: Dazu verwendet man eine Lösung mit sehr verdünntem Betäubungsmittel. So kann man eine große Menge an Flüssigkeit einführen, die die Vene in ein „Wasserbad" legt („Intumeszenz"). Sie ist dann nicht nur betäubt, sondern die Hitze kann dann auch nicht mehr das umliegende Gewebe zerstören, weil die Wasserschicht eine Pufferzone darstellt. Anschließend wird der Generator eingeschaltet, die Hitze wird abgegeben und dabei die Sonde immer weiter fußwärts gezogen, bis die gewünschte Länge der Vene behandelt wurde (◨ Abb. 9.45). Die Sonde wird entfernt und die kleine Wunde mit einem Pflaster versorgt. Ergänzend können gleich in derselben Sitzung die vorhandenen Seitenäste wie beim Stripping durch Häkeltechnik entfernt werden (◨ Abb. 9.44). Der Hitzeverschluss der Venen ist so wenig belastend, dass er eigentlich immer in örtlicher Betäubung durchgeführt werden kann. Nur bei ausgeprägten Seitenastentfernungen könnte eine Narkose erwogen werden, um den Patienten nicht mit Schmerzen durch die vielen kleinen Schnitte zu belasten.

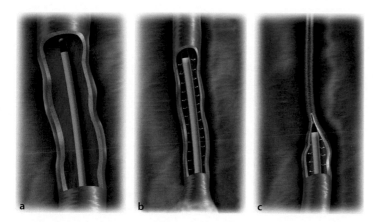

⬛ Abb. 9.45a,b Hitzeverschluss einer Vene. **a** Der Katheter wurde positioniert. **b** Die Hitze wird abgegeben, die Vene schrumpft. **c** Die Sonde wurde zurückgezogen, das behandelte Segment ist verschlossen, jetzt wird das nächste Segment behandelt. (Mit freundlicher Genehmigung der Fa. Medtronic GmbH)

Allerdings bilden sich diese Venen auch oft von selbst zurück und die Entfernung der Restvenen (oder ihre Verödung) kann daher auch zeitversetzt erfolgen, sofern überhaupt noch nötig!

Die Radiofrequenz bietet dabei die Möglichkeit, über die Spitze der Sonde die Temperatur im Gewebe zu messen und so sicher die gewünschte Zieltemperatur zu halten (120 °C). Über die meisten Sonden kann auch Flüssigkeit in die Vene eingebracht werden, zum Beispiel Verödungsmittel, wenn die Spitze nicht ganz bis an das oberste Ende der Vene vorgeschoben werden kann.

Beim Laserverfahren kommen verschiedene Wellenlängen zum Einsatz. Auch sind die Sonden an der Spitze unterschiedlich gestaltet. Die sogenannten „Bare-Fiber", bei der die Laserenergie von der Spitze „geradeaus" abgegeben wurde, gehören der Geschichte an. Heute werden sogenannte radiale Fasern verwendet, die über einen Glaskopf verfügen, der die Energie ringförmig seitlich abstrahlt. Dadurch ist die Durchdringung der gesamten Venenwand deutlich besser zu erreichen.

> Radiofrequenz- und Lasertechnik zum Verschluss der Stammvenen wurden in den letzten Jahren immer weiter entwickelt, das letzte Wort ist hier sicher noch nicht gesprochen!

9.10.2 Nachsorge

Der Patient erhält je nach Risikofaktoren Heparin-Spritzen zum Vorbeugen einer Thrombose, in der Regel für eine Woche. Dann stellt er sich zur Ultraschallkontrolle erneut vor. Es wird geprüft, ob sich der gewünschte Verschluss der Vene eingestellt hat und ob von dem Verschluss ausgehend ein Gerinnsel in die tiefe Beinvene einwächst. In diesem Fall muss für einige Wochen noch ein gerinnungshemmendes Medikament (Spritzen oder Tabletten) genommen werden. In ca. 3–5 % der Fälle stellt sich am ersten Behandlungstermin heraus, dass der Verschluss der Vene nicht komplett ist. Ist die Vene teilweise verschlossen, kann man die restliche Öffnung sofort mit Schaum veröden. Das führt meist zum kompletten Verschluss der Vene. Ist sie hingegen völlig frei und sieht unberührt aus, so kann eine Wiederholung des Hitzeverfahrens erwogen werden, oder aber es wird gleich eine Operation mit Unterbrechung der Vene und Entfernen der gewünschten Venenlänge geplant.

Noch auf dem Behandlungstisch werden Kompressionsstrümpfe angelegt. Die Dauer der Kompressionstherapie legt der behandelnde Arzt fest. In der Regel ist der Patient relativ beschwerdefrei, wenn nur die Stammvene verschlossen wurde. Dann ist die Arbeitsfähigkeit normalerweise auch am nächsten Tag wiederhergestellt. Wurden auch Seitenäste entfernt, können die Schmerzen etwas ausgeprägter sein, die Dauer der Arbeitsunfähigkeit richtet sich dann nach den Schmerzen.

Wurden die Seitenäste nicht entfernt, so werden sie sich über Wochen und Monate zurückbilden. Bei der Nachuntersuchung wird dann festgelegt, ob sie in einer zweiten Sitzung entfernt oder verödet werden müssen.

9.10.3 Komplikationen

Insgesamt ist das Verfahren relativ risikoarm. Folgende Komplikationen können auftreten:

— Schmerzen und Hämatom an der Punktionsstelle oder im Verlauf der behandelten Vene.
— Venenentzündung in Seitenästen.
— Technisch bedingt können Verbrennungen der Haut auftreten, wenn eine zu oberflächlich liegende Vene behandelt wurde oder nicht ausreichende Mengen an Flüssigkeit um die Vene herum appliziert wurden zum Puffern der Hitze.
— Strangbildung im Verlauf der Vene, „Gummibandgefühl“: Die verschlossene Vene kann über Wochen bis Monate verhärtet tastbar bleiben und dann beim Strecken des Beines ein Gefühl wie ein verkürzter Muskel verursachen. Dieses Phänomen bildet sich langsam zurück und ist bei den modernen Fasern deutlich seltener geworden.
— Nervenverletzung: Je länger die Strecke der behandelten Vene, desto höher ist die Wahrscheinlichkeit, den Nerven, der neben der Vene liegt, zu verletzen. Er verläuft am unteren Oberschenkel nah an der Stammvene, ebenso unterhalb des Knies. In der Kniekehle mündet die kleine Rosenvene, die Vena saphena parva, direkt neben einem Nerv in die tiefe Beinvene. Dieser muss mit der Betäubung sorgfältig von der Vene abgeschoben werden. Gelingt dies nicht, wird schon während des Eingriffs am Knöchel ein unangenehmes Gefühl auftreten, das manchmal über Monate anhalten kann.

9.10.4 Ausblick

Die endoluminalen Hitzeverfahren haben in Amerika und England bereits weitgehend die operative Entfernung (Stripping) verdrängt, was aber sicherlich auch finanzielle und organisatorische Gründe hat. Das Verfahren ist technisch einfacher durchzuführen und es verursacht weniger Narben und Schmerzen.

Die Langzeitergebnisse beider Verfahren (endoluminale Hitze im Vergleich zum Stripping) sind gleich. Hierzulande hat sich das Hitzeverfahren nicht so schnell durchgesetzt, weil die gesetzlichen Krankenkassen die Kosten dafür (noch) nicht einheitlich erstatten. Inzwischen sind es jedoch nur noch ganz wenige Kassen, die nicht einem Vertrag angeschlossen sind oder die Behandlung auf Kostenanfrage erstatten – dies wird sich in den kommenden Jahren sicher noch ändern, da auch die deutschen Leitlinien zur Behandlung der Varikose in Überarbeitung sind und sich dann auch die letzten Krankenkassen einer Bezahlung nicht mehr verschließen können. Da sich Krampfadern jedoch über viele Jahre entwickeln, wissen wir noch nicht, wie die Spätergebnisse 10–20 Jahre nach Einsatz dieser neuen Verfahren sein werden.

9.11 Verschluss der Stammvenen mit Akrylkleber

Eine weitere Entwicklung zur schonenden Behandlung von Krampfadern stellt der Verschluss der Venen mit Akrylkleber dar. Über einen Katheter, der ähnlich eingeführt wird wie beim Hitzeverfahren, wird ein Kleber in die Stammvene eingebracht, der diese direkt verklebt, ein örtliches Betäubungsmittel ist dafür nicht nötig. Das System ist sehr teuer, weil der Kleber natürlich nicht in der Sonde, sondern nur in der Vene wirken soll. Die beiden Komponenten des Klebers dürfen erst in der Vene ihre Wirkung entfalten. Langzeitergebnisse zu diesem Verfahren liegen nicht vor. Aus anderen Anwendungsgebieten von Akrylklebern kennt man späte Fremdkörperreaktionen, weswegen viele Kollegen noch sehr zögerlich sind.

Die Forschung der nächsten Jahre wird hier ausschlaggebend sein. Noch ist das Verfahren sehr teuer, es wird nicht von den Kassen erstattet. Auch aufgrund mangelnder Langzeitergebnisse und des Risikos einer Spätreaktion auf den Kleber ist es mit Vorsicht zu beobachten.

9.12 ASVAL oder Häkeln von Seitenästen

Seit vielen Jahren gibt es Verfahren, bei denen in örtlicher Betäubung nur die Seitenäste über kleinste Hautstiche hervorgehäkelt und entfernt werden. Da es damals keine Möglichkeit gab, mit Ultraschall die Stammvenen zu untersuchen, wissen wir nicht, wie diese bei den Patienten aussahen. Entstanden neue sichtbare Krampfadern, wurden diese erneut entfernt. Die Patienten wurden in Abständen dieser relativ harmlosen

Da das Entfernen oder Verschweißen der kompletten Stammvene und der Seitenäste keinen dauerhaften Erfolg zeigt, werden Techniken entwickelt, die die Stammvenen verschonen

Behandlung zugeführt. Dies war einer der ersten stammvenenerhaltenden Ansätze.

In Frankreich hat Dr. Paul Pittaluga nach der Einführung des Ultraschalls die Venen vieler Patienten analysiert und festgestellt, dass bei jungen Leuten die Stammvenen meist nicht so gedehnt sind, auch wenn ihre Klappen nicht schließen. Für diese Patienten hat er die Häkeltechnik der Seitenäste aufleben lassen und das Verfahren ASVAL genannt (ein Akronym aus dem Französischen: „ablation sélective des varices sous anésthesie locale", selektive Entfernung der Krampfadern unter örtlicher Betäubung). Viele Kollegen in Deutschland erkannten das sogenannte „Müller-Verfahren" oder „Varady-Verfahren" aus den 60er- bis 80er-Jahren wieder und wenden es heute bei gering ausgeprägten Krampfadern an.

Das Prinzip ist einfach: Bei geringem Rückfluss in der Stammvene werden erst einmal nur die Seitenäste behandelt. Das kann mittels Häkeltechnik geschehen oder auch durch Schaumverödung der Seitenäste. In vielen Fällen resultiert daraus dann auch wieder ein korrekter Fluss in der Stammvene (s. auch ► Abschn. 9.14). Die Nachbehandlung nach Verödung und Häkeltechnik wurde in den jeweiligen Kapiteln erklärt (Häkeln: ► Abschn. 9.8.4., Verödung: ► Abschn. 9.9.3). Auch wenn die Stammvene sich nicht komplett normalisieren sollte, dauert es in der Regel einige Jahre, bis sich neue sichtbare Venen entwickeln. Da die Stammvenen weiterhin arbeiten, muss das Blut sich keine neuen Abflusswege suchen.

9.13   Extraluminale Valvuloplastie

Die extraluminale Valvuloplastie ist leider nicht für jeden Patienten geeignet. Das Ergebnis nach dem Eingriff ist eine komplett funktionsfähige Stammvene!

„Extraluminal" bedeutet außerhalb eines Rohres, und „Valvuloplastie" bedeutet Wiederherstellen der Klappenfunktion. Wie in ► Kap. 2 beschrieben, schließen die Klappen bei einer Krampfader nicht richtig. Hier setzt die Valvuloplastie an: Durch eine Manschette, die um die Mündungsklappe in der Leiste gelegt wird, wird die Vene wieder so sehr verengt, dass die Klappensegel ihre Funktion wiederaufnehmen. Von allen Verfahren ist es daher das einzige, das im Venensystem den natürlichen Zustand nahezu wiederherstellt.

9.13.1 Welche Patienten sind geeignet?

Damit die Valvuloplastie angewendet werden kann, darf die Vene nicht zu sehr gedehnt sein. Die Klappensegel müssen im Ultraschall beweglich und zart sein, das bedeutet, dass sie noch nicht Opfer einer Venenwandentzündung bei oberflächlicher Thrombose geworden sind. Vor dem Eingriff muss also ein mit dem Verfahren vertrauter Arzt feststellen, ob die Venen des Patienten geeignet sind für diese Vorgehensweise.

9.13.2 Durchführung

Der Patient wird in örtlicher Betäubung oder Vollnarkose an der Leiste operiert. Die Stammvene wird an ihrer Mündung zur tiefen Beinvene freigelegt. Alle kleinen Seitenäste, die dort zusätzlich einmünden, werden unterbrochen. Über die Stammvene wird eine Manschette aus Kunststoff gestülpt und eingenäht. Während des Eingriffs wird dann geprüft: zum einen, dass die Klappen unter der Manschette das Blut in Richtung Herz noch durchlassen, zum zweiten, ob die Klappen dann aber schließen und kein Fluss in die falsche Richtung mehr vorliegt (◘ Abb. 9.46). Je nach Wunsch können die sichtbaren Seitenäste, wenn sie optisch störend sind, gleichzeitig entfernt werden. Oft bilden sie sich aber gut zurück und müssen gar nicht behandelt werden, daher könnte man auch erst einmal abwarten und ggf. in einem zweiten Eingriff oder mittels Verödung die Seitenäste behandeln.

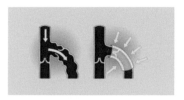

◘ **Abb. 9.46** Extraluminale Valvuloplastie: Schematische Darstellung der Wirkung einer Kunststoffmanschette um die Mündung der großen Rosenvene in der Leiste: Die Vene wird durch den Druck wieder schlank, die Klappen schließen sich dadurch (Aus Mendoza u. Berger 2003)

9.13.3 Nachsorge

Der Patient muss nach der Behandlung Kompressionsstrümpfe tragen, um das Normalisieren der Vene zu unterstützen. Außerdem erhält er vorbeugend Heparin-Spritzen. Viel Bewegung ist wichtig, damit Thrombosen vermieden werden.

9.13.4 Komplikationen

Wie bei allen Operationen mit Hautschnitt können Hämatome auftreten. Speziell im Fall der extraluminalen Valvuloplastie kann es zu einer Fremdkörperreaktion kommen oder auch zu einem Infekt des Kunststoffmaterials, beides ist jedoch sehr selten. Auch der Verschluss der Vene mit einem Gerinnsel (oberflächliche Venenthrombose) ist möglich – durch viel Bewegung, Kompression und Heparin-Spritzen soll dem vorgebeugt werden. Studien aus Deutschland wie auch aus dem Ausland konnten belegen, dass das Verfahren gute Langzeitergebnisse hat.

9.14 CHIVA-Verfahren

Der französische Arzt Claude Franceschi machte die Beobachtung, dass Krampfadern im Liegen oft nicht mehr sichtbar sind, dass sogar Besenreiser und Blauverfärbungen an den Knöcheln, die im Stehen deutlich hervortreten, im Liegen verschwinden. Offensichtlich haben die Venen die Fähigkeit, ihren normalen Durchmesser wieder zu erlangen, wenn sie nicht überfüllt sind. Außerdem stellte er fest, dass die Krampfadern vielen gesunden Seitenästen als Abfluss dienen. Er machte sich

Venenerhaltende Verfahren, wie die extraluminale Valvuloplastie und CHIVA, können nur angewendet werden, wenn die Stammvenen noch nicht aus dem Bein entfernt wurden

auf die Suche nach einer Behandlung, die ohne Entfernen der Venen ihre Aufdehnung im Stehen dauerhaft vermeidet, das heißt: Der leere, entspannte Zustand, den die Venen im Liegen haben, sollte auch im Stehen möglich sein.

Durch den Duplex-Ultraschall war Franceschi in der Lage, genau nachzuvollziehen, an welchen Stellen sich die Krampfadern mit so viel Blut füllen – Blut, für das diese Venen nicht vorgesehen sind. Wie in ▶ Kap. 2 beschrieben, füllen sich die Krampfadern im Stehen, weil in ihnen Blut zu den Füßen zurücksackt, statt in den tiefen Venen zum Herzen weiterzufließen. Dabei entsteht ein überflüssiger Kreislauf. Die von Dr. Franceschi entwickelte CHIVA-Methode beruht darauf, diese Kreisläufe, von denen oft mehrere ineinander verschachtelt sind, zu erkennen und ihren jeweils obersten Rückflusspunkt zu unterbrechen. Diese Stellen werden in einer sorgfältigen Duplex-Ultraschalluntersuchung ermittelt, die das Kernstück der Behandlung darstellt. Das Ziel ist es, die Stammvenen und möglichst viele Seitenäste als Abfluss für das Blut aus der Haut im Bein zu belassen. Das Blut aus den tiefen Beinvenen kann nach dem CHIVA-Eingriff die oberflächlichen Venen nicht mehr überlasten. Wenn das Blut in den tiefen Beinvenen – durch die Muskelpumpe angetrieben – an den Punkt kommt, wo früher der Rückfluss begann, bleibt ihm dann nichts anderes übrig, als zum Herzen weiterzufließen. Der Weg zurück ins Bein ist abgeschnitten.

CHIVA ist das Akronym der französischen Wörter: „cure hémodynamique del'insuffisance veneuse on ambulatoire", was auf Deutsch übersetzt bedeutet: ambulante, blutflusskorrigierende Behandlung der Krampfadern. Im Ultraschall werden verschiedene Arten an krankhaften Kreisläufen ermittelt. Je nachdem, welcher bei dem Patienten vorliegt, kann der Arzt entscheiden, zunächst nur am Seitenast zu unterbrechen, ähnlich wie es das später entwickelte ASVAL-Verfahren auch vorschlägt, oder gleich an der Mündung der Vene in der Leiste oder Kniekehle zu behandeln. Die Behandlungsstrategie wird also erst nach der Untersuchung festgelegt. Das Ziel kann man dann über mehrere Wege erreichen.

Im Grunde genommen ist CHIVA keine neue Behandlungsmethode. Namhafte Ärzte schrieben schon Ende des 19. Jahrhunderts über die Unterbindung der oberflächlichen Venen und die darauffolgende Rückbildung der Krampfadern. Es fehlte diesen Ärzten jedoch das wichtige Instrument der Duplex-Ultraschalluntersuchung. Seit 2005 ist das Verfahren in Deutschland Kassenleistung.

Das Hauptmerkmal des CHIVA-Verfahrens ist der Erhalt der Stammvenen, weil sie die Drainagewege für das Blut aus der Haut darstellen

9.14.1 Durchführung

Nachdem die Art des vorliegenden krankhaften Kreislaufs durch Ultraschall ermittelt wurde, bespricht der Arzt mit dem Patienten, wie das weitere Vorgehen sein kann.

Ist die Stammvene sehr dünn, kann zunächst nur der Seitenast in örtlicher Betäubung unterbrochen werden. Hierzu ist die Unterbrechung des Seitenastes mit einem kleinen Schnitt direkt an der Einmündung in die Stammvene geeignet – oder bei dünnen Seitenästen auch die Verödung. Üblicherweise müssen die Seitenäste nicht – wie bei ASVAL gefordert – entfernt werden, da die meisten sich gut von selbst zurückbilden. Sollten sie bis zum Kontrolltermin nicht verschwunden sein, können sie dann immer noch verödet oder mittels Häkeltechnik entfernt werden.

Ist die Stammvene schon deutlich gedehnt, sollte gleich an der Mündung gearbeitet werden. Als Dr. Franceschi das Verfahren entwickelte, stand hierfür nur die chirurgische Unterbrechung („Krossenligatur und Durchtrennung") zur Verfügung. Diese wird auch heute noch eingesetzt. Sie erfolgt über einen kleinen Schnitt in der Leiste oder Kniebeuge, was je nach Wunsch des Patienten und des Operateurs in örtlicher Betäubung oder Vollnarkose durchgeführt wird. Möglich ist es aber auch, das obere Ende der Stammvene mit Hitzeverfahren punktuell zu verschweißen – das Vorgehen wird dann wie bei den endoluminalen Hitzeverfahren durchgeführt, mit dem Unterschied, dass die Vene nur über eine kurze Strecke behandelt wird.

Liegt zudem eine gedehnte Verbindungsvene (Perforansvene) entlang der erkrankten Vene vor, kann entweder sie selbst oder aber die Stammvene unterhalb derselben unterbrochen werden (◘ Abb. 9.47). Damit wird das Blut gezwungen, immer zur tiefen Beinvene hin zu fließen und das oberflächliche Venensystem nicht zu überlasten.

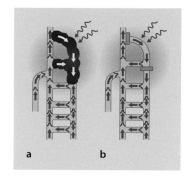

◘ **Abb. 9.47a,b** Behandlung nach CHIVA. **a** Rückfluss in der Leiste und über eine Verbindungsvene aus der tiefen Vene in die vordere Sammelvene. **b** Die grünen Striche zeigen die Unterbindungen in der Leiste und unterhalb der Verbindungsvene. Der Wiederholungskreislauf ist unterbrochen. Wichtig: Umkehrung des Flusses in der erkrankten Verbindungsvene! Nach dem Eingriff tritt das Blut wieder zur tiefen Beinvene ein (Aus Mendoza u. Berger 2003)

CHIVA ist eine Strategie zum Erhalt der Venen und des Blutflusses. Das Ziel kann mit verschiedenen Techniken erreicht werden: Operation oder Hitzeverschluss

9.14.2 Nachsorge

Der Patient muss für 6 Wochen Kompressionsstrümpfe tragen. Je nach Befund müssen für 6–10 Tage Heparin-Spritzen gegeben werden. Die Krampfadern bilden sich allmählich auf ihren ursprünglichen Durchmesser zurück. Dieser Vorgang dauert zwischen 6 Wochen und 6 Monaten. Der äußere Druck durch die Kompressionsstrümpfe fördert die Rückbildung. Bewegung (spazieren gehen, laufen, Rad fahren, Schwimmen, Gymnastik, Zehenübungen) unterstützt den Vorgang.

Manchmal ist es sinnvoll, bei der ersten Behandlung nicht alle Kreisläufe zu unterbrechen. Dann ist nach einigen Monaten ein weiterer kleiner Eingriff nötig, um die entsprechenden Unterbindungen zu ergänzen. Dieser Zweiteingriff ist keine Komplikation der CHIVA-Methode, sondern ein wichtiger Bestandteil derselben.

Dieses gezielte Vorgehen ist bei Hautveränderungen oder offenem Bein sehr zu begrüßen: Es wird zunächst nur den

Rückflusspunkt behandelt, die Seitenäste in der Nähe der schlechter heilenden Haut der Wade werden erst dann behandelt, wenn sich die Haut durch die erste Maßnahme wieder erholt hat. Oft sind weitere Eingriffe dann auch nicht mehr nötig! Die Autorin hat in der Anfangszeit deutlich mehr Schnitte an den Venen vorgenommen als heute. Weniger ist manchmal mehr …, auch wenn dies das Risiko eines zeitversetzt notwendigen kleinsten Ergänzungseingriffs bedingt.

Die meisten Patienten benötigen keine Schmerzmittel, sie sind am Tag nach dem Eingriff wieder arbeitsfähig. Lediglich vom Heben schwerer Gewichte sollte in den ersten Wochen abgesehen werden.

9.14.3 Komplikationen

Wie bei allen Eingriffen, können Blutungen oder Hämatome auftreten, auch wenn sie bei der geringen Wundfläche sehr selten und dann sehr gering sind. Nur 21 % der Menschen benötigen überhaupt ein Schmerzmittel nach dem Eingriff.

Etwa 10 % der Patienten entwickeln eine vorübergehende Venenentzündung nach dem Eingriff, weil in den gedehnten Venen weniger Blut als vorher fließt. Sie kann mit entzündungshemmenden Mitteln behandelt werden, sollte sie Schmerzen bereiten. Es handelt sich um eine meist harmlose Komplikation, die ohne Folgen abheilt.

9.14.4 Welche Patienten sind geeignet?

Das CHIVA-Verfahren kann bei allen Patienten mit Krampfadern angewendet werden, auch bei besonders ausgeprägten Venen und bei Patienten mit offenem Bein. Die Wahl der Strategie fällt unterschiedlich aus, aber der Stammvenenerhalt ist immer möglich. Lediglich Patienten mit ausgeprägten oberflächlichen Thrombosen in der Vorgeschichte könnten infolge eines Eingriffs erneute Thrombosen der oberflächlichen Venen entwickeln. Daher ist es in diesen Fällen manchmal besser, die Stammvene nicht zu erhalten. Sie kann dann zum Beispiel nach der Unterbrechung in der Leiste verödet werden. Besonders geeignet sind Patienten mit Folgezuständen nach Thrombose der tiefen Beinvenen. Bei ihnen ist es besonders wichtig, möglichst viele der oberflächlichen Venen als Abfluss für das Blut aus dem Bein zu erhalten.

9.14.5 Langzeitergebnisse

In einigen langfristigen Studien der Universitäten Barcelona und Ferrara sowie des spanischen Gesundheitsministeriums, konnten die Langzeitergebnisse untersucht werden. Unmittelbar nach dem

Eingriff ist das CHIVA-Verfahren dem Entfernen der Venen gleichwertig. Nach 5 und 10 Jahren entwickeln durch CHIVA behandelte Patienten jedoch seltener neue Krampfadern. Dies wird damit erklärt, dass das Blut keine neuen Abflusswege suchen muss. Ein sogenanntes „Cochrane-Verfahren" (dabei werten unabhängige Experten die vorliegenden Studien aus), konnte die Überlegenheit von CHIVA gegenüber Stripping belegen: Gemäß diesen Studien waren die Patienten weniger belastet, und es traten weniger neue Krampfadern auf. Allerdings weisen die Autoren darauf hin, dass noch weitere Studien folgen sollten, da es bisher nur 4 auswertbare Studien gibt.

9.15 Vergleich der operativen Verfahren

Die Entwicklung in der modernen Medizin fordert auf allen Gebieten den Erhalt der menschlichen Organe, möglichst auch ihrer Funktion. So auch in der Venenheilkunde, wo beim Entfernen der Venen immer minimalinvasivere Ansätze gesucht und darüber hinaus Verfahren entwickelt werden, die die Venen möglichst sogar im Bein korrigieren.

Optimal ist es, wenn die ehemaligen Krampfadern nach der Behandlung nicht nur (natürlich unsichtbar!!) im Bein verbleiben, sondern auch weiterhin dem gesunden Abfluss des Blutes aus dem Bein dienen. Das ist auch sinnvoll im Hinblick darauf, dass die Venen für einen eventuellen späteren Bypass bei Schlagadererkrankung noch vorhanden und verwendbar sind.

Einen Überblick über alle operativen Verfahren finden Sie in ◻ Tab. 9.6.

Eine spannende Überlegung ergibt sich zum Unterschied zwischen Chirurgie und Hitzeverschluss für die Venen in der Leiste: Rein theoretisch ist es sinnvoll, den Venen aus dem Bauchraum einen Abfluss in die tiefe Beinvene zu lassen (vergleiche auch ▶ Abschn. 9.10). Viele der neu auftretenden Venen nach Krossektomie und Stripping entspringen nämlich eben diesen Venen, die dann Knäule in der Narbe bilden und neue sichtbare Venen am Oberschenkel bilden. Allerdings gibt es auch nach den endoluminalen Verfahren neue krankhaft gefüllte Venen: wiederum aus den Venen des Venensterns, die nun eine andere, parallel verlaufende Vene am Oberschenkel seitlich füllen. Man kann sie gleich bei der Kontrolle veröden, wenn dies der Fall sein sollte. Das letzte Wort hierüber kann erst in vielen Jahren gesprochen werden!

9.16 Naturheilkundliche Verfahren

Die Erkrankung Krampfadern ist häufig und schon seit Jahrtausenden bekannt, dasselbe gilt für die Beinschwellungen. Daher gibt es unzählige Verfahren aus der Naturheilkunde, die der

> Allen naturheilkundlichen Verfahren gemeinsam ist die Pflege des Körpers und eine gesunde Lebenseinstellung. Sas Verantwortungsgefühl für den Körper wird gefördert

Tab. 9.6 Vergleich der operativen Verfahren

Bezeichnung	Verödung von Stammvenen	Operationen mit Entfernen der Venen: „Stripping"	Operationen ohne Entfernen der Venen: VNUS und Laser	Extraluminale Valvuloplastie	Operationen ohne Entfernen der Venen: CHIVA
Beschreibung	Einbringen einer körperfremden Substanz zum dauerhaften Verschluss der Venen	Entfernen der erkrankten Sammelvene und ihrer Seitenäste	Verschließen durch Hitze in der Sammelvene über eine im Oberschenkel oder in der Wade eingeführte Sonde	Anlegen einer Manschette um die Vene, damit die Klappen wieder schließen	Operation der Krampfadern ohne Entfernen der Venen mit Ausschalten des falschen Blutstromes
Sinnvoll bei	Dünnen Stammvenen oder aber kräftigen Venen und Patienten mit vielen Begleitkrankheiten	Allen Formen von Krampfadern	Allen Formen von Krampfadern	Dünnen Stammvenen	Allen Formen von Krampfadern
Nebenwirkungen, Komplikationen	Venenentzündung, bleibende Hautverfärbung	Hämatome Sehr häufig postoperative Schmerzen Nervenschädigung Verletzung der Lymphbahnen Verringerung der Abflusswege aus dem Bein	„Hitzethrombus" in der Leiste	Venenentzündung, ganz selten Reaktion auf Fremdkörper	Bei einigen Patienten postoperative Venenentzündung, meist schmerzfrei
Gegenanzeigen[1]	Abgesehen von den allgemeinen keine!	Mittelschwere arterielle Durchblutungsstörung, schlechter Allgemeinzustand	Abgesehen von den allgemeinen keine!	Abgesehen von den allgemeinen keine!	Abgesehen von den allgemeinen keine!
Vorteile	Nicht belastend, ohne Narkose kostengünstig Unter Antikoagulation[2] möglich	Sofortiges Verschwinden der sichtbaren Venen In Deutschland die (noch) am häufigsten angewendete Methode, wird überall angeboten und von den Kassen bezahlt	Geringe postoperative Schmerzen Nur ein Schnitt oder Stich nötig, wenn keine Seitenastbehandlung durchgeführt wird Unter Antikoagulation[2] möglich	Venenerhalt mit kompletter Wiederherstellung der Klappenfunktion, damit auch sofortiges Verschwinden der Krampfaderbeschwerden	Venenerhalt, Venen stehen weiterhin als Bypass zur Verfügung Kaum Arbeitsunfähigkeit, sofortige Beweglichkeit Krampfaderbeschwerden verschwinden sofort Nach 5 Jahren 25 % neuer Krampfadern (das ist deutlich weniger als beim Stripping) Unter Antikoagulation[2] möglich

Tab. 9.6 Fortsetzung

Bezeichnung	Verödung von Stammvenen	Operationen mit Entfernen der Venen: „Stripping"	Operationen ohne Entfernen der Venen: VNUS und Laser	Extraluminale Valvuloplastie	Operationen ohne Entfernen der Venen: CHIVA
Nachteile	Die Vene steht für den Abfluss nicht mehr zur Verfügung	Verringerung der venösen Drainage aus dem Bein Vollnarkose, Rückenmarksnarkose oder umfangreiche örtliche Betäubung nötig In Kliniken oft verbunden mit stationärem Aufenthalt und relativ langer Arbeitsunfähigkeit Häufig postoperative Beschwerden Viele Schnitte zur Entfernung der Seitenäste erforderlich Gelegentlich Nachverödung und Entfernung von Seitenästen nötig Antikoagulation muss wegen Blutungsgefahr vorher abgesetzt werden Nach 5 Jahren bei 30–50 % der Patienten erneut Krampfadern vorhanden	Rückbildung der Seitenäste dauert 2–6 Wochen, oder sie müssen ergänzend entfernt werden Verfahren wird inzwischen von den meisten Krankenkassen bezahlt	Die Rückbildung der sichtbaren Krampfadern dauert bis zu 6 Monate, wenn man sie nicht sofort mitentfernt (dann aber auch größere postoperative Schmerzen)	Rückbildung der sichtbaren Krampfadern dauert bis zu 6 Monate, in ca. 20 % der Fälle ist ein zweiter kleiner Eingriff oder eine Verödung nach 2 Monaten nötig

[1] Gegenanzeigen bei allen Verfahren: akute Thrombose der oberflächlichen oder tiefen Beinvenen, akuter Infekt, Schwangerschaft, fortgeschrittene arterielle Verschlusskrankheit.

[2] Antikoagulation: Notwendigkeit von Medikamenten zur Gerinnungshemmung, wie sie auch bei Thrombose oder Vorhofflimmern nötig sind (Marcumar, [Phenprocoumon], Rivaroxaban, Dabigatran, Apixaban etc.).

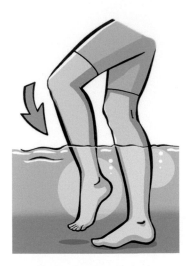

Beschwerdelinderung dienlich sein sollen. Wissenschaftlich ist ihre Wirksamkeit meist nicht bewiesen. Sie dürfen daher nicht als alleinige Maßnahme bei Krampfadern ergriffen werden. Jedoch können sie unterstützend eingesetzt werden. Probieren Sie selber aus, bei welchen naturheilkundlichen Anwendungen Sie sich am besten fühlen!

9.16.1 Wasseranwendungen nach Kneipp

Pfarrer Kneipp hat mehrere Anwendungsformen entwickelt: Wassertreten (◨ Abb. 9.48), Tautreten und kalte Güsse kommen für Patienten mit Venenleiden in Frage.

Die Muskelfasern in der Venenwand reagieren auf Temperaturschwankungen. Bei Wärme dehnen sich die Venen, in der Kälte verringert sich ihr Durchmesser. Durch Temperaturveränderungen kann man die Muskeln in der Venenwand sehr gut trainieren. Wichtig ist bei Krampfaderpatienten, dass kaltes Wasser bevorzugt werden sollte, warm nur im Wechsel mit kalt!

Wassertreten und Tautreten regen gleichzeitig die Muskelpumpe im Bein wie auch die Muskeln in der Venenwand an und sind daher besonders zu empfehlen: Gleich nach dem Aufstehen gehen Sie 5 Minuten durch taunasses Gras. Im Winter können Sie die Zeit verkürzen, brauchen aber auf diese gute Übung nicht zu verzichten.

Ideal zum Wassertreten ist der Strand, wo Sie durch das knöcheltiefe kalte Wasser spazieren gehen können. Zuhause können Sie die Wanne mit kaltem Wasser halb füllen und dann auf der Stelle treten. Achten Sie dabei auf eine rutschfeste Unterlage und bringen Sie einen Griff an der Wand an, damit Sie guten Halt haben! Fragen Sie beim Kneipp-Verein vor Ort nach, ob es in Ihrer Nähe eine Anlage zum Wassertreten gibt.

Besonders anregend ist der Kneippsche kalte Guss. Möchten Sie sich erst langsam eingewöhnen, können Sie mit einem nassen Lappen nur im Unterschenkelbereich beginnen, dann auch den Oberschenkel miteinbeziehen, anschließend auf die Brause umsteigen und schließlich den Wasserschlauch verwenden. Die Bewegung bei der Kälteanwendung ist wie folgt:

- Zunächst wird der Wasserstrahl auf die rechte Fußaußenseite gerichtet.
- Der Wasserstrahl wird an der Beinaußenseite bis zur Leiste hoch geführt.
- Dort kann der Strahl bis zu 5 Minuten verweilen.
- Anschließend wird der Strahl an der Beininnenseite wieder zum Fuß geführt.
- Die Fußsohle wird abschließend mit kaltem Wasser geduscht.
- Nun wird dasselbe Verfahren am linken Bein angewendet.

Vor dem Kneippschen Guss sollten Sie gut aufgewärmt und entspannt sein und außerdem keinen vollen Magen haben. Warme Güsse finden im Wechsel mit den kalten statt. Das Wasser sollte ca. 34 °C warm sein. Beenden Sie die Anwendung immer mit einem kalten Guss.

Anschließend wird empfohlen, sich – in eine warme Decke gehüllt – 10–20 Minuten hinzulegen. Die positive Wirkung der Kneippschen Anwendungen bei Krampfadern konte in einer Studie belegt werden.

9.16.2 Blutegel

Dieser Therapieansatz ist unter den naturheilkundlich tätigen Ärzten und Heilpraktikern beliebt. Er findet seine Anwendung, wenn sich Gerinnsel in den oberflächlichen Venen gebildet haben, also bei der oberflächlichen Venenthrombose.

Blutegel sind ca. 3–5 cm lange, wurmartige Tiere, die von streng überprüften Züchtern in einem geschlossenen Umfeld allein für die Anwendung am Menschen gezüchtet werden. Jedes Tier wird nur ein einziges Mal an einem einzigen Menschen verwendet und muss dann abgetötet oder an den Züchter zurückgeschickt werden. Der medizinische Egel saugt nicht nur Blut, er gibt auch seinen „Heilspeichel" in die Wunde ab. Dieser enthält neben dem bekannten Hirudin noch etliche weitere Substanzen, die miteinander ihre optimale Wirkung entfalten. Somit bewirkt der Blutegelbiss eine Schmerzlinderung, gleichzeitig löst er durch das Hirudin die Gerinnsel auf und saugt sie aus der Vene heraus.

Der Egel wird nicht direkt auf die Vene, sondern auf das Umfeld gesetzt. Die Saugzeit beträgt zwischen 20 und 90 Minuten, die Wunde blutet noch einige Stunden nach, weil die gerinnungshemmende Wirkung des Hirudin anhält. Die Blutegeltherapie wirkt allerdings nicht kosmetisch, das heißt, die Krampfadern sind nach wie vor sichtbar. Der Biss hinterlässt kleine Narben, die je nach Heilfähigkeit der Haut sichtbar bleiben oder nicht.

> Die Vorstellung, dass ein Blutegel an der Vene angesetzt wird, ist nicht jedermanns Sache. Prüfen Sie für sich, ob Sie dazu bereit sind … !

9.16.3 Akupressur

Die traditionelle chinesische Medizin bedient sich seit Jahrtausenden der Akupunktur und der Akupressur zur Linderung aller Art von Krankheiten. Obwohl die meisten Anwendungen in unserem Sinne wissenschaftlich bisher nicht belegt wurden, ist die schmerzlindernde Wirkung der Akupressur und Akupunktur heute in vielen Bereichen unumstritten. Zum Anwenden durch den Laien ist die Akupressur besser geeignet, da sie mit dem Finger ohne Nadeln durchgeführt werden kann. Bei der Akupressur werden die traditionellen

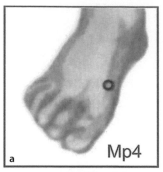

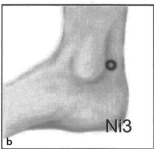

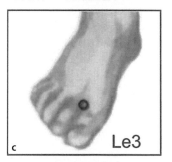

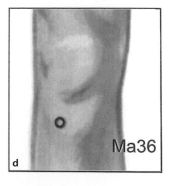

◘ Abb. 9.49a–d Akupressurpunkte. Erklärung der Abkürzungen ◘ Tab. 9.7. (Aus Mendoza u. Berger 2003)

◘ Tab. 9.7 Akupressurpunkte für die Linderung der Krampfaderbeschwerden

Name	Lage	Streichrichtung	◘ Abb. 9.49
Mp 4	Mitte der Fußinnenseite, an der Fußunterkante	Zur Ferse	a
Ni 3	Am oberen Rand der Knöchelaußenseite, vor der Achillessehne	Zur Wade	b
Le 3	Ein Querfinger oberhalb des Zehenzwischenraumes zwischen 1. und 2. Zehe	Zum Knöchel	c
Ma 36	Wadenbeinköpfchen	Zum Fuß	d

chinesischen Akupunkturpunkte mit dem Finger durch sanften Druck und Streichbewegungen angeregt. Man kann diese Behandlungen immer wieder zwischendurch anwenden.

Es gibt einige Akupressurpunkte zur Linderung der Krampfaderbeschwerden, die Krampfadern selber werden durch diese Behandlung nicht beeinflusst. Wirksam ist die Akkupressur an den in ◘ Tab. 9.7 aufgeführten Punkten.

9.16.4 Lymphabfluss-anregende Mittel

Es gibt viele homöopathische und naturheilkundliche Präparate zum Anregen des Lymphflusses. Viele Patienten berichten, dass sie deutlich wirksam sind. Auch Kräutertees können diese Eigenschaft haben. Am besten, Sie lassen sich vom Fachmann beraten und testen dann aus, was für Sie am wirkungsvollsten ist.

9.16.5 Ernährung und Darmtätigkeit

Bei Beinschwellungen und Krampfadern ist die Wiederherstellung oder der Erhalt des Normalgewichtes grundlegend! Daher ist es wichtig, sich ausgewogen und gesund zu ernähren. Aus der Erfahrung der Autorin ist der Verzicht oder die Verringerung der Kohlehydrataufnahme das wichtigste Element, das zu einer erfolgreichen Gewichtsverringerung führt (s. auch ► Kap. 4).

Darüber hinaus ist ein weicher, regelmäßiger Stuhlgang wichtig. Pressen erhöht den Druck im Bauchraum und bedingt einen Rückstau in Venen und Lymphbahnen. Gemüsehaltige Kost, Leinsamen, Pflaumen, viel trinken – es gibt so viele natürliche Wege, den Darm auf Trab zu halten!

Folgende Pflanzenheilmittel haben sich in der naturheilkundlichen Praxis ganz besonders bewährt (Anke Thiel, Hannover, Heilpraktikerin, mit freundlicher Genehmigung):

1. **Zum „Abdichten" und im Weiteren zur Festigkeit der Venenwände** ist Rosskastanienextrakt besonders wirksam. Der Extrakt kann bei empfindlichen Personen zu Magenbeschwerden führen – besser magenverträglich sind Präparate aus rotem Weinlaub, Buchweizen und Mäusedorn, die ebenfalls gefäßwandstärkend wirken. Weiterhin reduzieren sie Entzündungstendenzen von Gefäßen und umgebendem Gewebe.

2. **Der Abtransport des „Ödemwassers"** klappt gut mit Tees aus Buchweizen und Steinklee. Buchweizen stimuliert die Durchblutung im Kapillarbereich, Steinklee regt den Lymphfluss an.
   Schachtelhalmkraut, Spargel und Goldrute fördern den Abbau des Wasserdepots über Niere und Blase. Darüber hinaus festigt Schachtelhalm das Bindegewebe und regt den Hautstoffwechsel an. Bei Krampfadern wird er äußerlich und innerlich angewendet.

3. **Zur Beruhigung der Haut** für den Fall, dass sich bereits Hautveränderungen gebildet haben, sind Zubereitungen aus Eichenrinde und Hamamelis adstringierend, entzündungshemmend und juckreizstillend. Auch Schachtelhalm und der Exot Indischer Wassernabel fördern die Hautregeneration und stärken zusätzlich das Bindegewebe. Zur Regeneration und Hautpflege ist die Ringelblume angezeigt.
   Als entzündungshemmendes, schmerzlinderndes und antiseptisches Mittel kann auch Arnika äußerlich eingesetzt werden.

4. **Zur Kühlung** bei Hitze und Hitzegefühle dienen Zubereitungen mit Menthol oder Campher, die ein angenehmes Kältegefühl auf der Haut hinterlassen. Auch der bewährte Retterspitz-Wickel wirkt angenehm kühlend sowie durch seine ätherischen Wirkstoffe zusätzlich noch antientzündlich und abschwellend.

9.16.6 Heilpflanzen

Die Zahl der Heilpflanzen, die bei Krampfaderbeschwerden Linderung bringen sollen, ist sehr groß. Jeder muss für sich selbst herausfinden, welche Pflanzen ihm am besten helfen.

Alle äußerlichen Anwendungen von Pflanzen sind bei offenem Bein oder rissiger Haut wegen der hohen Allergiegefahr verboten!

Die **Ringelblume** (*Calendula officinalis*) ist die bekannteste der Heilpflanzen für Krampfadern. Ihre Wirkung wird als entzündungshemmend und abschwellend beschrieben. Salbe aus Ringelblumen wird besonders bei Venenentzündungen empfohlen, kann aber auch bei Schwellung, Schmerzen oder bei Krampfadern überhaupt verwendet werden. Die Anwendung als Tee, Bad oder Saft ist möglich.

Arnika (*Arnica montana*) darf nur äußerlich verabreicht werden. Die Wirkungen sind ähnlich wie bei der Ringelblume, wobei letztere in der Heilkraft überlegen sein soll.

Die Blätter des **Beinwurz** oder Beinwell (*Symphytum officinale*) werden gegen Krampfadern als Badezusatz oder in Form von Umschlägen empfohlen.

Bei Venenentzündungen sollen Beinbäder mit der **Käsepappel-Malve** (*Malva vulgaris*) Linderung bringen, ebenso wie ein Umschlag mit **Huflattich** (*Tussilago farfara*).

Rezepte zum Selbermachen!

- **Umschlag bei Venenentzündung**
  - 10 g Rosmarin
  - 20 g Arnikablüten
  - 20 g Kamillenblüten
  - ca. 1 Liter Wasser

Pflanzen mit kochendem Wasser übergießen, 5 Minuten ziehen lassen und abseihen. Erkalten lassen.

- **Anwendung**

Waschlappen darin anfeuchten und auf die schmerzende Stelle legen. Alle 10–20 Minuten wiederholen.

- **Ringelblumensalbe**
  - 500 g Ringelblumen (Blätter, Blüten, Stängel)
  - 500 g Schweinefett (alternativ: Kokosfett)

Pflanze klein schneiden, Fett in einer Pfanne erhitzen. Pflanze einrühren, vom Herd nehmen und abkühlen lassen. Nach 24 Stunden nochmals leicht erwärmen und durch ein Tuch in ein sauberes Gefäß filtern.

- **Anwendung**

Mehrmals täglich in die Haut einmassieren (nicht auf offene Stellen! Allergie!)

- **Huflattich-Umschlag**
  - Eine Handvoll frische Huflattichblätter
  - 100–200 ml flüssige Sahne

Zerstoßen Sie die frischen Blätter und verrühren Sie sie mit der Sahne zu einer salbenartigen Masse.

- **Anwendung**
Auf die Haut auftragen und dann mit einem Tuch abdecken.

- **Beinbad mit Käsepappelmalve oder Beinwell (bei Venenentzündungen und Schwellung)**
- 300 g Käsepappelmalven

oder
- einen Eimer voll frischer Beinwell-Blätter oder 200 g getrocknete Beinwell-Blätter,

dazu:
- 5 l Wasser

Blätter über Nacht in kaltem Wasser einlegen. Morgens auf etwa 40 °C aufwärmen, durch ein Leinentuch gießen und dem Badewasser zufügen.

- **Anwendung**
20 Minuten darin baden, dann ausruhen.

- **Venentee (bei Krampfadern, Venenentzündungen)**
- 20 g Schafgarbe
- 20 g Zinnkraut
- 20 g Ringelblumenbluten

3 Teelöffel der Mischung mit ½ Liter kochendem Wasser übergießen, 5 Minuten ziehen lassen und abseihen.

- **Anwendung**
Morgens, mittags und abends je eine Tasse trinken.

9.16.7 Quarkumschlag

Die kühlende Wirkung des Quarkumschlages ist vorteilhaft bei Venenentzündungen und bei schmerzenden, geschwollenen Beinen. Nehmen Sie Quark aus dem Kühlschrank und bringen ihn direkt auf dem betroffenen Hautareal auf. Anschließend wickeln Sie ein Küchenhandtuch um das Bein, damit der Quark nicht verrutscht. Nach ca. 10–20 Minuten ist der Quark angetrocknet und bröckelt ab, Sie können ihn mit dem Handtuch abnehmen oder abduschen.

Als Alternative können Sie den Quark in das Handtuch geben und es als Päckchen eingewickelt auf die Haut legen. Allerdings ist die erste

Variante wirkungsvoller! Unterstützend können Sie in den Quark oben erwähnte Heilpflanzen einrühren.

Ein Kühlelement aus dem Gefrierschrank kühlt auch, es darf aber nicht so lange auf der Haut belassen werden, denn es kann Kälteschaden verursachen!

Leben mit der Erkrankung

Ich danke Herrn Lukas Adam für die kritische Durchsicht des Kapitels.

© Springer-Verlag Berlin Heidelberg 2016
E. Mendoza, *Ratgeber Krampfadern, Beinschwellung und Thrombose*,
DOI 10.1007/978-3-662-49738-8_10

Beinschwellungen, Krampfadern und die Folgen von Thrombosen begleiten uns über viele, viele Jahre und können gelegentlich unser Leben nachhaltig beeinflussen. Im Buch haben wir dargelegt, dass es viele Hilfen gibt – vorausgesetzt, der Patient ist gut informiert. In diesem Kapitel soll auf eine Reihe von Möglichkeiten hingewiesen werden, wie das alltägliche Leben mit der Krankheit bewältigt werden kann. Es werden verschiedene Aspekte beleuchtet: die persönliche Einstellung zur Krankheit, die Anerkennung der Krankheit an sich, der Beruf, die hormonelle Empfängnisverhütung, die Umstellungen während einer Schwangerschaft sowie die Familienplanung. Darüber hinaus wird auf Freizeitaktivitäten und Sportarten sowie auf Maßnahmen zur Körperpflege eingegangen.

Beinschwellungen, Krampfadern und die Folgen von Thrombosen haben, wie im Buch über viele Kapitel dargelegt, ähnliche Folgen. Daher wird das Leben mit den Erkrankungen zusammengefasst dargestellt. Sind einzelne Hinweise nur für ein Krankheitsbild zutreffend, wird darauf speziell hingewiesen.

Krampfadern und Schwellungen der Beine sowie die Folgen der Thrombose sind ein chronisches Leiden, das heißt:

- Sie entstehen und entwickeln sich über längere Zeiträume (wie die Krampfadern),
- sie bleiben dauerhaft bestehen (wie das Lymphödem und die Thrombosefolgen) oder
- sie sind gar angeboren (wie das Lipödem und das primäre Lymphödem).

Dem Betroffenen stehen viele Informationsmöglichkeiten zur Verfügung. Die Suche nach dem optimalen Weg im Alltag für den Einzelnen fällt deshalb schwer, zumal sogar die Aussagen der Ärzte teilweise widersprüchlich sind! Dieses Kapitel möchte daher den aktuellen Stand der Wissenschaft in verständlichen Worten erklären, so dass es dem Betroffenen leichter fällt, den richtigen Weg zu finden.

Ein Werk aus vielen Regeln, die den gesamten Tagesablauf beherrschen, wirkt schnell ermüdend. Jeder muss für sich das gesunde Mittelmaß zwischen medizinischen Maßnahmen und Lebensführung finden, damit das Leben lebenswert bleibt und trotzdem die Krankheit nicht ungehindert fortschreitet. Von manchen Ärzten vorgeschlagene Einschnitte in das Leben – wie das Verzichten auf den Traumberuf oder eine Schwangerschaft aufgrund von Krampfadern oder Lipödem – erscheinen bei einer Krankheit, die behandelbar und nicht lebensgefährlich ist, absolut übertrieben.

10.1 Beruf

Ihr Beruf begleitet Sie das ganze Leben. Sie sollen daran Freude haben und sich darin entfalten. Unbewegtes Stehen und unbewegtes Sitzen ist unnatürlich und bei allen hier beschriebenen Erkrankungen ungünstig.

Die Arbeit beginnt schon auf dem Weg – gehen Sie zu Fuß oder fahren Sie mit dem Fahrrad. Parken Sie 3 Straßen weiter und laufen Sie den Rest!

Aber: Wie viele Berufe kennen Sie, die liegend oder laufend ausgeübt werden? Nicht jeder Mensch mit Krampfadern kann Postzusteller werden! Deshalb ist der Ratschlag, stehende und sitzende Berufe zu vermeiden, nichts wert. Um aus diesem Dilemma herauszukommen, suchen wir nach besseren Ideen.

Folgende Verhaltensweisen beeinflussen die Venen- und Lymphbeschwerden negativ:

- längeres Stehen,
- Heben von Gewichten,
- anhaltende Hockstellung,
- unbewegtes Sitzen.

Diese negativen Faktoren können Sie durch Maßnahmen relativieren, die keine Zeit in Anspruch nehmen und zu denen Sie Ihre berufliche Tätigkeit nicht unangemessen unterbrechen müssen.

Die Muskeln, die unsere Zehen bewegen, befinden sich in der Wade

Im Stehen können Sie Ihre Muskelpumpe aktivieren, ohne dass Ihre Mitmenschen das bemerken. Eine wirkungsvolle Form, unbemerkt die Muskelpumpe wirken zu lassen, ist das Bewegen der Zehen. Sie können die Zehen sowohl anheben als auch „krallen" (◘ Abb. 10.1), das ist auch im Schuh möglich! Zu Anfang müssen diese Bewegungen bewusst durchgeführt werden, im Lauf der Zeit gehen sie „in Fleisch und Blut" über!

Haben Sie einen sitzenden Beruf, können Sie dieselben Übungen durchführen. Sie können sich im Stuhl leicht anheben (◘ Abb. 10.2). Oder Sie positionieren eine Kipp-Einrichtung unter dem Tisch, wie die Pedale der alten Nähmaschinen, oder eine weiche Rolle, die Sie mit den Fußsohlen hin und her rollen.

Überlegen Sie, ob für Sie nicht auch andere Angewohnheiten passend sein könnten. Vielleicht können Sie während Ihrer Telefonate um Ihren Arbeitstisch gehen oder Ihre Beine hochlegen – das muss nicht auf der Tischplatte sein, ein Kasten unter dem Tisch hilft auch schon deutlich bei der Blutentleerung! Oder Sie stellen sich hin und spannen Ihre Oberschenkelmuskulatur rhythmisch an (◘ Abb. 10.3). Lassen Sie Ihrer Fantasie freien Lauf, Sie finden bestimmt etwas Sinnvolles. Zeigen Sie dabei keine Scham, denn viele Ihrer Kollegen haben ebenfalls Krampfadern oder schwere Beine, trauen sich aber nicht, darüber zu sprechen.

Es gibt zweifelsohne Berufe, die nur in der Hocke ausgeübt werden können, zum Beispiel Fliesenleger. Aber ist es denn wirklich unmöglich, auch bei diesen Tätigkeiten Übungen durchzuführen, die den Arbeitsablauf nicht stören? Ein Teil der Arbeit kann vielleicht sitzend mit ausgestreckten Beinen ausgeführt werden. Eigentlich kann ein Mensch nicht länger als einige Minuten in der Hocke verweilen. Das heißt, Sie nehmen ohnehin häufig eine Änderung Ihrer Körperhaltung vor. Können Sie diesen Moment nicht für Zehenübungen verwenden?

Wenn Sie bei Ihrer Arbeit Gewichte heben müssen, beachten Sie bitte unbedingt die Hinweise im ▶ Abschn. 10.7.1.

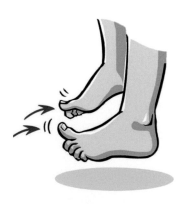

◘ **Abb. 10.1**   Wackeln Sie mit den Zehen. (Mit freundlicher Genehmigung der Fa. Global Mind GmbH; Grafik: Christiane Solbach, Hamburg)

Leiden Sie unter Schweregefühl, lindern schon Stützstrümpfe als Kniestrümpfe deutlich Ihre Beschwerden bei der Arbeit, schenkellange Strümpfe oder Strumpfhosen natürlich auch. Kompressionsstrümpfe der Klasse I oder II sind noch etwas effektiver, aber bevor Sie gar keine Kompression tragen, nehmen Sie die Stützstrümpfe! Eine Studie an venengesunden Friseuren in der Schweiz hat ergeben, dass das Tragen von Stützstrümpfen bei der Arbeit nicht nur den Wadenumfang und das Schweregefühl am Abend positiv beeinflusst, sondern auch die Stimmung hebt! Mit Kompression am Tag ist man abends fitter und unternehmungslustiger!

10.2 Hormone zur Empfängnisverhütung und bei Wechseljahresbeschwerden

Die Wirkung von Hormonen auf die Beinvenen und das Risiko, dadurch eine Thrombose zu entwickeln, wurden in ▶ Abschn. 3.3.1 beschrieben. Zusammenfassend kann gesagt werden, dass weibliche Hormone eine Entspannung der Venenwand bewirken und außerdem die Gerinnungsfaktoren negativ beeinflussen, so dass die Thrombosegefahr steigt. Diese Thrombosegefährdung wird durch zusätzliches Rauchen außerordentlich gesteigert.

> Daher gilt für die Einnahme von Hormonen sowohl zur Schwangerschaftsverhütung („Pille") als auch in den Wechseljahren:
> - Mit dem Rauchen aufhören!
> - Hormone nur dann nehmen, wenn wirklich keine andere Wahl bleibt!

Die Hormonpräparate sind jedoch unterschiedlich. So gelten die Hormone der sogenannten „zweiten Generation" als weniger thrombosefördernd. Im Serviceteil hinten im Buch finden Sie eine Auflistung der relativen Thrombosegefährdung für die gängigsten Wirkstoffe.

Bei konkreten Erkrankungen wie starken Blutungen oder der Behandlung der Endometriose ist die vorübergehende Einnahme von Hormonen notwendig. Bei starken Wechseljahresbeschwerden können Hormone helfen, nach deren Absetzen werden die Beschwerden jedoch wieder auftreten. Umfangreiche Studien haben hier gezeigt, dass die langjährige Einnahme von Hormonen nicht nur für die Beine ungünstig ist, sondern dass auch das Risiko für Herzinfarkt, Schlaganfall und Brustkrebs steigt (▶ Women's Health Initiative im Internet)! Zum vorübergehenden Verzögern der Osteoporose ist der Sinn der Hormone unbestritten. Bedenken Sie aber, dass zur Osteoporoseprophylaxe andere Medikamente als die Hormone an erster Stelle stehen, was die Wirksamkeit betrifft. Besprechen Sie daher die Einnahme nicht nur mit dem Frauenarzt, sondern auch mit dem Hausarzt!

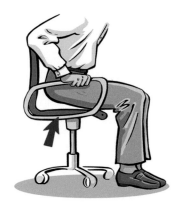

☐ **Abb. 10.2** Halten Sie sich mit den Händen am Stuhl fest und heben den Po an, ohne dabei aufzustehen. (Mit freundlicher Genehmigung der Fa. Global Mind GmbH; Grafik: Christiane Solbach, Hamburg)

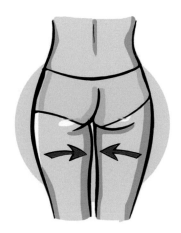

☐ **Abb. 10.3** Stellen Sie die Füße nebeneinander fest auf den Boden und pressen die Oberschenkelinnenseiten mehrfach hintereinander fest aneinander. (Mit freundlicher Genehmigung der Fa. Global Mind GmbH; Grafik: Christiane Solbach, Hamburg)

Bei der Entscheidung, Hormone zu nehmen, müssen Sie immer den Gewinn, den die Hormone Ihnen bringen sollen, gegen das Risiko abwägen, eine Thrombose zu entwickeln

10.3   Schwangerschaft

Während einer Schwangerschaft scheint das Risiko, Krampfadern zu entwickeln, höher zu sein, so dass Frauen mittleren Alters, die Kinder geboren haben, häufiger Krampfadern aufweisen als Männer. Dies trifft aber nur für eine vorübergehende Lebensspanne zu: Nach der ersten Schwangerschaft entwickeln sich die meisten Krampfadern wieder zurück, erst nach der zweiten Schwangerschaft bleiben bei ca. 30 % der Frauen Krampfadern bestehen. Und spätestens im Alter von 60 Jahren spielt die Anzahl der Schwangerschaften keine Rolle mehr – dann haben Männer und Frauen wieder gleich häufig Krampfadern an den Beinen.

Auch wenn durch die Schwangerschaft Krampfadern früher auftreten, ist dies kein Grund, die Krampfadern bei der Familienplanung zu berücksichtigen. Auch nicht, wenn sie bereits vor der geplanten Schwangerschaft vorliegen! Krampfadern stellen keine lebensbedrohliche Erkrankung dar und können optimal mit den diversen Kompressionsmöglichkeiten versorgt werden (▶ Abschn. 9.5). In diesem Fall ist es jedoch besonders sinnvoll, Kompressionsstrümpfe schon von Anfang an in der Schwangerschaft zu tragen.

Es bleibt zu überlegen, ob man bestehende Krampfadern vor oder nach einer geplanten Schwangerschaft behandeln lassen sollte. Dazu gibt es keine Studien. Eingriffe, die den sogenannten Venenstern in der Leiste zerstören („Krossektomie", ▶ Abschn. 9.8.2), nehmen den Venen der Gebärmutter den Abfluss zur tiefen Beinvene in der Leiste. Das gefährdet zwar das Kind nicht, weil es erfreulicherweise sehr umfangreiche Venennetze für die Gebärmutter gibt, aber es verursacht hässliche Rezidive über der Beinvorder- und -innenseite. Möglicherweise sind Eingriffe, die den Venenstern nicht berühren, hier weniger belastend – da sie den Abfluss der Venensternäste meist offen lassen (▶Abschn. 9.15). Dies muss aber noch in Studien belegt werden. Daher bleibt der alte Chirurgentipp: „Erst die Familienplanung abschließen, dann die Krampfadern operieren" vorerst noch ohne Alternative, da dadurch möglicherweise die Gesamtanzahl an Eingriffen gesenkt werden kann. Sprechen Sie dies mit dem Venenarzt Ihres Vertrauens durch – auch in Anbetracht eventuell schon gewesener Schwangerschaften und den tatsächlich durch die Venen verursachten Beschwerden, die Sie hatten.

Sind Sie bereits schwanger, so verschwenden Sie keinen Gedanken an Verödung oder Operation! Diese Eingriffe sind während der Schwangerschaft indiskutabel, weil die Krampfadern sich ohnehin nach der Entbindung teilweise zurückbilden und keine Behandlung für das ungeborene Kind absolut risikolos ist. Tragen Sie Kompressionsstrümpfe und planen Sie nach dem Abstillen eine Behandlung.

Sollte eine Neigung zur Gerinnselbildung vorliegen, wird während der Schwangerschaft herkömmliches sogenanntes niedermolekulares Heparin gespritzt. Alle anderen Gerinnungshemmer – Marcumar, die neuen oralen Medikamente und auch das neuere synthetische Heparin (Fondaparinux) – sind verboten, weil sie über den Mutterkuchen in den kindlichen Kreislauf gelangen. Dies kann Missbildungen

Kompressionsstrümpfe wirken in der Schwangerschaft übrigens auch lindernd auf Symptome wie Übelkeit, Erbrechen und Müdigkeit! Das konnten wir in einer Studie nachweisen!

verursachen. Außerdem ist eine Gerinnungshemmung beim Kind sehr komplikationsträchtig.

Wann Sie nach einer Thrombose wieder schwanger werden dürfen und was Sie dabei beachten müssen, hängt ganz deutlich von der Art und Ausdehnung der Thrombose ab und ob sie hormonell verursacht wurde (z. B. durch die „Pille" oder eine vorangegangene Schwangerschaft). In jedem Fall sollten Sie sich von Ihrem Frauenarzt beraten lassen und auch einen Gerinnungsspezialisten aufsuchen – das kann ein Hämatologe mit diesem besonderen Schwerpunkt sein oder ein Laborarzt. Diese Ärzte sollten ganz konkret für Sie einen Handlungsplan aufstellen, in dem die Dosis, die Dauer und die Art des zu verabreichenden Medikamentes notiert sind. Wenn Ihr Frauenarzt damit einverstanden ist und der Venenarzt Ihres Vertrauens Sie begleitet und auch kurzfristig Schalluntersuchungen bei eventuell neu aufgetretenen Schwellungen vornimmt, kann die Schwangerschaft in der Regel sicher bis zum Ziel gebracht werden.

Marcumar und die neuen oralen Antikoagulanzien stellen ein Risiko für Kindesmissbildungen dar. Daher sollte – solange man diese Substanzen einnimmt – ganz sicher verhütet werden. Wünschen Sie eine Schwangerschaft, so müssen diese Medikamente 3 Monate vorher abgesetzt und durch Heparine ersetzt werden, bevor die Verhütung abgesetzt wird.

10.4 Sind Krampfadern, Ödeme und Thrombosen erblich?

Wir Menschen suchen nach Schuldigen für unsere Erkrankungen. Daher kommt die Frage nach der Erblichkeit als Ursache oft auf. Relevant ist sie eigentlich nur bei Thrombosen, da wir in diesem Fall vorbeugend aktiv werden können.

10.4.1 Krampfadern

Wie schon in ▶ Abschn. 2.4 besprochen, wissen wir die Ursache für Krampfadern nicht. Es gibt Untersuchungen, die besagen, dass 16 % der Vererbung beruhen. Das ist nicht viel. Die Krampfadern scheinen eher Krankheiten des Wohlstands zu sein. Je mehr wir uns von natürlichen Lebensräumen entfernen, desto häufiger treten sie auf. Studien an Ureinwohnern Afrikas oder Papua-Neuguineas haben Spannendes ergeben: Untersucht man die Ureinwohner vor Ort, in ihrer Umgebung, findet man keinen mit einer Krampfader. Untersucht man aber ihre Landsleute, die vor Jahren nach Europa oder Amerika ausgewandert sind, so findet man schon 10 Jahre nach ihrer Emigration Krampfadern in fast genau gleicher Häufigkeit wie bei Menschen, die in westlichen Ländern geboren wurden. Das weist auf einen starken Zusammenhang zwischen Lebensführung und Krampfadern hin. Und es lässt die Erblichkeit stark in den Hintergrund treten!

> Krampfadern hängen eher von unserer Lebensführung als von den Genen ab – vielleicht „erben" wir aber unsere Verhaltensweisen?

10.4.2 **Ödeme**

Das Lipödem ist eine Erbkrankheit. Es ist angeboren, auch wenn es manchmal erst sehr spät auffällig wird. Auch das Lymphödem kann angeboren sein. Alle anderen Ursachen von Schwellungen sind im Laufe des Lebens erworben.

10.4.3 **Thrombosen**

Bei Thrombosen kann ein erblich bedingter Gerinnungsfaktorenmangel vorliegen. Das heißt: Wenn einer der Eltern einen Faktorenmangel hat, besteht für jedes Kind eine 50%ige Wahrscheinlichkeit, diesen Faktor geerbt zu haben. Da die Thrombosen aber durch viele Faktoren entstehen, ist es nicht gesagt, dass jeder, dessen Eltern Thrombosen hatte, automatisch selbst auch eine Thrombose erleiden muss.

Auf der anderen Seite sollte Thrombosen vorgebeugt werden, wenn einer der beiden Elternteile eine Thrombose erlitten hat: zum Beispiel mit Kompressionsstrümpfen bei längeren Reisen und durch Vermeiden anderer Risikofaktoren, besonders Rauchen und Übergewicht (▶ Kap. 3).

10.5 **Persönliche Einstellung zur Krankheit**

Krankheit ist kein Makel – sie begleitet das Leben wie das Heranwachsen und das Altern. Krankheit ist meist nicht freiwillig – schon gar nicht die Krampfadern oder die Beinschwellungen. Es gibt daher keinen Grund, sich der Krampfadern oder eines Lipödems wegen zu schämen. Beschneiden Sie nicht Ihr Wohlbefinden, nur damit andere nicht merken, dass Sie krank sind – oder nicht dem Schönheitsideal entsprechen!

Dennoch können die bläulich hervortretenden Venen zu einer psychischen Belastung werden. Manche Frauen schämen sich dann, Ihre Beine zu zeigen und verstecken sie selbst im Sommer unter langen Röcken und Hosen. Natürlich kann man versuchen, um jeden Preis die Krampfadern zu entfernen, das restliche bisschen Lipödem mittels (dann selbst bezahlter) Fettabsaugung zu reduzieren. Ein Lymphödem lässt sich aber nicht ohne Weiteres beseitigen. Und auch die beste Krampfaderbehandlung garantiert keinen dauerhaften Erfolg.

Daher ist es sicherlich heilsamer, eine gewisse Gleichgültigkeit gegenüber der Meinung anderer zu entwickeln. Auch Menschen mit Krampfadern oder geschwollenen Beinen haben das Recht, in Badeanstalten zu sein!

Das Aussehen einiger Besenreiser ist nicht so unästhetisch wie manch ein Tatoo – wappnen Sie sich mit Mut und nehmen Sie am Leben teil!

10.6   Hilfreiche Änderungen im Alltag

Es gibt viele Kleinigkeiten, die Sie persönlich ändern können, um dadurch Ihre Beinbeschwerden deutlich zu erleichtern:

10.6.1 Druck auf dem Bauchraum vermeiden

Es ist sehr wichtig, unnatürlich hohe Drücke im Bauchraum zu vermeiden. Hierzu empfiehlt es sich, folgende Risikofaktoren auszuschalten:

- Hartleibigkeit – wenn wir häufig auf der Toilette pressen müssen, erhöhen wir den Druck auf Venen und Lymphbahnen des Beines unnötig. Außerdem ist das ungesund für den Darm! Sprechen Sie mit Ihrem Arzt, trinken Sie mehr, essen Sie mehr Vollkornprodukte und Gemüse.
- Das Tragen von Korsetts oder Leibbinden schnürt den Bauch ein und drückt auch auf die Lymphbahnen und Venen. Dadurch bildet sich ein Rückstau und oft auch zusätzliche Schwellungen. Außerdem bauen sich die Bauchmuskeln ab. Grundsätzlich sollten Korsetts daher vermieden werden, wenn sie nicht medizinisch notwendig sind.
- Schweres Heben verursacht einen Überdruck im Bauchraum durch die Muskelanspannung und das meist unterdrückte Atmen. Arbeiten Sie rückenschonend, verwenden Sie Hilfsmittel (Sackkarren, Ebenen mit Rollen) und versuchen Sie, immer weiterzuatmen und nicht die Luft anzuhalten!
- Sportarten mit übermäßigem Einsatz der Bauchpresse drücken wie das schwere Heben Blut und Lymphe in die Beine.

10.6.2 Weitere Tipps zur Kleidung

Es gibt auch noch andere Mechanismen, die den Abfluss des Blutes aus dem Bein behindern. Unterhosen oder Mieder dürfen nicht in der Leistenbeuge einschnüren. Auch enganliegende Hosen können sich ungünstig auf den Lymphfluss auswirken. Strümpfe müssen passend sein, auf der Haut flächenhaft anliegen, sie dürfen keine Furchen bilden und besonders kein enges Bündchen haben.

10.6.3 Schuhwerk

Bei der Wahl Ihrer Schuhe können Sie Ihren Venen auch Gutes tun! Achten Sie auf weiches Material und Spielraum für die Zehen, das ermöglicht Ihren Zehen, sich zu bewegen. Damit aktivieren Sie die Fuß-Muskel-Pumpe, die allein schon 20 % der Entleerung der Beine

Plateau-Schuhe sind immer wieder „in". Für die Venen sind sie völlig „out", weil der Fuß nicht abgerollt werden kann

bewirken kann, wenn sie eingesetzt wird. Sie müssen die Sohle abrollen und die Knöchel bewegen können. Beschränken Sie sich mit hohen Absätzen auf besondere Anlässe.

10.6.4 Bandagen am Bein

Ist am Bein ein Wundverband erforderlich, sollten umlaufende Binden vermieden werden, besonders, wenn sie nur am Oberschenkel angelegt werden. Selbstklebende Pflaster, auf die Wunde beschränkt, sind deutlich besser für den Lymphfluss und die Venen. Sind Bandagen unbedingt erforderlich, wie zum Beispiel Kniebandagen, muss bei auftretender Schwellung das Bein vom Fuß her gewickelt oder ein Kompressionsstrumpf unter der Bandage getragen werden.

Einige Menschen benötigen dauerhaft Urinbeutel bei Harninkontinenz oder nach Operationen an der Blase. Sie müssen ihren Urinbeutel dann am Bein oder am Gürtel befestigen, damit er tiefer im Hosenbein hängt als die Blase. Beim Befestigen von Urinbeuteln am Bein muss darauf geachtet werden, dass möglichst jeden Tag die Seite gewechselt wird und dass die Halterung nicht den Oberschenkel einschnürt.

10.6.5 Sonstige Maßnahmen

Wann immer sich die Gelegenheit bietet, sollten Sie Ihre Beine hochlegen, auch wenn es zwischendurch nur zwei Minuten sind und auch wenn es nur auf einen flachen Hocker ist.

Schlafen mit angehobenem Fußende ist bei geschwollenen Beinen sinnvoll. Ein Kissen oder einen Keil unter die Beine zu legen ist manchmal unbequem. Das Fußende des Bettes kann mit einem Holzklotz stabil angehoben werden. 5–10 cm reichen dabei. Moderne Betten haben einen entsprechend verstellbaren Lattenrost.

Maßnahmen wie Barfußlaufen, die Verwendung eines Sitzkeils oder das Hochlegen der Beine können Sie „nebenbei" ergreifen, ohne Ihren Tagesablauf zu ändern.

10.7   Freizeit

Freizeit hat heutzutage einen hohen Stellenwert. Maßnahmen zugunsten Ihrer Venengesundheit sollen deshalb Ihre Pläne, Hobbys und Erholung nicht behindern oder einschränken, sondern automatisch nebenbei ablaufen – oder sogar bereichern!

Wann immer Sie Zeit übrig haben, planen Sie Bewegung ein. Suchen Sie sich eine venenbekömmliche Sportart aus (s. unten)! Erlernen Sie das Venenwalking! Tanzen Sie! Laufen Sie jede Treppe und vermeiden den Aufzug, gehen Sie kurze Strecken zu Fuß oder nehmen Sie das Fahrrad.

Aber auch, wenn Sie Ihre Freizeit vor dem Computer, mit einem Buch, vor einem Musikinstrument oder der Musikanlage verbringen, können Sie Ihre Zehen dabei bewegen, um Ihre Venen in Schwung zu halten.

10.7.1 Sport

Zur Aktivierung der Muskelpumpe sind fast alle Sportarten geeignet:

- Wandern
- Waldlauf
- Aerobic
- Radfahren
- Tanzen
- Ballsportarten
- Schwimmen
- Skilanglauf
- Alpines Skilaufen
- Gymnastik.

Einige Ballsportarten können indes für die Venenklappen belastend sein, wenn aus dem Laufen heraus sehr ruckartig gestoppt werden muss, wie bei Tennis oder beim Squash. Fußballer haben häufig Seitenast-krampfadern an den Unterschenkeln: Bei Tritten in die Wade kann der Druck in den Venen für Sekundenbruchteile so hoch sein, dass die Klappen reißen. Der alpine Abfahrtslauf verursacht häufig Stöße gegen die Schienbeinkante, was eine Verletzung der Venenklappen zur Folge haben kann.

Ganz ungünstig ist die Sportart Gewichtheben. Im Bauchraum entstehen extrem hohe Drücke. Sie treten deshalb auf, weil der Aus-übende im Moment der Anstrengung tief eingeatmet hat, die Stimm-ritze aber verschließt. Deshalb kann kein Druckausgleich zwischen Bauch- und Brustraum erfolgen, wie er bei allen anderen „natürlichen" Sportarten abläuft. Bei diesen wird der Druck aus dem Bauchraum entlastet, indem der Sportler ausatmet, wobei das Zwergfell höher steigt.

Viele Menschen neigen dazu, die Luft anzuhalten, wenn sie sich beim Sport besonders anstrengen. Das führt nicht nur zu einer unge-nügenden Sauerstoffversorgung, sondern erhöht auch den Druck im Bauchraum erheblich.

Daher ist es ganz wichtig, richtig zu atmen: Bei Übungen, die sich immer wiederholen (z. B. Krafttraining, Rudern) muss während der Anstrengung ausgeatmet und während der Muskelentspannung eingeatmet werden.

Fitness-Studios sind überall zu finden und werden gut genutzt. Das Angebot ist groß: zum Aufwärmen Standrad, Laufband, Stepper, Cross-Trainer, dann Aerobic, Gymnastik mit Musik, Vibrationsplat-ten, Training an Geräten, Gewichtheben. Solange durch die Gewichte

Richtiges Atmen beim Sport erfordert zu Anfang etwas Übung, später klappt es automatisch!

an den Geräten kein Luftanhalten notwendig ist, um die Übungen aus-zuführen, sind alle diese Sportarten für die Beine (Venen und Was-seransammlungen) gut – das Heben schwerer Gewichte hingegen ist, wie oben beschrieben, für den Lymphfluss und den Venenabfluss sehr hinderlich!

Alle Sportarten, bei denen kontinuierliche, gleichmäßige Bewegungen ohne extreme Bauchpresse durchgeführt werden, sind für die Venen und die Lymphe ideal

> **Überblick Sportarte**
> **Empfohlen:** Schwimmen, Gehen, Laufen, Wandern, Skilanglauf, Radfahren, Golfspielen, Tanzen, Gymnastik
> **Bedingt empfohlen:** Fußball, Rudern, Kanusport, Sprung und Wurfdisziplinen, Tennis, alpines Skifahren
> **Nicht empfehlenswert:** Gewichtheben, Boxen, Squash

Wurde bei Ihnen eine Thrombose festgestellt und befinden Sie sich schon in Behandlung (Kompression und Medikamente zur Gerin-nungshemmung), so können Sie sofort mit sportlichen Aktivitäten starten. Gehen oder Radfahren, sobald die Schwellung nachgelassen hat, sind sehr zu empfehlen, natürlich immer mit dem Kompressions-strumpf am Bein. Ausnahme ist lediglich das Gewichtheben, das ver-mieden werden sollte. Ausdauersportarten wie Walken, Joggen und Radfahren mit Kompressionsstrumpf könnten den Abbau des Gerinn-sels sogar beschleunigen!

10.7.2 Venenwalking

Der gesunde Gang ist eine Garantie für das Funktionieren der Mus-kelpumpe und somit zum Fördern des Abflusses von Lymphe und Blut. Der moderne Mensch hat vergessen, wie gesunder Gang funk-tioniert – zu hohe Absätze und starre Schuhe fordern ihren Tribut. Daher wurde eine Sportart entwickelt, die im Grunde genommen nichts anderes ist als ganz normales, schnelles, natürliches Gehen – das „Venenwalking", zu deutsch Venengang. Wesentlich ist dabei das Abrollen des Fußes auf dem Boden. Unterschätzen Sie die Lern-phase nicht. Am besten üben Sie das Schrittesetzen barfuß bei sich zu Hause, bis Sie ein Gefühl dafür entwickelt haben und nicht mehr nach unten schauen müssen.

Stellen Sie sich ganz locker hin, beide Füße nebeneinander, mit einem kleinen Abstand zueinander. Heben Sie nun den rechten Fuß, ziehen den Vorfuß an und setzen die Hacke ca. 20 cm vor sich auf den Boden. Rollen Sie ganz langsam den Fuß ab, indem Sie anschließend den äußeren Fußrand, dann den Ballen, und schließlich die Zehen belasten. Verlagern Sie dabei langsam Ihr Gewicht auf diesen Fuß.

Nun heben Sie den linken Fuß an, indem Sie zuerst die Ferse abheben, dann den äußeren Mittelfuß, so dass Sie zum Schluss nur noch mit den Zehen Kontakt zum Boden haben. Während dieser Bewegung steht der rechte Fuß fest auf dem Boden. Führen Sie das linke Bein nach vorne und wiederholen das abrollende Aufsetzen, wie es oben für den rechten Fuß beschrieben ist.

Achten Sie ganz bewusst auf jede Bewegungsphase. Trennen Sie zu Anfang das Aufsetzen des einen Fußes vom Abheben des anderen, um sich auf alles zu konzentrieren. Bald werden Sie die Abläufe wie von selbst koordinieren und ganz langsam anfangen, zu gehen.

Sobald Sie so weit sind, dass Sie nicht mehr auf die Füße schauen müssen, um den Ablauf richtig zu machen, erlernen Sie die korrekte Körperhaltung.

Die Arme hängen locker neben dem Körper und schwingen beim Gehen mit. Die Schultern hängen auch locker – nicht zu weit vorne! Den Bauch und das Gesäß ziehen Sie ein. Vermeiden Sie ein Hohlkreuz. Stellen Sie sich vor, Sie tragen einen Wasserkrug auf dem Kopf. Oder fühlen Sie sich im Gehen als wüchsen Sie – dann sind Sie auf der sicheren Seite.

> Der Erfolg des Venen-Walking hängt davon ab, ob Sie den gesunden Gang beherrschen oder nicht. Es hat keinen Sinn, große Strecken zurückzulegen, bevor Sie die einzelnen Schritte können

Erst wenn Sie sich beim Venengang in der Wohnung gut fühlen, wenn Sie nicht mehr befürchten, Sie sehen verkrampft aus und das als Ausrede verwenden, um nicht zu „walken", erst dann lohnt es sich, geeignete Schuhe zu kaufen.

Das Schuhwerk muss leicht und aus weichem Ober- und Untermaterial sein, damit Ihre Füße nicht beengt werden. Da Sie ja nun wissen, wie es geht, können Sie im Laden prüfen, ob Sie mit den Schuhen zurechtkommen. Am besten ist es, die Schuhe nachmittags zu kaufen, damit sie später nicht zu eng sind!

Die Variante „Nordic Walking" beinhaltet außerdem noch Bewegungen mit den Armen unter Einsatz besonderer Stöcke. Die Lymphpumpe sitzt im Brustkorb, die rhythmischen Bewegungen der Oberarme bringt sie in Schwung. Testen Sie, was Ihnen leichter fällt und mehr entgegenkommt.

Nun sind Sie so weit – Sie können in der Natur „venengehen". Suchen Sie sich ein geeignetes Revier. Der Boden sollte eben sein, damit Sie nicht stolpern. Weicher Boden ist besser als Asphalt, aber Gehen auf der Straße ist besser als gar nichts zu tun.

Venenwalking ist eine sanfte Ausdauersportart. Sie ist geeignet auch für Senioren oder Menschen mit allgemeinen Krankheiten. Wenn Sie unsicher sind, fragen Sie Ihren Hausarzt, er wird Sie beraten. Starten Sie ganz langsam, um erst einmal Zutrauen zu gewinnen. Sollten Sie unsicher sein, gehen Sie immer an belebten Straßen, damit Sie zur Not auch Hilfe rufen können.

Bauen Sie sich Ihren Rhythmus auf. Fangen Sie lieber langsam an, dann halten Sie länger durch und achten auch besser auf den korrekten Bewegungsablauf. Es hat keinen Sinn, dass Sie aus der Puste kommen. Lieber langsam und richtig als schnell, kurz und falsch. Walken Sie, sooft Sie Zeit dafür finden. Eine Überdosierung ist ausgeschlossen!

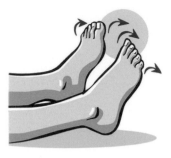

Abb. 10.4 Beugen und strecken Sie die Zehen mehrfach im Wechsel. (Mit freundlicher Genehmigung der Fa. Global Mind GmbH; Grafik: Christiane Solbach, Hamburg)

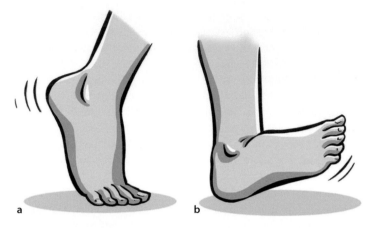

a   b

Abb. 10.5 Stellen Sie sich im Wechsel auf die Zehenspitzen und auf die Ferse. (Mit freundlicher Genehmigung der Fa. Global Mind GmbH; Grafik: Christiane Solbach, Hamburg)

Neuere Strömungen, wie die Vertreter der „Barfußschuhe", fordern ein Aufsetzen des Ballens vor der Ferse. Finden Sie für sich heraus, wie es sich am besten anfühlt!

Gewöhnen Sie sich an, immer so gesund zu gehen, nicht nur, wenn Sie „walken". So haben Sie es wieder geschafft, eine Übung für die Venen in Ihren Alltag aufzunehmen, ohne Anstrengung. Nur so ist auf Dauer garantiert, dass Sie immer dabeibleiben!

10.7.3 Gymnastik für die Venen und die Lymphe

Jegliche Form von Gymnastik tut Ihren Venen gut! Die meisten Menschen sind aber nicht in der Lage, ihre guten Vorsätze regelmäßig zu verwirklichen. Daher ist es sinnvoll, an vielen Momenten kleine Übungen einzubauen. Venenübungen sind sehr einfach und können im Laufe des Tages immer wieder „nebenher" durchgeführt werden.

Am einfachsten ist es, wenn Ihnen Übungen „in Fleisch und Blut" übergehen, die Sie überall ohne aufzufallen anwenden können (**Abb. 10.1**). Besonders die Zehenbewegungen können im Stehen, Sitzen oder Liegen (**Abb. 10.4**) ausgeführt werden, sogar in Schuhen! Sie aktivieren sehr effektiv die Muskelpumpe. Lange Arbeitstage im Stehen oder Sitzen, die sonst für die Venen stundenlange Überlastung bedeuten würden, lassen die Beine durch die regelmäßigen Bewegungen weniger anschwellen. Sie helfen auch dem Venen-Gesunden, einen langen Tag mit leichten Beinen zu beenden.

Zusätzlich kommen für die Venen folgende einfache Übungen in Frage:

- Auf die Ferse oder Zehenspitzen gehen – ohne jedoch zu lange darin zu verweilen. Das wichtigste ist dabei die Auf- und Abwärtsbewegung (**Abb. 10.5**).
- Zehenzange: Heben Sie mit den Zehen (barfuß!) Murmeln oder Bleistifte vom Boden auf oder versuchen Sie, mit den Zehen ein Papier zu zerreißen! (**Abb. 10.6**)

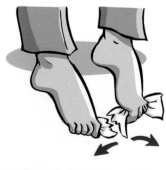

Abb. 10.6 Greifen Sie ein Stück Papier mit den Zehen und zerreißen es dann. (Mit freundlicher Genehmigung der Fa. Global Mind GmbH; Grafik: Christiane Solbach, Hamburg)

- Bewegungen mit den Füßen: Heben Sie im Stehen das betreffende Bein leicht an. Im Sitzen können Sie es einfach im Knie strecken, im Liegen die Beine liegen lassen oder leicht anheben. Strecken Sie die Füße und ziehen sie an (■ Abb. 10.7), und machen Sie kreisende Bewegungen (■ Abb. 10.8) – am besten in beide Richtungen!
- Kerze: Legen Sie sich auf dem Rücken auf eine harte Unterlage. Strecken Sie die Beine senkrecht in die Luft und heben dann auch noch die Hüfte an. Sie können die Hüfte gerne mit den Händen abstützen.
- Mit den Beinen in der Luft Radfahren: Legen Sie sich auf den Rücken. Strecken Sie die Beine in die Luft und bewegen sie sie, so wie beim Radfahren (■ Abb. 10.9).

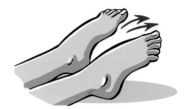

■ **Abb. 10.7** Strecken Sie den Fuß mitsamt den Zehenspitzen (Achtung, es kann ein Krampf entstehen, wenn Sie den Fuß zu lange in dieser Position lassen!). (Mit freundlicher Genehmigung der Fa. Global Mind GmbH; Grafik: Christiane Solbach, Hamburg)

Bei den beiden letzten Übungen läuft das Blut besonders schnell aus den Beinen. Das Radfahren wirkt sich außerdem positiv auf den Darm und die Lymphbahnen im Bauch aus.

Die Venenentleerung wird gefördert, wenn man – anders als bei Entspannungsübungen – in den Brustkorb und nicht in den Bauchraum einatmet (■ Abb. 10.10).

Bettlägerigkeit ist kein Hindernis für Gymnastikübungen, die meisten der Übungen können auch im Liegen durchgeführt werden. So beugen Sie auch gut der Thrombose vor.

Wenn Sie unter Krampfaderbeschwerden oder Schwellungen leiden, ist es ideal, diese Übungen mehrmals täglich durchzuführen. Sie müssen selber entscheiden, wie oft Sie das einrichten können. Sie brauchen auch nicht immer alle Übungen durchzuziehen – passen Sie sich dem Moment und Ihrer Zeit an. Geben Sie sich eine Chance, regelmäßig zu sein, indem Sie zum Beispiel jedes Mal, wenn Sie Zähne putzen, Zehenstände machen. Alle Übungen im Stehen können an der Bushaltestelle oder auf dem Bahnsteig die Wartezeit verkürzen. Bankschalter, Schreibtisch und Fernsehsessel eignen sich ebenfalls für Übungen im Stehen oder Sitzen.

Ein paar Übungen für die Venen und die Lymphe sollten Sie beherrschen. Sie sind leicht durchzuführen und sehr effektiv, wenn die Beine beginnen, schwer zu werden oder zu spannen.

> Sobald Sie ein Profi sind, werden Sie von selbst erfinderisch – Sie wechseln schnell und langsam ab, Sie bauen Gymnastikübungen ein, und Sie haben vor allen Dingen Spaß!

10.7.4 Schwimmen und Badesport

Schwimmen, Aquajogging, Wassergymnastik – alles, was Sie mit Ihren Beinen unter Wasser machen, ist extrem gut für das Lymph- und Venensystem. Die Bewegungen geschehen unter einer deutlichen Entlastung der Gelenke, weil das Wasser das Körpergewicht trägt. Und: Immer wenn die Beine untergetaucht sind, lastet ein beachtlicher Wasserdruck auf ihnen. Wenn die Beine einen Meter unter Wasser sind, beträgt der Druck des Wassers auf die Knöchel 80 mmHg und liegt damit höher als bei der stärksten Kompressionsklasse! Dennoch empfinden wir diesen Druck nicht als unangenehm.

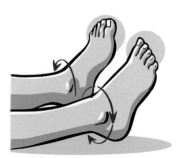

■ **Abb. 10.8** Kreisen Sie mit den Füßen in beide Richtungen. (Mit freundlicher Genehmigung der Fa. Global Mind GmbH; Grafik: Christiane Solbach, Hamburg)

Menschen mit Wassereinlagerungen in den Beinen merken, nachdem sie 10 Minuten in einem Schwimmbad sind, dass sie auf Toilette müssen. Der Druck durch das Wasser auf die Beine regt den Lymphfluss sehr an – und die Nieren kommen kräftig ins Arbeiten!

Es gibt von den Krankenkassen finanzierte Kurse in Wassergymnastik, Aquajogging oder auch Funktionstraining im Wasser. Aber mit ein wenig Fantasie können wir uns auch einfach so im Wasser bewegen, herumlaufen, Styroporkörper mit den Füßen unter Wasser bewegen – all dies kann bei einer Wassertiefe von 1,50 Metern auch ein Nichtschwimmer! Hinweise, die einige Ärzte immer noch geben, dass bei Lipödem oder Krampfadern ein Schwimmbadbesuch verboten wäre, da sich sofort eine Thrombose mit Lungenembolie einstellen würde, sind definitiv nicht haltbar. Bei den vielen Menschen mit Krampfadern oder Lipödem in unserer Gesellschaft – die im Sommer auch die Bäder besuchen, wüssten wir um die Bäder-Sterblichkeit aus den Medien!

> Jegliche sportliche Aktivität im Wasser ist für Venen und Lymphbahnen optimal!

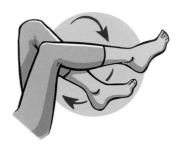

⊡ Abb. 10.9 „Radfahren" in der Luft. (Mit freundlicher Genehmigung der Fa. Global Mind GmbH; Grafik: Christiane Solbach, Hamburg)

Wassertemperatur

Die Frage nach der idealen Wassertemperatur wird immer wieder aufgeworfen. Letztlich weiß niemand, welche Temperatur „noch gut" ist, welche schlecht ist. Da Hitze bei Thrombosen schädlich ist, wird vielleicht allgemein angenommen, sie sei auch Krampfadern nicht zuträglich. Eine Temperatur im Wasser, die unter der Körpertemperatur liegt, dürfte jedoch dem Körper nicht schaden. Somit sind alle Wassertemperaturen bis 37 °C unbedenklich.

Wann darf ich nicht baden?

Lassen Sie den gesunden Menschenverstand walten. Sollten Sie ein offenes Bein haben, ist ein Baden in öffentlichen Badeanstalten aus hygienischen Gründen zum Schutz der anderen Badegäste verboten. Sie können Ihr Bein aber in einem Eimer mit abgekochtem Wasser baden, das ist vor dem neuen Anlegen der Wundverbände sogar sehr gut!

Weist Ihre Haut starke Braunverfärbungen auf und ist sie am Knöchel oder über einzelnen Krampfadern sehr dünn, so sind Sie besser beraten, wenn Sie nicht ausgiebig im warmen Wasser baden, um die Haut nicht vollends aufzuweichen und zum Beispiel eine Blutung zu verursachen.

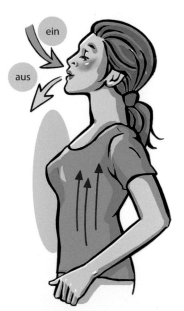

⊡ Abb. 10.10 Venenfreundliche Atemübung: Nicht in den Bauch, sondern in den Brustraum atmen erhöht die Saugkraft der Atmung auf die Beinvenen. (Mit freundlicher Genehmigung der Fa. Global Mind GmbH; Grafik: Christiane Solbach, Hamburg)

Sauna

Viele Patienten mit Krampfadern berichten über die positive Wirkung der Sauna auf ihr allgemeines Befinden. Fragen diese Patienten ihren Phlebologen, ob Sauna bei Krampfadern sinnvoll oder schädlich ist, fällt die Auskunft der Ärzte sehr unterschiedlich aus, da hierzu keine wissenschaftlichen Erkenntnisse vorliegen.

Tatsache ist, dass es keine Studien gibt, die eine schädliche Wirkung der Sauna auf Krampfadern oder Lymphödem belegen könnten. Bei einer Thrombose – sei es der oberflächlichen oder tiefen Beinvenen – ist die Sauna verboten, da Wärme die Thrombusbildung fördert und die Schwellung verschlimmert. Daher sollten auch Patienten, die leicht oberflächliche Thrombosen (sogenannte Venenentzündungen) bekommen, besonders vorsichtig mit der Sauna sein.

Ansonsten stellt die Sauna, wie die Kneippschen Anwendungen, ein Training der Gefäßwand dar: Die Wände werden durch die Hitze gedehnt, der anschließende kalte Guss zieht die Venenwand wieder zusammen. Somit wird nicht nur der Kreislauf, sondern es werden auch die Gefäße trainiert. Probieren Sie selber aus, wie ein oder zwei kurze Saunagänge mit hoch gelagerten Beinen und anschließender ausgeprägter Kälteanwendung an den Beinen sich auf Ihre Beine auswirken. Sie können ja auch zunächst in nicht zu heißen Bereichen (untere Bank) anfangen.

10.7.5 Urlaub

In dieser schönsten Zeit des Jahres können Sie auch Gutes für Ihre Venen tun, und zwar an jedem Urlaubsort.

Die Anreise scheint oft eine der größten Hürden, denn langes eingeengtes Sitzen ist für die Venen nicht gut. Inzwischen sind Sie aber Experte im Umgang mit „venenwidrigen" Situationen: Wenn Sie das auf der Arbeit schaffen, dann doch erst recht auf dem Weg in den Urlaub!

Lediglich der Autofahrer kann mit seinem rechten Fuß nicht ständig die Zehenbewegungen machen, das wäre zu gefährlich. Daher sind Pausen sehr wichtig!

Im Flugzeug oder im Zug können Sie es sich bequem machen. Ziehen Sie keine enge Kleidung an, vor allem keine engen Hosen. Nehmen Sie dicke Socken mit und ziehen während des Flugs oder im Zug Ihre Schuhe aus. Legen Sie, wenn möglich, im Zug die Beine auf den gegenüberliegenden Sitz. Lassen Sie die Zehen für Ihre Venen arbeiten! Die Luft im Flugzeug ist sehr trocken. Vergessen Sie daher nicht, viel zu trinken, auch wenn Sie dann häufiger auf Toilette müssen! Das beugt aber auch wiederum Thrombosen vor: viel trinken verflüssigt unser Blut – danach aufstehen, um auf Toilette zu gehen, hält unsere Muskeln auf Trab!

Tragen Sie Kompressionsstrümpfe, wenn Ihnen diese verschrieben wurden, unbedingt während der Reise! Alternativ können Sie auch selbst gekaufte Stützstrümpfe anziehen. Oft stellt sich die Frage, welche Kompressionsstrümpfe auf der Fahrt sinnvoller sind: Strumpfhosen, Schenkelstrümpfe oder Kniestrümpfe? Während der Reise sitzen wir oft eingezwängt, mit angewinkelten Knien. Die langen Strümpfe werfen Falten in der Kniekehle und bilden ein Abflusshindernis für Venen und Lymphe. Schwellungen treten an den Knöcheln auf, die

Die regelmäßig empfohlenen Pausen beim Autofahren sind nicht nur für die Entspannung des Fahrers gut! Ihre Beine danken Ihnen einen kurzen Spaziergang

Reisethrombosen bilden sich vornehmlich an den Waden. Daher ist der Kniestrumpf nicht nur ausreichend, sondern besser als die Kompressionsstrumpfhose oder der lange Strumpf!

Heparin-Spritzen zum Vorbeugen einer Thrombose – zusätzlich zum Strumpf! – sind nur dann notwendig, wenn der Flug länger als 4 Stunden dauert und eine der folgenden Situationen vorliegt:

- Sie hatten bereits eine Thrombose.
- Sie sind schwanger oder haben gerade erst entbunden.
- Sie leiden unter einer aktiven Krebserkrankung.
- Sie wurden in den letzten 4 Wochen am Bein, am Becken oder am Bauch operiert.

> **Treffen mehrere der folgenden Faktoren zusammen, besprechen Sie sich mit Ihrem Arzt:**
> - Ausgeprägtes Übergewicht
> - Alter über 60 Jahre
> - Sie rauchen
> - Sie nehmen weibliche Hormone

Wärmere Länder sind begehrte Urlaubsziele. Der Strand bietet fantastische Möglichkeiten für Ihre Venen: Das Beste überhaupt, was Sie sich gönnen können, ist ein Spaziergang durch das flache Wasser mit eingetauchten Waden. Barfuß über den Sand zu gehen fordert die Muskelpumpe! Das erfreut Ihre Venen genauso wie Schwimmen durch das kühle Wasser.

Die Wärme dehnt Ihre Venen, lässt sie stärker hervortreten und leichter sichtbar werden. Sie fördert auch Venenentzündungen. Daher ist es in der Wärme besonders wichtig, Kompressionsstrümpfe zu tragen. Am Strand ist das natürlich nicht der Traum des Urlaubers. Legen Sie die Strümpfe zum Strandbesuch ab, versuchen dann aber, entweder am Wasser zu laufen, zu schwimmen oder die Beine meist hoch zu legen, am besten im Schatten eines Sonnenschirms.

Ansonsten versuchen Sie es einfach, den Strumpf anzulassen – Sie wählen zwischen warmer Beinkleidung oder geschwollenen und schmerzenden Waden! Den Strumpf können Sie befeuchten, nachdem Sie ihn angezogen haben. Das kühlt sogar besser, als wenn Sie gar keinen Strumpf anhätten!

Ob die Sonnenstrahlen selbst den Venen schaden, wurde nicht bewiesen. Die Sonne wärmt mittags mehr als morgens und abends, die Sonne ist mittags auch für die Haut gefährlicher, daher sollte man das Sonnenbaden in der Mittagszeit ohnehin vermeiden. Als Sonnenschutz ist einzig der Sonnenschirm oder der Schatten eines Baumes effektiv geeignet. Direkt auf das Bein gelegte Handtücher verursachen Stauwärme, Sonnencreme vermeidet das Erwärmen des Beines nicht! Ausgedehnte Sonnenbäder verbieten sich heute sowieso wegen der bekannten Hautkrebsgefährdung!

Beschneiden Sie Ihre Wünsche und Bedürfnisse nicht prinzipiell wegen der Venen, nehmen Sie aber Ihren gesunden Menschenverstand mit auf die Reise!

Alle Aktivitäten im Wasser sind sehr zu begrüßen, solange die Wassertemperatur unter der Ihres Körpers liegt (also bis 37 °C). Weitere Informationen finden Sie in ▶ Abschn. 10.7.4.

Der kulturelle Urlaub mit Museumsbesuchen wird durch Kombinieren mit Besichtigungsspaziergängen auch eine Anregung für die Muskelpumpe. Hierbei sollten Sie Ihre Kompressionsstrümpfe tragen oder alternativ selbst gekaufte Stützstrümpfe, da Sie länger stehen! Ihre Schuhe sollten bequem sein, damit Sie die Muskelpumpe gut aktivieren können.

Wander- oder Radfahrurlaub ist für Ihre Venen ein Geschenk. Achten Sie dabei auf nicht zu festes Schuhwerk!

Im Urlaub können Sie sich endlich mal so richtig Zeit nehmen zum Gehen, zum Schwimmen, zum Verwöhnen der Venen. Es ist der ideale Zeitpunkt, um das Venengehen zu erlernen oder sich die Übungen mit den Zehen anzugewöhnen. Viel Bewegung hebt auch die unangenehme Nebenwirkung des meist am Urlaubsort besonders leckeren Essens auf! Jedes Gramm, das Sie im Urlaub zunehmen, müssen Sie sich mühsam wieder abtrainieren oder -hungern!

10.8 Körperpflege

Körperpflege ist bei fortgeschrittenen Krampfadern oder Lymphrückstau sehr wichtig. Denn: Auch Ihre Haut leidet unter den Krampfadern und Lymphrückstau. Bei ausgeprägten Befunden verfärbt sie sich durch die Pigmente des Blutes, sie verdickt sich, verliert ihre Elastizität und wird brüchig, sie neigt zu Schuppung und kleinen Rissen, welche die Vorboten für ein offenes Bein sein können oder eine Eintrittspforte für Keime und die gefährliche Wundrose (▶ Abschn. 4.5).

10.8.1 Bäder und Duschen

Wärmeeinwirkung dehnt die Venen. Trotzdem können Sie getrost duschen; den Duschkopf mit heißem Wasser sollten Sie dabei nicht direkt auf die Beine richten. Tut Ihnen ein warmes Wannenbad gut, dann brauchen Sie auf diese Wohltat nicht zu verzichten, immerhin liegen Ihre Beine dabei hoch! Nach dem warmen Bad empfiehlt es sich aber, die Beine kalt abzuspülen, am besten nach der Kneippschen Methode (▶ Abschn. 9.16.1). Nur bei einer Thrombose der oberflächlichen oder tiefen Beinvenen oder kurz nach einer Behandlung der Krampfadern sollte ein warmes Wannenbad vermieden werden.

Ist die Haut bereits sehr dünn, sollte wie oben schon ausgeführt, auch auf ein langes Wannenbad verzichtet werden, um die Haut nicht noch weiter aufzuweichen.

Aus hygienischen Gründen sollte bei einem offenen Bein nur geduscht – und nicht gebadet – werden. Die Wundauflagen werden

> Wannenbäder mit über 38 °C sind bei Thrombosen und Krampfadern nicht zu empfehlen

dabei zum Schutz belassen. Es streiten sich die Geister, ob Leitungswasser in Deutschland rein genug ist, um die Wunden direkt auszuduschen. Sicherer ist abgekochtes Wasser für das Säubern der Wunden oder Antiseptika. Die Keime der Wunde dürfen aber nicht über das Badewasser an den Rest des Körpers gelangen – allerdings dürfen auch nicht die Keime aus dem Genitalbereich in die Wunde kommen! – daher sollte auf Baden bei offenen Beinen lieber verzichtet werden. Allerdings können Sie ein Bad des offenen Beines in einem Eimer mit abgekochtem Wasser durchführen, um zum Beispiel die Schuppen anschließend leichter abzutragen; für die Wunde ist das sehr hilfreich. Die Vorstellung, an ein offenes Bein dürfe kein Wasser gelangen, gehört der Vergangenheit an (s. auch ▶ Abschn. 6).

Liegt eine Bläschenbildung bei ausgeprägtem Ödem vor (das geschieht im Sommer oft!) und infolgedessen eine Hautreizung durch die austretende Lymphe oder eine Reizung in den Furchen eines Lymphödems, können Sie mit Bädern unter Verwendung von Gerbsäuren (z. B. Tannolact) die Haut beruhigen.

Verwenden Sie Seife ohne Farbstoffe, ohne Duftstoffe und möglichst ohne Konservierungsstoffe, wenn Ihre Haut schon sehr belastet ist durch die Erkrankung. Damit beugen Sie am effektivsten einer Allergieentwicklung vor.

10.8.2 Cremes und Salben

Unsere Haut bildet die Grenze zwischen unserem Körper und der Umwelt und ist daher ständig Belastungen ausgesetzt. Krampfadern und Rückstau in Lymphbahnen belasten auch die Haut. In fortgeschrittenen Stadien ist die Haut, wie in ▶ Kap. 2, 4 und 6 ausgeführt, schuppig und anfällig und muss besonders gepflegt werden, möglichst täglich.

Verwenden Sie zum Fetten der Haut normale Körpercremes mit möglichst wenigen Zusätzen, um Allergien vorzubeugen. Besonders gut eignen sich auch normales Speiseöl (Sonnenblumen, Oliven) oder kosmetische Öle (Leinsamen, Süßmandel, Aprikosen). Vermeiden Sie Produkte mit Alkohol, die mit einer kühlenden Wirkung werben, aber die Haut austrocknen! Eine angenehm kühlende Wirkung erzielen Sie, wenn Sie die Salbe, die Creme oder das Öl im Kühlschrank lagern.

Wann immer möglich, sollte das Auftragen von Kortison auf die Haut vermieden werden. Natürlich verringert das Mittel schnell Juckreiz und lässt Rötungen verschwinden, ganz einfach, weil es die Entzündungsvorgänge stoppt. Das behebt aber nicht die Ursache. Und es verursacht eine „Atrophie" – das heißt, die Haut wird immer dünner und dadurch wiederum verletzlicher. Bei nässenden Ekzemen können Gerbstoffe helfen (z. B. Tannolact). Liegt ein Juckreiz vor, kann er durch eine Creme mit Urea (Harnstoff) sehr effektiv gelindert werden. Behandeln

Sie vor allem auch die Ursache der Ekzeme, zum Beispiel durch das regelmäßige Tragen von Kompression oder durch Auslassen von Allergenen bei allergischen Ekzemen.

Sie können für pflegende und vorbeugende Maßnahme Kräuter zu Hilfe nehmen, indem Sie sich selber Salben bereiten (▶ Abschn. 9.16). Geben Sie aber niemals Kräuter auf offene Stellen oder auf sehr gerötete Bereiche, da Sie auf diese Weise Allergien verursachen können!

Massieren Sie beim Cremen Ihre Beine immer von unten nach oben. Widmen Sie dem Vorgang ruhig etwas Zeit, diese Massage lindert Schmerzen und hat eine lymphanregende Wirkung, so wie eine Lymphmassage!

Sollten Sie Kompressionsstrümpfe tragen, dann empfiehlt es sich, abends zu cremen, da die Strümpfe sonst fettig werden und schneller verschleißen.

10.8.3 Massagen

Massagen tun unserem Körper gut und dürfen auch an den Beinen mit Krampfadern und Schwellungen angewendet werden. Lediglich beim Lipödem könnten sie zunächst schmerzhaft sein, beim „offenen Bein" sollte natürlich der Wundbereich ausgelassen werden.

Bürstenmassagen regen die arterielle Durchblutung der Haut an, sie unterstützen allerdings auch das Auftreten von Besenreisern. Daher sollten Krampfaderpatienten, insbesondere solche, die zu Besenreisern neigen, von Bürstenmassagen Abstand nehmen.

> Bindegewebsmassagen sollten bei Krampfadern nicht durchgeführt werden

10.8.4 Ein Schönheitstipp zum Schluss

Stören Ihre Besenreiser? Decken Sie sie doch einfach mit Make-up ab. Es gibt sogenannte „Camouflage-Cremes" zu kaufen, die allerdings recht teuer sind. Eine sehr effektive und deutlich günstigere Alternative zum Abdecken der störenden blauen Muster am Bein ist Kinderschminke, die viele Stunden hält und nicht verwischt!

10.9 Ernährung und Übergewicht

Möglicherweise gibt es einen Zusammenhang zwischen der Ernährung und der Entstehung von Krampfadern oder Thrombosen, nachgewiesen wurde er jedoch nicht. Das Übergewicht zählt als Risikofaktor für Thrombosen, zum Beispiel bei Operationen. Ebenso ist es nachgewiesen, dass im Sitzen der Venendruck der Beine höher ist, wenn der Betroffene übergewichtig ist – ganz unabhängig davon, ob er eine Krampfader hat oder nicht.

Ein schlanker Patient mit ausgeprägten Hautveränderungen an den Knöcheln infolge von Krampfadern überzeugte mich einmal mit einer Fastenkur: Binnen 4 Wochen waren die Hautveränderungen komplett verschwunden! Noch nicht einmal durch eine Operation der Krampfadern stellt sich diese Besserung so schnell ein. Also könnte es sein, dass die Hautveränderungen bei Krampfadern maßgeblich durch die Nährstoffe im Blut mitbeeinflusst werden. Allerdings stellten sich die Krampfadern auch bald wieder ein, nachdem der Patient wieder normal gegessen hatte. Da er zuvor auf alle Nahrungsmittel bis auf Tee, Obstsaft und Wasser verzichtet hatte, konnte auch kein Zusammenhang zwischen einem konkreten Nahrungsmittel und den Verfärbungen gemutmaßt werden. Interessant ist indes, dass es hier durchaus Zusammenhänge zu geben scheint.

Einige Nahrungsmittelallergien scheinen auch Beinschwellungen zu verschlimmern; dies ist die Beobachtung in der Praxis, zu der es aber auch noch keine Studien gibt.

Zwischen Übergewicht und jeglicher Form von Beinschwellung gibt es einen eindeutigen Zusammenhang. Darauf kann nicht oft genug hingewiesen werden. Näheres hierzu finden Sie in ▶ Abschn. 4.7.

Serviceteil

© Springer-Verlag Berlin Heidelberg 2016
E. Mendoza, *Ratgeber Krampfadern, Beinschwellung und Thrombose*,
DOI 10.1007/978-3-662-49738-8

Glossar

Adipositas Fettleibigkeit

akut plötzlich auftretend (im Gegensatz. zu chronisch)

ambulant nicht mit Aufenthalt im Krankenhaus verbunden

Anamnese Krankheitsvorgeschichte

Angiologie Lehre von den Erkrankungen der Blut- und Lymphgefäße

Antikoagulanzien Medikamente zur Hemmung der Blutgerinnung

Antiphlogistika entzündungshemmende Medikamente

Atrophie Schrumpfung oder Verdünnung, bedingt durch Nichtgebrauch oder mangelnde Versorgung mit Sauerstoff/Nährstoffen

Blow-out Vorwölbung einer Vene durch Rückfluss aus der Verbindungsvene

Bypass Aderersatz zur Umgehung verstopfter Stellen

chronisch andauernd, wiederkommend (im Gegensatz zu akut)

Claudicatio intermittens „Schaufensterkrankheit": Arterien-verengung in den Beinen. Nach einer Anstrengung schmerzt das Bein, nach einer Pause bessert sich der Schmerz.

Crosse siehe Krosse

Crossektomie Siehe Krossektomie

Desinfektion Keimabtötung durch chemische Substanzen, z. B. Alkohol

Diagnose Erkennen und Benennen einer Krankheit

distal von der Körpermitte entfernt (Gegenteil: proximal)

Drainage Ableitung von Flüssigkeit aus einer Körperregion

Ekzem chronische Hautentzündung, meist mit Juckreiz

Elefantiasis dauerhafte stärkste Schwellung der Beine oder Arme bei Verstopfung der Lymphbahnen

Endothel innerste Zellschicht an der Gefäßinnenseite

Fasziotomie Eröffnung der Muskelfaszie

Fibrose bindegewebige Durchsetzung des Gewebes, Verhärtung

Hämatom Bluterguss

Hirudin gerinnungshemmender Stoff im Speichel des Blutegels

Hydrostatischer Druck schwerkraftbedingter Druck in einer Flüssigkeitssäule, zum Beispiel in den Venen des Beines

Indikation Begründung für den Einsatz einer Untersuchung/Behandlung

INR „international normalized ratio": Test zur Untersuchung der Gerinnung (ersetzt den „Quick"-Wert)

Inspiration Einatmung

Insuffizienz Funktionsuntüchtigkeit, Funktionsschwäche eines Organs

Intrakutannaht Naht, bei der der Faden in der Haut verläuft, äußerlich unsichtbar

Inzision Einschnitt zur Eröffnung einer Gewebeschicht

Ischämie mangelhafte Versorgung mit sauerstoffreichem Blut

Klappeninsuffizienz Schließunfähigkeit der Venenklappen

Kollateralkreislauf Umgehungskreislauf

konservativ Behandlung ohne Operation (im Gegensatz zu operativ)

Kontraindikation Gegenanzeige, Gründe gegen den Einsatz einer Untersuchungs- oder Behandlungsmethode

Krosse Einmündungsstelle der oberflächlichen Venen in die tiefe Beinvene in der Leiste oder der Kniekehle

Krossektomie operativer Eingriff in der Leiste oder Kniekehle mit Durchtrennung der Mündung der Stammvene ins tiefe Venensystem

latent vorhanden, aber noch nicht zum Vorschein gekommen

Leitvenen Hauptvenen des tiefen Venensystems

Ligatur Verschluss durch Zubinden mit einem chirurgischen Faden

Lipödem Schwellung durch Wassereinlagerung im Fettgewebe

Lumen Gefäßinnenraum

Melanoderm Braunverfärbung der Haut bei lang anhaltender Venenerkrankung oder Schwellung

Nekrose abgestorbenes Gewebe

Ödem Schwellung durch Wassereinlagerung im Gewebe

peripher am Rande befindlich

Phlebektomie stückchenweise Entfernung von Venen

Phlebitis oberflächliche Venenthrombose

Phlebologie Lehre von den Erkrankungen der Venen

Polyneuropathie Erkrankung der Nerven außerhalb von Rückenmark und Gehirn

Postthrombotisches Syndrom krankhafter Folgezustand nach Thrombose der tiefen Venen

Primäre Varizen Krampfadern, deren Ursache bisher unbekannt ist

Prognose Vorhersage über Verlauf und Ausgang einer Erkrankung

Prophylaxe Maßnahme zur Krankheitsvorbeugung

proximal zur Körpermitte hin (im Gegensatz zu distal)

Puls durch den Herzschlag verursachte Druckwelle in den Arterien

Pulsfrequenz Herzschlag pro Minute

Quick-Test Labortest zur Bestimmung der Gerinnungsfähigkeit des Blutes, dient der Kontrolle der Marcumar-Therapie

Reflux Rückfluss

Restless legs rastlose, unruhige Beine

reversibel umkehrbar, heilbar

Rezidiv Wiederauftreten der Krankheit nach ihrer Behandlung/Heilung

Risikofaktor krankmachende Lebensbedingung

Rosenvene volkstümlicher Name für oberflächliche Sammelvene (von „Rosenkranz", da die Venen sich durch ihre Klappen so anfühlen)

sekundäre Varizen durch eine vorgeschaltete Ursache (z. B. Verschluss im tiefen Venensystem) nachträglich entstandene Krampfadern

Sklerose bindegewebige Verhärtung (s. auch Fibrose)

Sklerosierung Verödung durch Einspritzen eines Medikamentes in die Venen

Sonographie Ultraschall

Stammvarikose Krampfadererkrankung der oberflächlichen Sammelvenen

superfizial oberflächlich

Symptom Krankheitszeichen

Syndrom Zusammenfassung zusammengehöriger Krankheitsbilder

Telangiektasien kleinste erweiterte Gefäße in der Haut

Thrombophilie erhöhte Neigung zur Gerinnselbildung

Thrombophlebitis Gerinnsel in der oberflächlichen Beinvene

Thrombus Blutgerinnsel in einem Blutgefäß

Ulcus cruris „offenes Bein" oder „Beingeschwür": Wunde am Knöchel, meist durch schwere Venenerkrankung verursacht, seltener durch Lähmungen, Erkrankungen der Schlagadern, Blutzuckererhöhung

Varikose, Varikosis Krampfadererkrankung

Varizen Krampfadern

Vena saphena magna vordere Sammelvene, verläuft vom Innenknöchel zur Leiste; Abkürzung: V. s. m.

Vena saphena parva hintere Sammelvene, verläuft vom Außenknöchel zur Kniekehle; Abkürzung: V. s. p.

Venen Gefäße, die das sauerstoffarme Blut zum Herzen transportieren

Venenentzündung Gerinnsel in der oberflächlichen Beinvene

Veneninsuffizienz Rückfluss in den Venen, fehlendes Funktionieren der Venenklappen

Venenklappen Ventile in den Venen, die den Rückfluss des Blutes verhindern

Venentonus Venenwandspannung

Viskosität Zähflüssigkeit

Einfluss empfängnisverhütender Hormone auf das Thromboserisiko

Möchte man bei Tabletten die Nebenwirkungen einschätzen, wird in der Regel das Risiko eines Ereignisses, zum Beispiel einer Thrombose, auf 100.000 Personen berechnet, die die betreffende Tablette ein Jahr lang nehmen. So kann zum Beispiel das Risiko einer Thromboseentwicklung verglichen werden zwischen Frauen, die Hormone einnehmen und solchen, die keine Hormone nehmen.

37 von 100.000 Frauen ohne Hormoneinnahme haben 1 Thrombose in 1 Jahr. Diese Zahl setzt man für den Vergleich auf „1" – und dagegen errechnet man das Risiko, unter hormoneller Empfängnisverhütung eine Thrombose zu entwickeln. Haben nun beispielsweise 74 von 100.000 Frauen, die das Hormon einnehmen, eine Thrombose entwickelt, so ergibt sich ein rechnerisches Risiko von 2. Das bedeutet, dass das Risiko einer Thromboseentwicklung doppelt so hoch ist, als wenn keine Hormone genommen würden.

Die folgenden Daten sind aus vielen Studienergebnissen entnommen und aus einer Übersichtsdarstellung des Arzneimitteltelegramms angepasst. Auffällig ist, dass das Risiko bei der Zugabe von Östrogenen (Ethinylestradiol) immer höher ist als bei Pillen ohne Östrogen (◨ Tab. A.1). Ebenso ist zu beachten, dass die Verwendung eines Vaginalrings sowie eines Pflasters, bei denen man ja eigentlich davon ausgehen könnte, dass sie „nur" von außen angewendet werden, mit einem hohen Thromboserisiko verbunden ist!

◨ Tab. A.1 Einfluss empfängnisverhütender Hormone auf das Thromboserisiko	
Östrogen/Gestagen	Venöse Thrombose oder Embolie
Relatives Risiko bei der „Pille" mit Kombination aus 30–40 µg/d Ethinylestradiol plus	
Norethisteron = Norethindron	Keine Angaben
Levonorgestrel	2,37
Norgestimat	2,56
Desogestrel	4,21
Gestoden	4,23
Drosperinon	4,47
Cyproteron	4,10
Relatives Risiko bei der „Pille" mit nur Gestagen als Komponente (eine Phase, kein Östrogen)	
Norethisteron = Norethindron	0,59
Levonorgestrel	0,59
Desogestrel	1,10
Spirale (intrauterines System = Intrauterinpessar) mit	
Levonorgestrel	0,80
Hormonpflaster mit Kombination aus Ethinylestradiol plus	
Norelgetromin	4,40
Vaginalring mit Kombination aus Ethinylestradiol plus	
Etonogestrel	4,29

Adressen der Fachgesellschaften

Deutsche Venenliga
Hauptgeschäftsstelle
Sonnenstraße 6
56864 Bad Bertrich
Tel.: +49-(0)2674-1448
Gebührenfrei: 0800-4443335
www.venenliga.de
E-Mail: info@venenliga.de

Deutsche Gesellschaft für Phlebologie
Frau Anja Pielhau
Klinik und Poliklinik für Dermatologie der
Universität Bonn
Sigmund Freud Str. 25
53125 Bonn
Tel.: +49-(0)228-2871-6959 (vormittags)
Fax: +49-(0)228-287-9016959
www.phlebology.de
E-Mail: sekretariat@phlebology.de

Deutsche Gesellschaft für CHIVA e. V.
Speckenstr. 10
31515 Wunstorf
Tel.: +49-(0)5031-912781
www.chiva.info
E-Mail: c.h.i.v.a@t-online.de

Deutsche Gesellschaft für Gefäßchirurgie und Gefäßmedizin
Gesellschaft für operative, endovaskuläre und
präventive Gefäßmedizin e. V.
Robert-Koch-Platz 9
10115 Berlin
Tel: +49-(0)30-28099099-0
Fax: +49-(0)30-28099099-9
www.gefaesschirurgie.de

Aktionsbündnis Thrombose, bei:
Deutsche Gesellschaft für Angiologie –
Gesellschaft für Gefäßmedizin e. V.
Geschäftsstelle
Haus der Bundespressekonferenz
Schiffbauerdamm 40
10117 Berlin
Tel.: +49-(0)30-208888-31
Fax: +49-(0)30-208888-33
www.risiko-thrombose.de
Email: info@dga-gefaessmedizin.de

eurocom (Europäische Vereinigung der Kompressions-Therapie und Orthopädiegeräte-Hersteller) Information rund um die Kompression)
August-Klotz-Strasse 16
dD-52349 Düren
Phone: +49-(0)2421-952652
Fax: +49-(0)2421-952664
www.eurocom-info.de

Deutsche Gesellschaft für Lymphologie
Lindenstr. 8
79877 Friedeweiler
Tel: 07651 971611
www.dglymph.de

Weiterführende Literatur

Lipödem

Dr. med. Thomas Weiss (2015) Lipödem rechtzeitig erkennen und richtig behandeln. Südwest, München, ISBN 978-3-517-09383-3

Lymphödem

Prof. Dr. med. E. und M. Földi (2011) Das Lymphödem und verwandte Krankheiten: Vorbeugung und Behandlung, 9. Aufl. Elsevier, Urban & Fischer, München. ISBN 978-3-437-59373-4

Ernährung

Dr. med. William Davis (2013) Die Weizenwampe. Wilhelm Goldmann, München, ISBN 978-3442173587

Franca Mangiameli, Nicolai Worm, Andra Knaur (2011) LOGI Guide. Systemed, Lünen, ISBN 978-3942772020

Carsten Stark (2014) Füße gut, alles gut: Ganzheitlich gesund ohne Einlagen, Medikamente und OP. Südwest, München, ISBN 978-3517089869

Dr. med. Florian Netzer (2010) Das Venenbuch. Wirksame Hilfe bei Besenreisern, Krampfadern, Thrombose und offenem Bein. Alle wichtigen Frage vom Experten beantwortet. Schlütersche, Hannover, ISBN 978-3899935851

Stichwortverzeichnis

Printed in the United States
By Bookmasters